J. Dohle, L. Claassen, H. Waizy (Hrsg.)

Minimalinvasive Fußchirurgie

Für

Marianne Elizabeth, Carolin Rebecca und Sarah Christin

Sabrina, Jan und Anna

Nora, Helena, Aaron und Ava

Jörn Dohle, Leif Claassen, Hazibullah Waizy (Hrsg.)

Minimalinvasive Fußchirurgie

Mit Beiträgen von: Dr. med. Sebastian Altenberger, Rosenheim; PD Dr. med. Dariusch Arbab, Herten; Prof. Dr. med. Leif Claassen, Hannover; Dr. med. Jörn Dohle, Schwelm; Prof. Dr. med. Natalia Gutteck, Halle; Prof. Dr. med. Klaus Hofmann-Kiefer, München; Dr. med. Tobias Jahnke, Essen; PD Dr. med. Gerhard Kaufmann, Innsbruck in Tirol; Prof. Dr. med. Kajetan Klos, Hochheim am Main; PD Dr. med. Christian Plaaß, Hannover; PD Dr. med. Klaus Edgar Roth, Hochheim am Main,; Prof. Dr. med. Christina Stukenborg-Colsman, Hannover; Univ. Prof. Dr. med. Hans-Jörg Trnka, Wien; Paul Trnka, Wien; Prof. Dr. med. Hazibullah Waizy, Hannover.

ELSEVIER

Elsevier GmbH, Bernhard-Wicki-Str. 5, 80636 München, Deutschland
Wir freuen uns über Ihr Feedback und Ihre Anregungen an kundendienst@elsevier.com

ISBN 978-3-437-15096-8
eISBN 978-3-437-05441-9

1. Auflage 2025

Wichtiger Hinweis
Die medizinischen Wissenschaften unterliegen einem sehr schnellen Wissenszuwachs. Der stetige Wandel von Methoden, Wirkstoffen und Erkenntnissen ist allen an diesem Werk Beteiligten bewusst. Sowohl der Verlag als auch die Autorinnen und Autoren und alle, die an der Entstehung dieses Werkes beteiligt waren, haben große Sorgfalt darauf verwandt, dass die Angaben zu Methoden, Anweisungen, Produkten, Anwendungen oder Konzepten dem aktuellen Wissensstand zum Zeitpunkt der Fertigstellung des Werkes entsprechen.
Der Verlag kann jedoch keine Gewähr für Angaben zu Dosierung und Applikationsformen übernehmen. Es sollte stets eine unabhängige und sorgfältige Überprüfung von Diagnosen und Arzneimitteldosierungen sowie möglicher Kontraindikationen erfolgen. Jede Dosierung oder Applikation liegt in der Verantwortung der Anwenderin oder des Anwenders. Die Elsevier GmbH, die Autorinnen und Autoren und alle, die an der Entstehung des Werkes mitgewirkt haben, können keinerlei Haftung in Bezug auf jegliche Verletzung und/oder Schäden an Personen oder Eigentum, im Rahmen von Produkthaftung, Fahrlässigkeit oder anderweitig übernehmen.
Obwohl alle Werbemittel mit ethischen (medizinischen) Standards übereinstimmen, stellt die Erwähnung in dieser Publikation keine Garantie oder Anerkennung der Qualität oder des Wertes dieses Produkts oder der Aussagen der Herstellerfirmen dar.

Für die Vollständigkeit und Auswahl der aufgeführten Medikamente übernimmt der Verlag keine Gewähr.
Geschützte Warennamen (Warenzeichen) werden in der Regel besonders kenntlich gemacht (®). Aus dem Fehlen eines solchen Hinweises kann jedoch nicht automatisch geschlossen werden, dass es sich um einen freien Warennamen handelt.

Bibliografische Information der Deutschen Nationalbibliothek
Die Deutsche Nationalbibliothek verzeichnet diese Publikation in der Deutschen Nationalbibliografie; detaillierte bibliografische Daten sind im Internet über https://www.dnb.de abrufbar.

25 26 27 28 29 5 4 3 2 1

In ihren Veröffentlichungen verfolgt die Elsevier GmbH das Ziel, genderneutrale Formulierungen für Personengruppen zu verwenden. Um jedoch den Textfluss nicht zu stören sowie die gestalterische Freiheit nicht einzuschränken, wurden bisweilen Kompromisse eingegangen. Selbstverständlich sind **immer alle Geschlechter** gemeint.

Planung: Dr. Bernhard Gall, München
Projektmanagement: Sophie Eckart, München
Redaktion: Dr. med. Sibylle Tönjes, Kiel
Rechteklärung: Katja Sieger-Schauer, München
Herstellung: Dietmar Radünz, Leipzig
Satz: Thomson Digital, Noida/Indien
Druck und Bindung: Printer Trento S.r.l., Trento/Italien
Umschlaggestaltung: SpieszDesign, Neu-Ulm
Titelfotografie: Prof. Dr. med. Leif Claassen, Hannover

Aktuelle Informationen finden Sie im Internet unter **www.elsevier.de**

Vorwort

Dieses Buch wurde vor allem als OP-Lehre konzipiert. Die Herausgeber möchten Kolleginnen und Kollegen in die Lage versetzen, ihr Portfolio an Operationstechniken um minimalinvasive Verfahren zu erweitern. Um dieses Ziel zu erreichen, wurde der Schwerpunkt auf Abbildungen und praktische, nachvollziehbare Handlungsanweisungen gelegt. Diese Handlungsanweisungen sind eingebettet in Vorbemerkungen zur Indikation und Aufklärung sowie in die Darstellung der Nachbehandlungskonzepte. Die Diskussion der jeweils relevanten Literatur beschränkt sich auf das absolut Essenzielle und hat deshalb keinen Anspruch auf Vollständigkeit. Es handelt sich somit nicht um eine klassische Diskussion, wie sie in medizinischen Journals sonst üblich ist. Stattdessen wurden die für die Patientenaufklärung wichtigen Informationen knapp und präzise zusammengefasst.

Weiterhin war eine Beschränkung auf die wichtigsten fußchirurgischen Verfahren sinnvoll. Je nach Erfahrung und Ausbildungsstand wird der eine oder die andere bestimmte Techniken vermissen oder dargestellte Techniken als bestens etabliert betrachten. Die Herausgeber haben versucht, hier einen Mittelweg einzuschlagen. Es obliegt den Leserinnen und Lesern, nach eigenem Ermessen das eine oder andere Verfahren in ihr Portfolio zu integrieren und andere als interessante Option zur Kenntnis zu nehmen.

Aufgrund des breiten Spektrums der unterschiedlichen Verfahren war es sinnvoll, verschiedene Kolleginnen und Kollegen als Autorinnen und Autoren zu gewinnen, die alle jeweils langjährige Erfahrung mit dem dargestellten Verfahren haben. So war es möglich, mit der nötigen Expertise Tipps und Tricks zum operativen Vorgehen zu gegeben und auch auf mögliche postoperative Komplikationen einzugehen.

Besonderer Dank gilt dem Elsevier Verlag und seinen Mitarbeitern und Mitarbeiterinnen, die gemeinsam mit den Herausgebern eine gewisse Stringenz in der Darstellung und einen einheitlichen Ductus in der Argumentation sichergestellt haben.

Die Herausgeber wünschen allen Leserinnen und Lesern viel Freude beim Lesen und eine Bereicherung der persönlichen operativen Behandlungsoptionen zum Wohle unserer Patientinnen und Patienten.

Wuppertal und Hannover im Februar 2025
Jörn Dohle
Leif Claassen
Hazibullah Waizy

Adressen

Herausgeber

Prof. Dr. med. Leif Claassen
Orthoprofis I Rückenprofis
Luisenstraße 10–11
30159 Hannover

Dr. med. Jörn Dohle
OGAM Orthopädie
Alter Markt 9-13
42275 Wuppertal
und
Helios Klinikum Schwelm
Dr.-Moeller-Straße 15
58332 Schwelm

Prof. Dr. med. Hazibullah Waizy
Orthoprofis I Rückenprofis
Luisenstraße 10–11
30159 Hannover

Weitere Autoren

Dr. med. Sebastian Altenberger
Ortho Zentrum Rosenheim
Äußere Münchener Straße 94
83026 Rosenheim

Priv.-Doz. Dr. med. Dariusch Arbab
Stiftungsklinikum Proselis
St. Elisabeth Hospital Herne
Klinik für Orthopädie und Unfallchirurgie
Im Schlosspark 12
45699 Herten

Prof. Dr. med. Natalia Gutteck
Leiterin Schwerpunkt Fußchirurgie
Department für Orthopädie und Unfallchirurgie
Martin-Luther Universität Halle-Wittenberg
Ernst-Grube Straße. 40
06120 Halle

Prof. Dr. med. Klaus Hofmann-Kiefer
Klinik für Anästhesiologie
Campus Innenstadt
LMU-Klinikum München
Nußbaumstraße 20
80336 München

Dr. med. Tobias Jahnke
Orthopädie Limbecker Platz & Fußzentrum
Limbecker Platz 5–6
45127 Essen

Priv.-Doz. Dr. med. Gerhard Kaufmann
OFZ Innsbruck, Orthopädie für Hüfte, Knie & Fuß im Zentrum
Innrain 2
6020 Innsbruck in Tirol
Österreich

Professor Dr. med. Kajetan Klos
Gelenkzentrum Rhein-Main
Frankfurter Straße 94
65239 Hochheim

Priv.-Doz. Dr. med. Christian Plaaß
Orthopädische Klinik der Medizinischen Hochschule Hannover
(MHH) im DIAKOVERE Annastift
Department Fuß- und Sprunggelenkschirurgie
Anna-von-Borries-Straße 1–7
30625 Hannover

Priv.-Doz. Dr. med. Klaus Edgar Roth
Gelenkzentrum Rhein-Main-Wiesbaden
Frankfurter Straße 94
65239 Hochheim am Main

Prof. Dr. med. Christina Stukenborg-Colsman
Medizinische Hochschule Hannover, Klinik II im Annastift,
Orthopädische Klinik
Anna-von-Borries-Straße 1-7
30625 Hannover

Univ. Prof. Dr. med. Hans-Jörg Trnka
Fußzentrum Wien
Alser-Straße 43/8d
A-1080 Wien

Paul Trnka
Fußzentrum Wien
Alser-Straße 43/8d
A-1080 Wien

Abkürzungen

a. p.	anterior-posterior
BV	Bildwandler
DIP-Gelenk	distales Interphalangealgelenk
DMAA	distaler metatarsaler Gelenkflächenwinkel
DMMO	Distale metaphysäre metatarsale Osteotomie
d. p.	dorsoplantar
EDL	M. extensor digitorum longus
FDB	M. flexor digitorum brevis
FDL	M. flexor digitorum longus
HVA	Hallux-valgus-Winkel
IMA	Intermetatarsalwinkel
MFK	Mittelfußknochen
MIC	Minimalinvasive Chirurgie
min	Minuten
MIS	Minimal Incision Surgery
MRT	Magnetresonanztomografie
MTP-Gelenk	Metatarsophalangealgelenk
OSG	oberes Sprunggelenk
PIP-Gelenk	proximales Interphalangealgelenk
TMT-Gelenk	Tarsomatatarsalgelenk
USG	unteres Sprunggelenk

Abbildungsnachweis

Der Verweis auf die jeweilige Abbildungsquelle befindet sich bei allen Abbildungen im Werk am Ende des Legendentextes in eckigen Klammern. Alle nicht besonders gekennzeichneten Grafiken und Abbildungen © Elsevier GmbH, München.

E382-003	Coughlin MJ, et al. Coughlin and Mann's Surgery of the Foot and Ankle, 10. Aufl., Elsevier, 2024
E1385	Siriwanarangsun P, et al. Foot and Ankle Biomechanics. Elsevier Inc. 2023
F311-002	Kim JS, Young KW. Sesamoid Position in Hallux Valgus in Relation to the Coronal Rotation of the First Metatarsal. Foot Ankle Clin 2018;23(2):219-230. doi.org/10.1016/j.fcl.2018.01.003
F1196-001	Tourne Y, Baray AL, Barthelemy R, Karhao T, Moroney P. The Zadek calcaneal osteotomy in Haglund's syndrome of the heel: Clinical results and a radiographic analysis to explain its efficacy. Foot Ankle Surg. 2022;28(1):79–87. doi:10.1016/j.fas.2021.02.001
G439-001	Palastanga N, Soames RW. Anatomy and Human Movement. 6. Aufl., Elsevier Ltd. 2012
G1053	Magee DJ, Manske RC. Orthopedic Physical Assessment, 7. Aufl., Elsevier Inc. 2021
H534-001	Gutteck N, Schilde S. Perkutane, minimal-invasive Kalkaneusosteotomie. Fuß & Sprunggelenk 2022;20:110–117
L126	Dr. med. Katja Dalkowski, Buckenhof
M1461	Priv.-Doz. Dr. med. Dariusch Arbab, Herten
P1505	Univ.-Prof. Dr. Hans-Jörg Trnka, Wien (A)
P1506	Prof. Dr. med. Hazibullah Waizy, Hannover
P1507	Prof. Dr. Klaus Hofmann-Kiefer, München
P1508	Priv.-Doz. Dr. Gerhard Kaufmann, Innsbruck (A)
P1509	Dr. med. Jörn Dohle, Wuppertal
P1510	Prof. Dr. med. Kajetan Klos, Mainz
P1512	Priv.-Doz. Dr. Klaus Edgar Roth, Hochheim
P1513	Prof. Dr. med. Natalia Gutteck, Halle
P1528	Prof. Dr. med. Christina Stukenborg-Colsman, Hannover
P1529	PD. Dr. med.Christian Plaaß, Hannover
P1530	Dr. med. Tobias Jahnke, Essen
P1531	Dr. med. Sebastian Altenberger, Rosenheim
S700	Sobotta-Archiv: Sobotta. Atlas der Anatomie des Menschen, div. Aufl., Elsevier Urban & Fischer
V730	DARCO (Europe) GmbH
V1068	Ofa Austria, Salzburg (A)

Benutzerhinweise

Kernaussagen

Fasst die wichtigsten im Kapitel aufgeführten Informationen zusammen

MERKE
Liefert wichtige Hinweise zum Vermeiden von Fallstricken

Hinweis zu den Patientenfällen

Die Namen der Patientinnen und Patienten, die Beschreibungen ihrer Erkrankungen, die Orte und Situationen sind alle realitätsnah, aber frei erfunden. Jegliche Ähnlichkeiten mit echten Personen und Geschehnissen sowie Orten und Institutionen sind daher rein zufällig und nicht beabsichtigt.

Fehler gefunden?

An unsere Inhalte haben wir sehr hohe Ansprüche. Trotz aller Sorgfalt kann es jedoch passieren, dass sich ein Fehler einschleicht oder fachlich-inhaltliche Aktualisierungen notwendig geworden sind.
Sobald ein relevanter Fehler entdeckt wird, stellen wir eine Korrektur zur Verfügung. Mit diesem QR-Code gelingt der schnelle Zugriff.

https://else4.de/978-3-437-15096-8

Wir sind dankbar für jeden Hinweis, der uns hilft, dieses Werk zu verbessern. Bitte richten Sie Ihre Anregungen, Lob und Kritik an folgende E-Mail-Adresse: kundendienst@elsevier.com

Inhaltsverzeichnis

KAPITEL

1 Grundlagen

1.1 Die Geschichte der minimalinvasiven Fußchirurgie

Hazibullah Waizy, Leif Claassen

In den letzten Jahren hat die minimalinvasive Chirurgie sowohl in der Medizin allgemein als auch speziell in der Orthopädie an Beliebtheit gewonnen (Bia et al. 2018). Der Begriff „minimalinvasiv" scheint eine positive Wirkung auf Patienten zu haben. Unabhängig davon bieten minimalinvasive Verfahren nachgewiesene Vorteile wie eine Reduktion des chirurgischen Traumas und ein geringeres Risiko für Weichteilkomplikationen (Roukis und Schade, 2008).

Die minimalinvasive Chirurgie (MIS) zeichnet sich durch die Verwendung der kleinstmöglichen Inzisionen aus, bei denen die Operation noch durchgeführt werden kann (Van Enoo und Cane 1986). Häufig wird zur intraoperativen Orientierung Bildgebung im Sinne der Durchleuchtung eingesetzt.

Die Geschichte der minimalinvasiven Fußchirurgie ist eng mit den Pionieren verbunden, die ihre Entwicklung maßgeblich geprägt haben (Roukis 2009). Die erste bekannte Anwendung einer minimalinvasiven Technik erfolgte 1945 durch Dr. Morton M. Polokoff, der sich von der Rhinoplastie inspirieren ließ und subdermale Chirurgie mit feinen Instrumenten durchführte (Chalk und Sammarco 1992, Hymes 1977, De Prado 2011). In den 1960er-Jahren steigerte Bernard Weinstock durch die Nutzung elektrischer Motoren und Fräsen die Effizienz der Operationen und reduzierte das Weichteiltrauma erheblich (De Prado 2011). Ein Meilenstein war der 1974 in Pennsylvania abgehaltene Kongress zur minimalinvasiven Fußchirurgie (De Prado 2011).

Zwischen 1980 und 1990 führte Stephen Isham die **erste Generation** der minimalinvasiven Fußchirurgie ein (Isham 1991, Isham und Nunez 2011). Seine Reverdin-Isham-Technik zeichnet sich durch eine mediale Keilosteotomie aus, die durch postoperative externe Schienung ohne Osteosynthese stabilisiert wird (Ischam 1991, Isham und Nunez 2011). Peter Bösch stellte 1990 die **zweite Generation** vor. Hier erfolgte eine perkutane Osteotomie des distalen Metatarsale-I gefolgt von einer Fixierung des proximalen Anteils des Metatarsale-I durch einen intramedullären K-Draht (Hohmann 1922 und 1925, Kramer 1990, Lamprecht und Kramer 1982, Magnan et al. 2013). Diese Technik wurde durch Magnan und Giannini weiter popularisiert (Giannini et al. 2013), wobei die SERI-Technik unter direkter Darstellung des Knochens durchgeführt wird (Giannini et al. 2013).

Eine der prägendsten Persönlichkeiten der minimalinvasiven Chirurgie in Europa ist Mariano de Prado, der die Isham-Technik weiterentwickelte und mit seinem Lehrbuch eine umfassende Darstellung der minimalinvasiven Fußchirurgie schuf. Im deutschsprachigen Raum ist unter anderem Gebhard Sugar eine bedeutende Figur.

Die **dritte Generation** verbindet minimale Invasivität mit stabiler interner Fixierung. Die minimalinvasive Chevron-Akin-Osteotomie (MICA) wurde 2013 von Joel Vernois und David Redfern beschrieben (Redfern und Perera 2014). Die MICA-Technik umfasst eine Schraubenosteosynthese, die interne Stabilisierung gewährleistet. Diese Technik bietet durch steigende Beliebtheit und reproduzierbare Ergebnisse ein großes Potenzial für die Zukunft (Frigg et al. 2019, Kaufmann et al. 2017 und 2020, Lee et al. 2017, Vernois und Redfern 2013).

Studien und systematische Übersichtsarbeiten haben gezeigt, dass minimalinvasive Verfahren zufriedenstellende radiologische und funktionelle Ergebnisse liefern (Bia et al. 2018, Boksh et al. 2018, Kaufmann et al. 2020, Malagelada et al. 2019, Radwan und Mansour 2012, Singh et al. 2020). Die steigende Nachfrage der Patienten nach minimalinvasiven Verfahren und die Weiterentwicklung der Techniken unterstreichen ihre Bedeutung und ihr Potenzial. Neue Antriebsmaschinen und adaptierte Instrumente, Implantate und Tapes aus der Industrie unterstützen die minimalinvasive Chirurgie. Nationale und internationale Kurse, insbesondere durch GRECMIP (jetzt MIFAS) und nicht zuletzt auch durch die deutschsprachigen fußchirurgischen Gesellschaften, fördern die Verbreitung der Operationstechniken. Die zunehmende Anzahl von Publikationen zeigt das wachsende Interesse und die kritische Auseinandersetzung mit dem Thema. Die technische Weiterentwicklung und die zunehmende Anwendung erweitern den Einsatzbereich der Technik der minimalinvasive Chirurgie deutlich. Sie findet zunehmend Anwendung bei Calcaneus-Osteotomien, Kleinzehenkorrekturen, Metatarsalgien, Beschwerden im Bereich von Achillessehne und Plantarfaszie, Pathologien im Bereich des 5. Strahls, Mittelfußarthrodesen und Rückfußarthrodesen. Sie ist damit zu einem festen Bestandteil der Fußchirurgie geworden.

LITERATUR

Bia A, et al. Percutaneous Osteotomies in Hallux Valgus: A Systematic Review. J Foot Ankle Surg 2018; 57(1): 123–30.
Boksh K, et al. A comparative study of mini-scarf versus standard scarf osteotomy for hallux valgus correction. J Foot Ankle Surg 2018; 57(5): 948–51.
Chalk DE, Sammarco GJ. Minimum incision surgery. Foot Ankle 1992; 13(3): 157–60.
De Prado M. Minimally invasive foot surgery: a paradigm shift. In: Maffulli N, Easley M (eds.): Minimally invasive surgery of the foot and ankle. London: Springer London; 2011. p. 3–11.
Frigg A, et al. Stiffness and range of motion after minimally invasive chevron-akin and open scarf-akin procedures. Foot Ankle Int 2019; 40(5): 515–25.
Giannini S, et al. A minimally invasive technique for surgical treatment of hallux valgus: simple, effective, rapid, inexpensive (SERI). International orthopaedics. 2013; 37(9): 1805–13.
Hohmann G. Über Hallux vagus und Spreizfuß, ihre Entstehung und physiologische Behandlung. Arch Orthop Mechanotherapie und Unfallchirurgie. 1922; 21: 525–50.
Hohmann G. Der Hallux valgus und die übrigen Zehenverkrümmungen. In: Payr E, Küttner H (Hrsg.). Ergebnisse der Chirurgie und Orthopädie. Berlin, Heidelberg: Springer, 1925; S. 308–76.
Hymes L. Forefoot minimum incision surgery in podiatric medicine: a handbook on primary corrective procedures on the human foot, using minimum incisions with minimum trauma: Futura Pub. Co., 1977.
Isham SA. The Reverdin-Isham procedure for the correction of hallux abducto valgus. A distal metatarsal osteotomy procedure. Clin Podiatr Med Surg 1991; 8(1): 81–94.
Isham SA, Nunez OE. The Reverdin-Isham Procedure for the correction of hallux valgus. In: Maffulli N, Easley M (eds.): Minimally invasive surgery of the foot and ankle. London: Springer London, 2011; p. 97–108.
Kaufmann G, et al. Minimally invasive versuss open chevron osteotomy for hallux valgus correction: a randomized controlled trial. Int Orthop 2019; 43(2): 343–350.
Kaufmann G, et al. Five-year follow-up of minimally invasive distal metatarsal Chevron osteotomy in comparison with the open technique: a randomized controlled trial. J Bone Joint Surg Am 2020; 102(10): 873–879.
Kramer J. Die Kramer-Osteotomie zur Behandlung des Hallux valgus und des Digitus quintus varus. Operat Orthop Traumatol 1990; 2(1): 29–38.
Lamprecht E, Kramer J. Die Metatarsale-I-Osteotomie nach Kramer zur Behandlung des Hallux valgus. Orthop Prax 1982; 28: 636–45.
Lee M, et al. Hallux valgus correction comparing percutaneous Chevron/Akin (PECA) and open scarf/Akin Osteotomies. Foot Ankle Int 2017; 38(8): 838–46.
Magnan B, et al. Minimally invasive surgery of the forefoot: current concept review. Int J Clin Med 2013; 4(6): 11–19.
Malagelada F, et al. Minimally invasive surgery for hallux valgus: a systematic review of current surgical techniques. Int Orthop 2019; 43(3): 625–37.
Oliva F, Longo UG, Maffulli N. Minimally invasive hallux valgus correction. In: Maffuli N, Easley M (eds.): Minimally invasive surgery of the foot and ankle. 1. ed. London: Springer London; 2011, 123–133.
Radwan YA, Mansour AMR. Percutaneous distal metatarsal osteotomy versus distal chevron osteotomy for correction of mild-to-moderate hallux valgus deformity. Arch Orthop Trauma Surg 2012; 132(11): 1539–46.
Redfern D, Perera AM. Minimally invasive osteotomies. Foot Ankle Clin 2014; 19(2): 181–9.
Roukis TS. Percutaneous and Minimum Incision Metatarsal Osteotomies: A Systematic Review. J Foot Ankle Surg 2009; 48(3): 380–7.
Roukis TS, Schade VL. Minimum-incision metatarsal osteotomies. Clin podiatr Med Surg 2008; 25(4): 587–607, viii.
Singh MS, et al. Minimally invasive vs open distal metatarsal osteotomy for hallux valgus – a systematic review and meta-analysis. J Clin Orthop Trauma 2020; 11(3): 348–56.
Van Enoo RE, Cane EM. Minimal incision surgery. A plastic technique or a cover-up? Clin Podiatr Med Surg. 1986; 3(2): 321–35.
Vernois J, Redfern D. Percutaneous Chevron; the union of classic stable fixed approach and percutaneous technique. Fuß & Sprunggelenk 2013; 11(2): 70–75.

1.2 Instrumentarium

Leif Claassen

Für die erfolgreiche Durchführung der minimalinvasiven Fußchirurgie sind spezielle Instrumente erforderlich. Zu den wichtigsten gehören Antriebseinheiten mit Handstück und Fräsen.

Antriebseinheiten mit Handstück

Antriebseinheiten sind essenziell für die minimalinvasive Chirurgie, da sie die Energiequellen für die Fräsen sind. Es gibt grundsätzlich verschiedene Typen von Antriebseinheiten, darunter elektrische und pneumatische Systeme. Letztere finden sich kaum in der minimalinvasiven Fußchirurgie.

Für die minimalinvasive Fußchirurgie werden in der Regel elektrische Antriebseinheiten verwendet (➤ Abb. 1.1). Diese sind mit Elektromotoren ausgestattet, die eine konstante und kontrollierbare Drehzahl ermöglichen. Sie sind wegen ihrer Präzision und Zuverlässigkeit besonders beliebt. Moderne elektrische Antriebseinheiten sind oft mit einer Geschwindigkeitsregelung und Sicherheitsmechanismen ausgestattet, um ein Überhitzen zu verhindern. Die Kombination aus einer möglichst geringen Drehzahl (< 10.000 U/min) und einem hohen Drehmoment ist für die minimalinvasiv Fußchirurgie essenziell.

Die Antriebseinheit sollte über einen Fußtritt zur Steuerung verfügen. Wichtig ist, dass die Drehzahl und das Drehmoment eingestellt werden können.

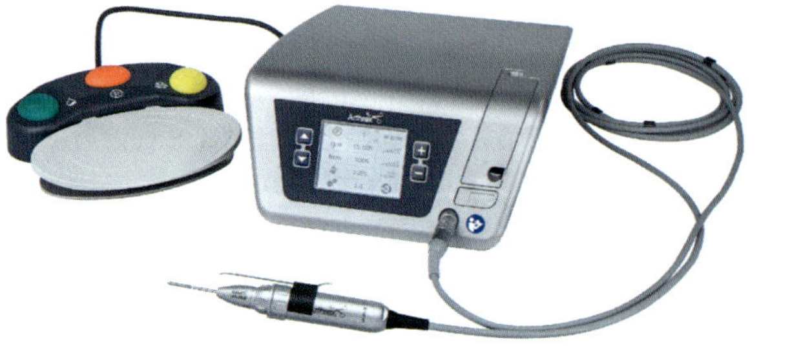

Abb. 1.1 Antriebseinheit mit Handstück und Fußtritt [P1506]

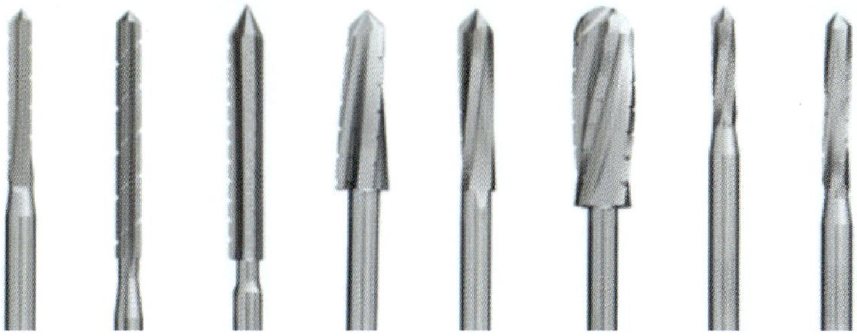

Abb. 1.2 Verschiedene Formen von Fräsen mit jeweils unterschiedlichen Längen und Durchmessern [P1506]

Fräsen

Fräsen (➤ Abb. 1.2) sind rotierende Instrumente, die in der minimalinvasiven Fußchirurgie zum Abtragen von Exostosen und für Osteotomien verwendet werden. Sie sind für spezifische chirurgische Anforderungen in verschiedenen Formen mit jeweils unterschiedlichen Längen und Durchmessern verfügbar.

Orientierend kann angemerkt werden, dass der Fräsenanteil dem Durchmesser des zu operierenden Knochen entspricht. Dies dient insbesondere dazu, Weichteilschäden außerhalb des Knochens zu vermindern. Der Durchmesser der Fräse bestimmt die Menge der Knochenresektion. Bei operativen Techniken mit dem Wunsch zur Verkürzung sollte entsprechend ein größerer Durchmesser (3 mm) benutzt werden. In der Regel haben die Fräsen einen Durchmesser von 2 mm.

Gerade Fräsen gibt es in verschiedenen Längen. Mit ihnen werden überwiegend Osteotomien durchgeführt. Sie können aber auch zum Abtragen von Exostosen verwendet werden. Die Längen reichen in der Regel von 8 mm (z. B. für eine Phalanx-Osteotomie im Rahmen der Kleinzehenkorrektur) bis zu 30 mm (z. B. für eine Calcaneus-Osteotomie). Je nach Einsatzgebiet gibt es sie auch mit unterschiedlichen Durchmessern.

Zylindrische Fräsen werden überwiegend zum Abtragen von Exostosen oder zur Glättung von Osteotomierändern verwendet. Teilweise können mit zylindrischen Fräsen aber auch Osteotomien geweitet werden

Fräsen für Arthrodesen sind speziell für das Entknorpeln im Rahmen einer Arthrodese entwickelte Fräsen.

Raspatorien

Raspatorien sind chirurgische Instrumente, mit denen Weichgewebe von Knochen abgeschoben werden kann. Damit wird der Zugang zu den Operationsstellen erleichtert und Raum für das Arbeiten mit den Fräsen geschaffen. Es gibt gerade und gebogene Raspatorien je nach Einsatzort (➤ Abb. 1.3).

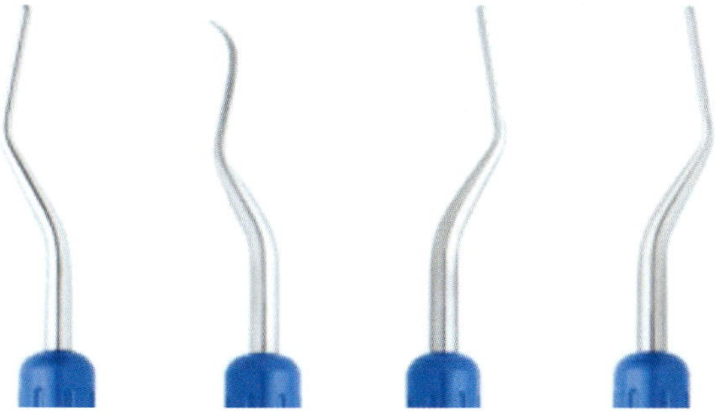

Abb. 1.3 Raspatorien mit verschiedenen Formen und Größen [P1506]

64er-Messer

Viele Hautinzisionen und perkutane Präparationen erfolgen mit dem 64er-Messer (Beaver®, ➤ Abb. 1.4). Es ist vorne abgerundet und hat auf einer Seite eine Schneide. Neben den Hautinzisionen lassen sich damit auch Räume für die Fräsen schaffen und Tenotomien durchführen.

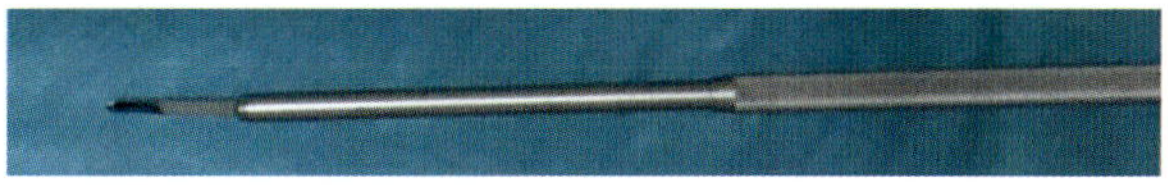

Abb. 1.4 64er-Messer (Beaver®) [P1506]

Zielvorrichtungen

Insbesondere für die minimalinvasive Hallux-valgus-Korrektur wurden von mehreren Firmen Zielvorrichtungen für die Durchführung der Osteotomie, die K-Drahtplatzierung und das Verschieben des Metatarsale-I-Köpfchens entwickelt.

Spülung

Die meisten Hersteller bieten die Möglichkeit, direkt über das Handstück zu spülen. In vielen Fällen kann suffizient manuell über eine Spritze gespült werden.

Tapes

Bei Vorfußoperationen ist meistens eine externe Stabilisierung und/oder Redression wünschenswert. Speziell für diesen Gebrauch gibt es vorgefertigte Tapes.

1.3 Tape-Stabilisierung nach MIS

Hazibullah Waizy

Akin-Osteotomie

Operative Technik: Osteotomie am Großzehengrundglied mit einem medialbasigen Keil
Tape-Technik: vom Endglied zum Grundglied ziehendes Tape auf der medialen Seite unter leichter Kompression (➤ Abb. 1.5)

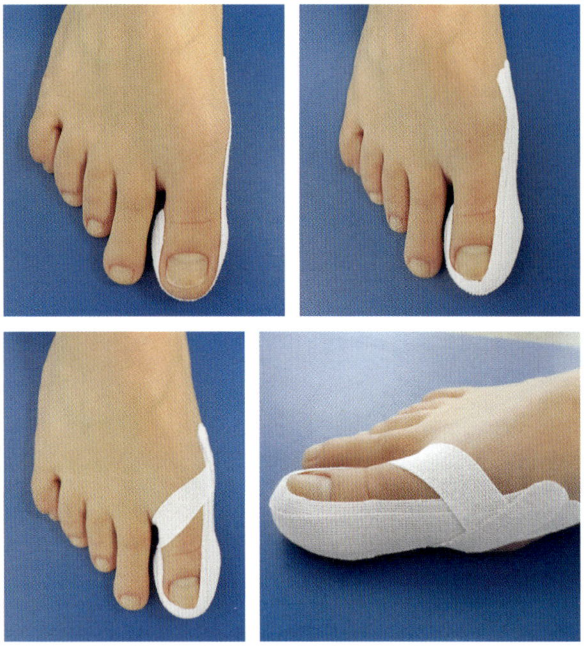

Abb. 1.5 Akin-Osteotomie: Tape-Technik [V730]

Chevron-Osteotomie

OP-Technik: Metatarsale-I-Köpfchen-Osteotomie zur Korrektur des Metatarsus primus varus bei Spreizfußdeformität

Tape-Technik zur Fixierung des Repositions-Ergebnisses von medial nach lateral ziehende Tapes unter mildem Zug (➤ Abb. 1.6)

Distale metaphysäre metatarsale Osteotomie (DMMO)

Operative Technik: Osteotomie auf Höhe der Kondyle am Metatarsale-Köpfchen in ca. 45° Kippung zur Fußauftritts-Ebene
Tape-Technik: Tape zwischen die Zehen unter leichtem Zug nach medial, um eine starke Lateralisierung der MT-Köpfchen zu vermeiden (➤ Abb. 1.7)

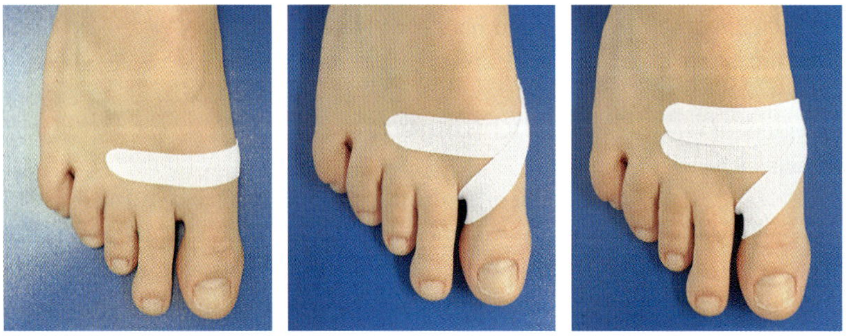

Abb. 1.6 Chevron-Osteotomie: Tape-Technik [V730]

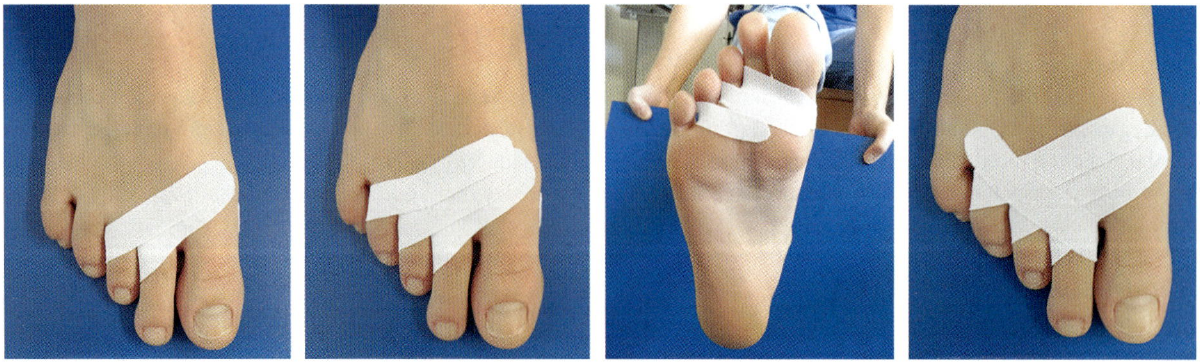

Abb. 1.7 Distale metaphysäre metatarsale Osteotomie (DMMO): Tape-Technik [V730]

Krallen-/Hammerzehen-Korrektur

Operative Technik:

- Strecksehnen Tenotomie ggf. dorsales Kapselrelease auf höhe des MTP-Gelenks
- Plantares PIP-Gelenk-Release mit ggf. Flexorentenotomie
- Kondylen-Abtragung auf Höhe des PIP-Gelenks
- Plantare basisnahe unikortikale Osteotomie
- Dorsale unikortikale Osteotomie im Mittelglied

Tape-Technik: Plantarflexion im MTP-Gelenk und Dorsalextension im PIP-Gelenk (➢ Abb. 1.8)

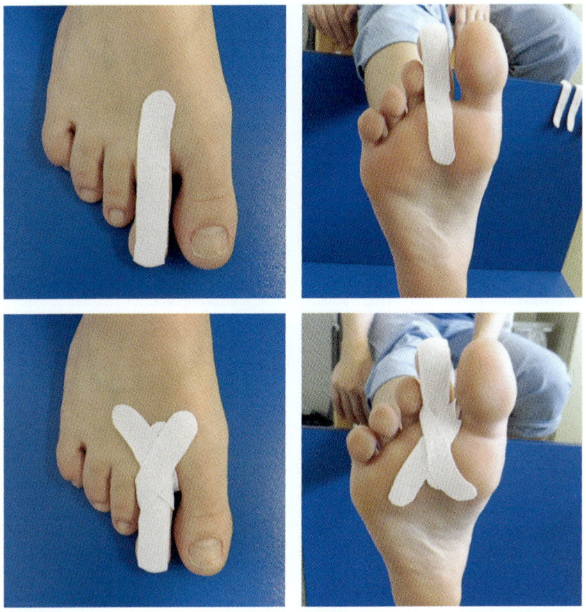

Abb. 1.8 Krallen-/Hammerzehen-Korrektur: Tape-Technik [V730]

Curly-Toe-Rekonstruktion

Operative Technik: zuklappende basisnahe Keilosteotomie des Mittelgliedes der dritten oder vierten Keilzehe mit einem lateralen Keil

Tape-Technik: vom Endglied zum Grundglied lateral ziehendes Tape unter leichter Kompression auf die Osteotomie (➢ Abb. 1.9)

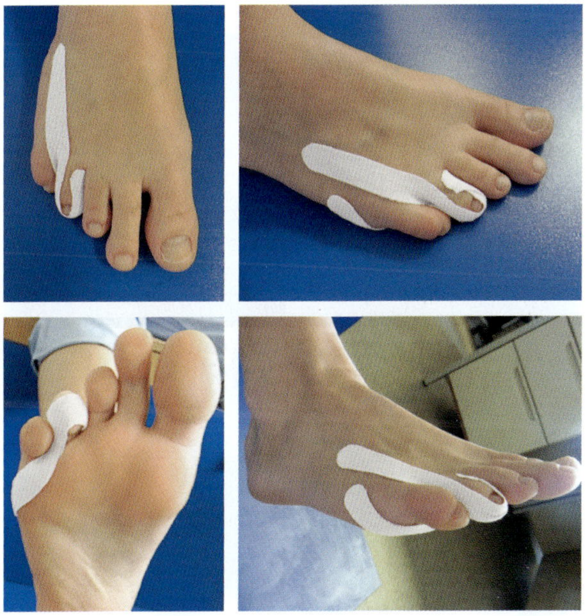

Abb. 1.9 Curly-Toe-Rekonstruktion: Tape-Technik [V730]

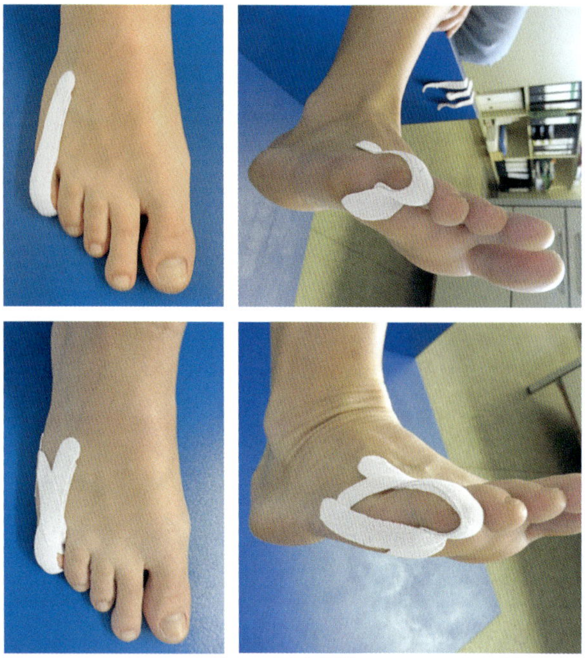

Abb. 1.10 Cock-up Toe D–V: Tape-Technik [V730]

Cock-up Toe D–V

Operative Technik: zuklappende basisnahe Keilosteotomie des Grundglieds der fünften Kleinzehe mit einem lateralen Keil
Tape-Technik: vom Endglied zum Grundglied lateral ziehendes Tape unter leichter Kompression auf die Osteotomie (➤ Abb. 1.10)

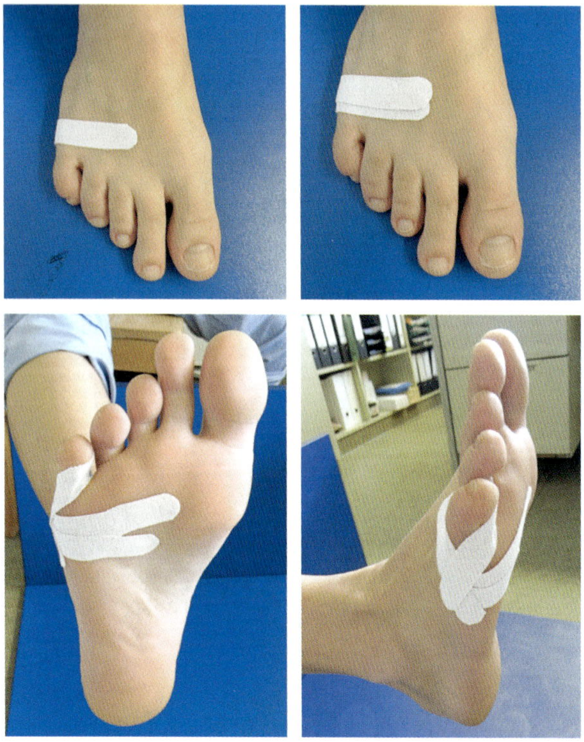

Abb. 1.11 Tailors-bunion-Korrektur: Tape-Technik [V730]

Tailors-bunion-Korrektur

Operative Technik: Osteotomie am Metatarsale V unter Korrektur des Metatarsus quintus valgus auf Höhe des metadiaphysären Übergangs distal
Tape-Technik: Tape-Anlage unter leichter Kompression von lateral nach medial unter Stabilisierung des Repositionsergebnisses (➤ Abb. 1.11)

1.4 Fußblock

Klaus Hofmann-Kiefer

1.4.1 Einleitung

Der Fußblock ist eine klassische Technik der Regionalanästhesie, die es erlaubt, im Bereich des Vorfußes und der Zehen chirurgische Eingriffe ohne zusätzlich Allgemeinanästhesie durchzuführen. Typische Anwendungsbeispiele sind Operationen im Bereich der Großzehe (z. B. Hallux valgus), der weiteren Zehen (z. B. Amputationen) oder des Mittelfußes (z. B. Chopart-Amputation, Frakturversorgungen).

MERKE
Für weiter proximal lokalisierte Eingriffe, auch im Bereich des Sprunggelenks selbst, ist ein Fußblock nicht geeignet; hier müssen andere Techniken der Regionalanästhesie zur Anwendung kommen (Hofmann-Kiefer et al. 2022).

Indikationen

- Chirurgische Eingriffe im Bereich von Vor- und Mittelfuß
- Supplementierung inkompletter proximaler Blockaden (z. B. distale Blockade des N. ischiadicus)
- Postoperative Schmerztherapie

Kontraindikationen

- Allergie gegen Lokalanästhetika
- Infektionen im Bereich der Punktionsstellen

Vorteile

- Einfache Anwendungstechnik
- Hohe Erfolgsquote (Chin et al. 2011)
- Geringe Komplikationsrate
- In der Regel gute Toleranz eines Tourniquets für den Eingriff, sofern Blutsperre < 2 Stunden und Tourniquet direkt über der knöchelnahen subkutanen Ringblockade (Craß et al. 2012, Jankovic 2000)

Nachteile

- Schmerzhaftigkeit der Injektionen: Insbesondere die subkutanen Injektionen im Bereich der Ringblockade am medialen und lateralen Knöchel werden von einigen Patienten als unangenehm empfunden. Bei der Anlage des Fußblocks ist daher (insbesondere bei Patienten ohne sensorisches Defizit) die vorherige Gabe eines niedrig dosierten Opioids (z. B. Sufentanil 5 µg) vorteilhaft. Bei Patienten mit einer ausgeprägten Polyneuropathie, z. B. bei Diabetikern, kann hierauf in der Regel verzichtet werden, da sie die Anlage des Fußblocks meist gut tolerieren.
- Relativ hoher Lokalanästhetikabedarf (bis 40 ml).

1.4.2 Anatomie

Zur Ausführung des Fußblocks müssen insgesamt 5 Nerven blockiert werden. Dies sind:
- N. tibialis posterior
- N. peroneus profundus
- N. peroneus superficialis
- N. saphenus
- N. suralis

N. tibialis posterior

Der N. tibialis posterior ist der wichtigste sensorische und motorische Nerv im Bereich von medialem Fußrand und Fußsohle. Er erreicht den medialen Fußrand unterhalb des Malleolus medialis und verläuft hier zusammen mit der A. tibialis posterior durch den Tarsaltunnel (➤ Abb. 1.12). Er gibt mehrere Rr. calcanei mediales zur Ferse ab und verzweigt sich dann in seine Endäste, den N. plantaris lateralis und den N. plantaris medialis, welche die gesamte Fußsohle sensibel sowie den Zehenbeuger (M. flexor digitorum brevis) motorisch versorgen.

N. peroneus profundus

Sensorisch versorgt dieser Nerv ein variables Areal an der Dorsalseite der 1. und 2. Zehe. Er verläuft zunächst zwischen dem M. tibialis anterior und dem M. extensor hallucis, wobei er sich auf Höhe des Sprunggelenks in seine beiden Endäste teilt. Der mediale Endast verläuft mit der A. dorsalis pedis entlang der Sehne des M. extensor hallucis longus zum Spatium interosseum I und tritt hier örtlich variabel zwischen den Sehnen der Zehenstrecker in den subkutanen Raum, wo er blockiert werden kann (➤ Abb. 1.13). Der laterale Endast zieht dagegen weiter nach lateral und ist an der Versorgung der Zehenzwischenräume II–IV sowie des M. extensor digitorum brevis beteiligt.

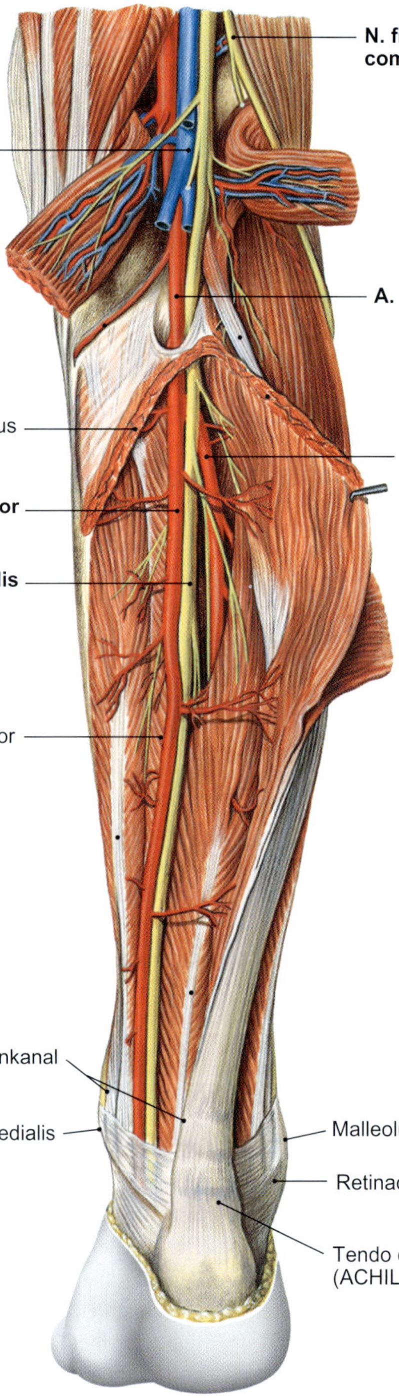

Abb. 1.12 Verlauf des N. tibialis am Unterschenkel [S700]

N. peroneus superficialis

Als Ast des N. peroneus communis zieht dieser Nerv zunächst im lateralen Muskelkompartiment, ventrolateral der Tibia, zum lateralen Knöchel. Im distalen Drittel des Unterschenkels durchbricht er die Fascia cruris. Auf dem Fußrücken teilt er sich weiter auf und versorgt sensibel den gesamten Fußrücken mit Ausnahme des 1. Zwischenzehenraums (N. peroneus profundus) und des lateralen Fußrands (N. suralis) (➤ Abb. 1.14).

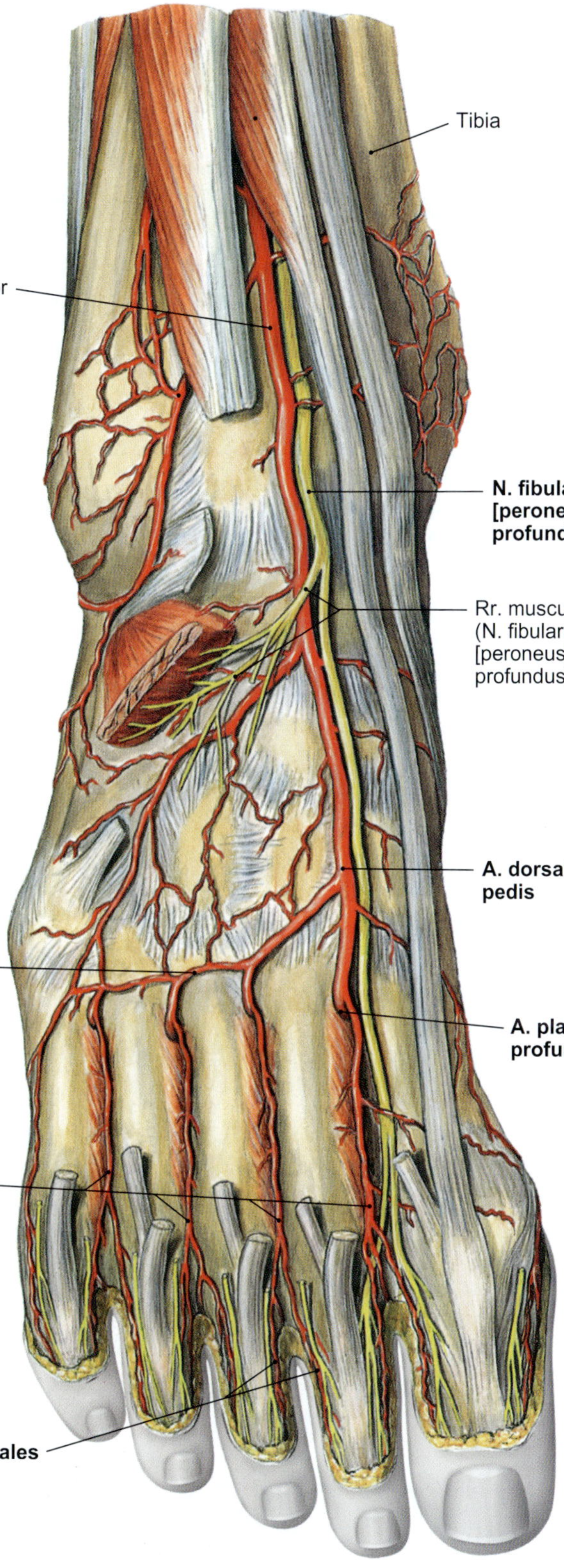

Abb. 1.13 Verlauf des N. peroneus profundes auf dem Vorfuß [S700]

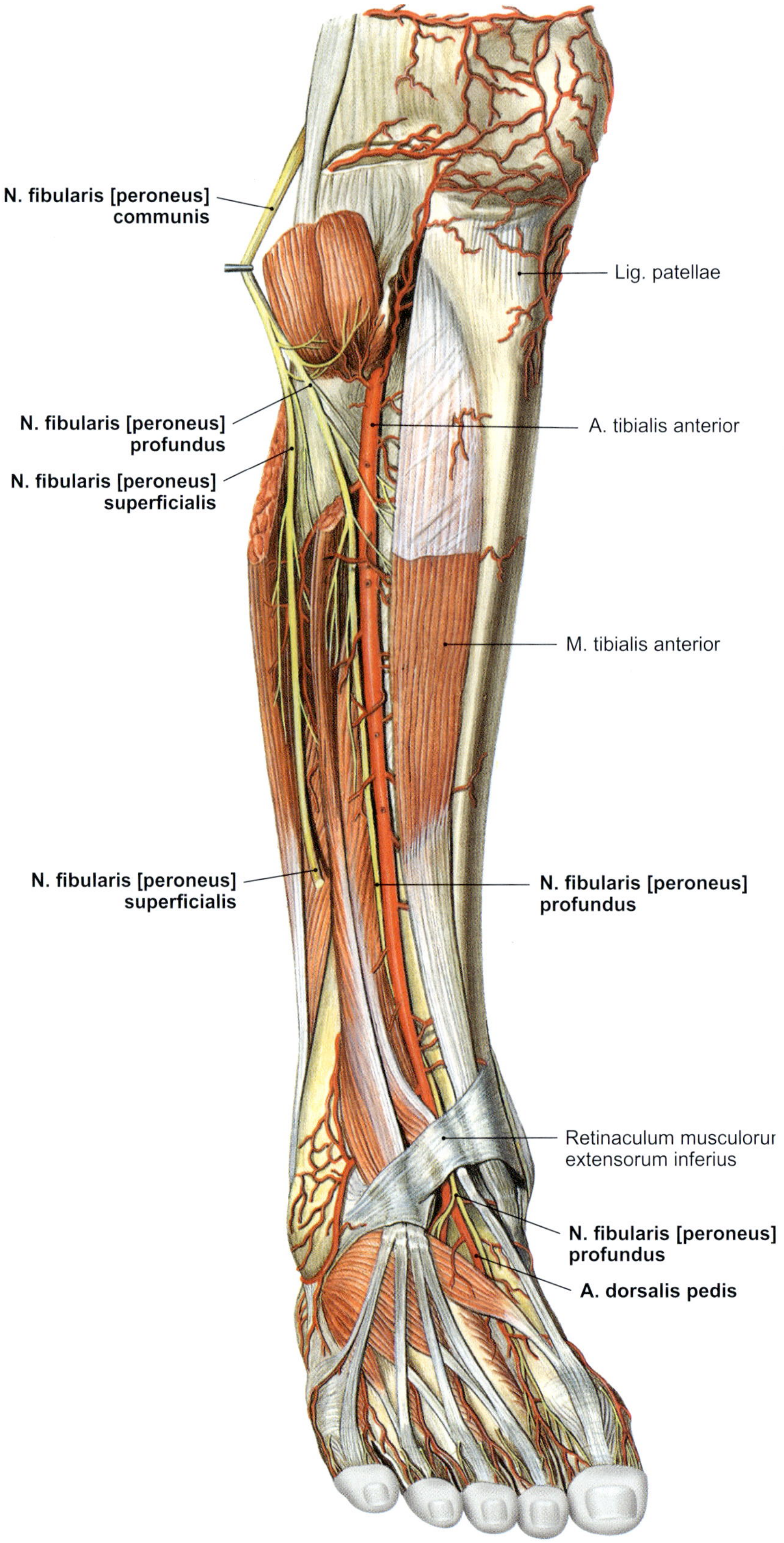

Abb. 1.14 Verlauf des N. peroneus superficialis am Unterschenkel [S700]

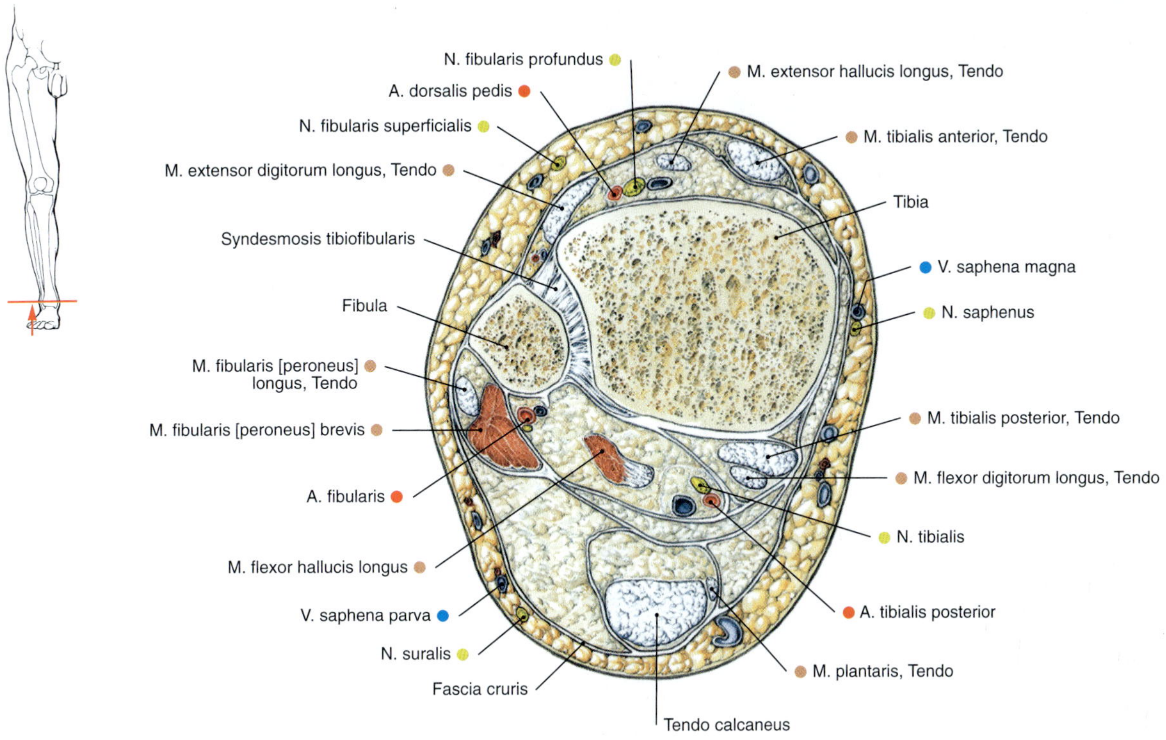

Abb. 1.15 Querschnitt durch den Unterschenkel auf Höhe der Malleoli [S700]

N. saphenus

Der N. saphenus ist der einzige an der Versorgung des Fußes beteiligte Nerv, der nicht aus dem N. ischiadicus, sondern aus dem N. femoralis entspringt. Er zieht durchgehend subkutan an der Medialseite des Unterschenkels mit der V. saphena magna in Richtung des medialen Malleolus. Hier versorgt er ein variables Hautareal, das von der Haut über dem Malleolus bis zum Großzehengrundgelenk reichen kann (➤ Abb. 1.15).

N. suralis

Der N. suralis ist ein gemischter Nerv mit Anteilen aus dem N. tibialis posterior und dem N. peroneus communis. Er zieht auf der Lateralseite des Unterschenkels im subkutanen Fettgewebe entlang der V. saphena parva zum lateralen Malleolus und von dort um den Knöchel herum zum lateralen Fußrand. Dort verzweigt er sich in weitere kleine Äste, die den lateralen Fußrand bis hin zur kleinen Zehe versorgen (➤ Abb. 1.15).

1.4.3 Verwendete Medikamente und Material

Lokalanästhetika

Für die Blockade geeignet ist jedes moderne Lokalanästhetikum (Amid), z. B. Mepivacain 10 mg/ml, Lidocain 10 mg/ml oder Prilocain 10 mg/ml.

Soll eine länger wirksame Blockade durchgeführt werden (postoperative Analgesie) eignen sich Ropivacain oder Bupivacain. Da bei Eingriffen am Fuß in der Regel keine motorische Blockade erforderlich ist, kann bei diesen hochpotenten Lokalanästhetika auf die Gabe hochkonzentrierter Darreichungsformen verzichtet werden. Geeignet ist z. B. Ropivacain 5 mg/ml oder 7,5 mg/ml.

Material

Erforderlich sind sterile Tücher, entsprechendes Einmalmaterial (20-ml-Spritzen) und Desinfektionsmittel erforderlich. Zur Punktion eignen überlange, dünne Injektionskanülen (z. B. 0,9 × 90 mm oder 0,8 × 80 mm). Soll die Blockade des N. tibialis posterior sonografisch kontrolliert werden, sind auch sonografisch gut sichtbare Spezialkanülen vorzuhalten (s. u.). Selbstverständlich sollte eine Notfallausrüstung zur Beherrschung etwaiger allergischer Reaktionen oder einer vasovagalen Synkope vorhanden sein.

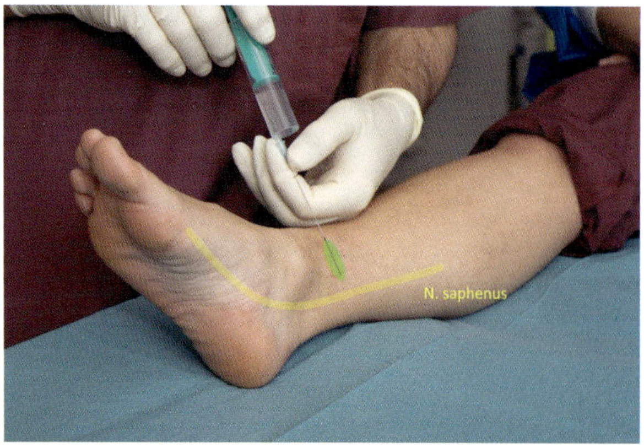

Abb. 1.16 Medialer Ringwall Teil 1. Gelb = schematischer Nervenverlauf. Grün = Ausbreitung des Lokalanästhetikums im subkutanen Gewebe, Strich = subkutane Injektionsrichtung [P1507]

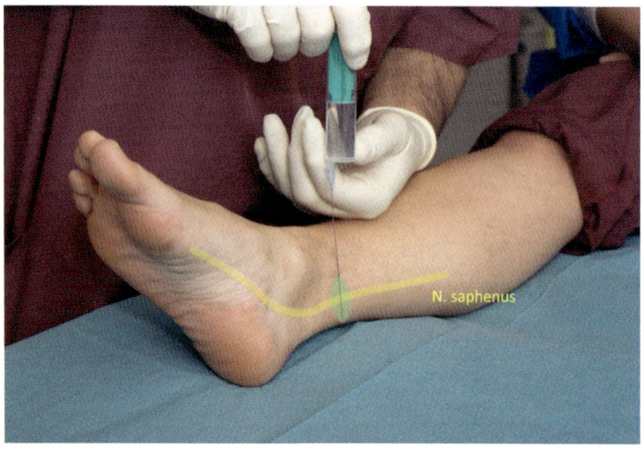

Abb. 1.17 Medialer Ringwall Teil 2, N. saphenus. Gelb = schematischer Nervenverlauf, Grün = Ausbreitung des Lokalanästhetikums im subkutanen Gewebe, Strich = subkutane Injektionsrichtung [P1507]

1.4.4 Blockadetechnik

Alle Injektionen können in Rückenlage durchgeführt werden. Für die subkutanen Ringblockaden (s. u.) ist es zweckmäßig, den Unterschenkel des Patienten etwas in eine geeignete Position zu drehen. Zur Blockade des N. tibialis posterior kann der Unterschenkel des Patienten durch eine Hilfsperson ggf. etwas angehoben werden.

Ringblockade des N. saphenus

Ausgehend von der Vorderkante der Tibia und senkrecht zur Längsachse des Unterschenkels wird 5–8 cm oberhalb des Malleolus medialis eine subkutane Injektion mit etwa 10 ml Lokalanästhetika-Lösung durchgeführt. Dabei wird die Nadel zunächst bis zur Achillessehne vorgeschoben und das Lokalanästhetikum dann unter langsamem Zurückziehen der Nadel streng subkutan (nicht intrakutan!) injiziert. Je nach Umfang des Unterschenkels sind ggf. 2 Einstiche entlang der gedachten Linie zwischen Tibia und Achillessehne notwendig (➤ Abb. 1.16, ➤ Abb. 1.17). Da der Verlauf des Nervs variabel ist, muss die gesamte Zirkumferenz des medialen Unterschenkels subkutan umspritzt werden.

Ringblockade von N. suralis und N. peroneus superficialis

Analog zum Vorgehen bei der Blockade des N. saphenus wird eine subkutane Ringblockade auf der Lateralseite des Unterschenkels, wiederum zwischen der Vorderkante der Tibia und der Achillessehne, durchgeführt. Hierzu sind ebenfalls 10 ml Lokalanästhetikum ggf. in 2 Portionen notwendig (➤ Abb. 1.18, ➤ Abb. 1.19).

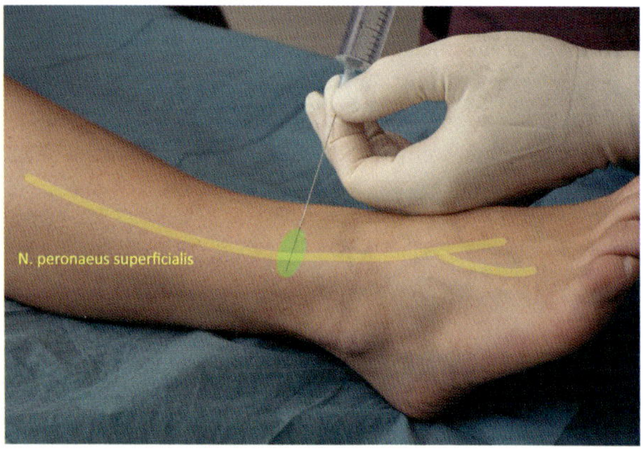

Abb. 1.18 Lateraler Ringwall Teil 1, N. peroneus superficialis. Gelb = schematischer Nervenverlauf, Grün = Ausbreitung des Lokalanästhetikums im subkutanen Gewebe, Strich = subkutane Injektionsrichtung [P1507]

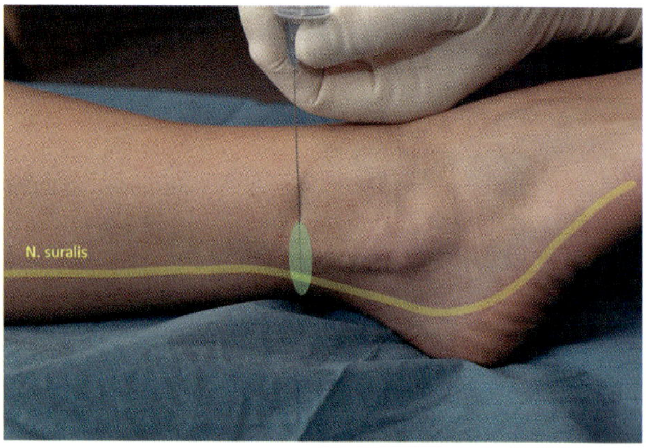

Abb. 1.19 Lateraler Ringwall Teil 2, N. suralis. Gelb = schematischer Nervenverlauf, Grün = Ausbreitung des Lokalanästhetikums im subkutanen Gewebe, Strich = subkutane Injektionsrichtung [P1507]

N. peroneus profundus

Die Blockade des N. peroneus profundus erfolgt zwischen dem ersten und zweiten Strahl auf dem Fußrücken, 5–8 cm distal einer gedachten Verbindungslinie zwischen den Malleoli. Ist die A. dorsalis pedis tastbar, kann sie als Leitstruktur dienen. Je 3–5 ml Lokalanästhetika-Lösung werden nach sorgfältiger Aspiration rechts und links der Arterie injiziert (➤ Abb. 1.20).

N. tibialis posterior

Die Punktionsstelle liegt zwischen dem medialen Malleolus und der Fersenspitze, etwa 2 cm distal des medialen Malleolus nahe der A. tibialis posterior.

- Ist die Arterie tastbar, werden nach sorgfältiger Aspiration je 3 ml Lokalanästhetika-Lösung ober- und unterhalb der Arterie injiziert.
- Ist die Arterie nicht tastbar (was insbesondere bei Diabetikern relativ häufig der Fall ist), besteht eine weitere Möglichkeit darin, medial der Fersenspitze einzustechen und das weichgewebige Areal zwischen der Ferse und dem medialen Malleolus subkutan mit der Lokalanästhetika-Lösung zu fluten (ca. 10 ml).

Bei beiden Techniken wird jeweils senkrecht zu Arterie und Nerv eingestochen. Auf eine sorgfältige Aspirationstechnik, das Auslösen von Parästhesien sowie eine schmerzfreie Injektion ist daher besonders zu achten.

Da die bei vielen fußchirurgischen Patienten vorliegende Polyneuropathie (Diabetiker) keine sichere Aussage bezüglich einer „schmerzfreien" Injektion zulässt, empfehlen einige Autoren die sonografische Kontrolle der Blockade, insbesondere des N. tibialis posterior. Hierdurch kann eine intraneurale Injektion mit weitreichenden Folgen (Verlust der Sensibilität an der Fußsohle, motorische Lähmung der Zehenbeuger) mit hoher Wahrscheinlichkeit vermieden werden. Zudem erhöht sich die Erfolgsquote der Blockade. In jedem Fall sollte eine sonografische Kontrolle erfolgen, wenn zusätzlich zur Allgemeinanästhesie als adjuvantes schmerztherapeutisches Verfahren ein Fußblock durchgeführt wird (Chin et al. 2011, Delbos et al. 2019). Abgesehen von der sonografischen Kontrolle der Injektion unterscheidet sich die Punktionstechnik hierbei nicht wesentlich von den Landmarken-gestützten Verfahren (➤ Abb. 1.21, ➤ Abb. 1.22, ➤ Abb. 1.23).

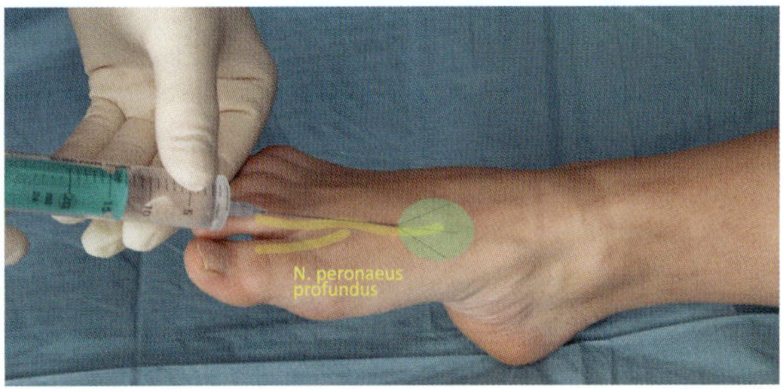

Abb. 1.20 Blockade N. peroneus profundus am Fußrücken. Gelb = schematischer Nervenverlauf, Grün = Ausbreitung des Lokalanästhetikums im subkutanen Gewebe, Strich = Injektionsrichtung, fächerförmiger Verlauf [P1507]

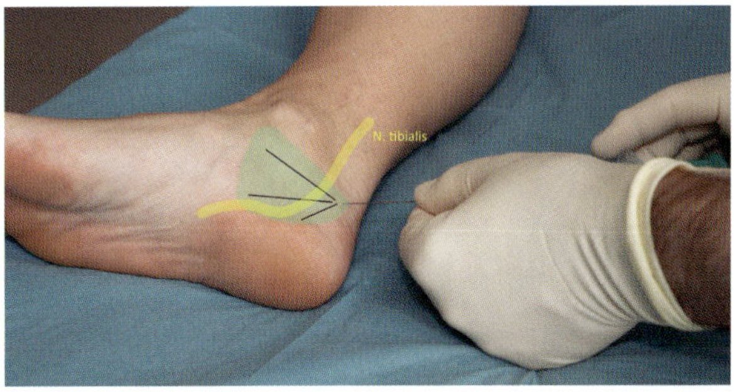

Abb. 1.21 Blockade des N. tibialis posterior. Gelb = schematischer Nervenverlauf, Grün = Ausbreitung des Lokalanästhetikums im subkutanen Gewebe, Strich = Injektionsrichtung, fächerförmiger Verlauf [P1507]

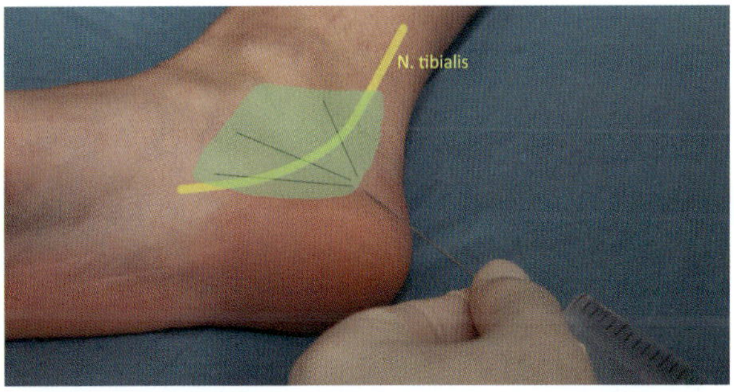

Abb. 1.22 Alternative Einstichstelle bei der Blockade des N. tibialis posterior. Gelb = schematischer Nervenverlauf, Grün = Ausbreitung des Lokalanästhetikums im subkutanen Gewebe, Strich = Injektionsrichtung, fächerförmiger Verlauf [P1507]

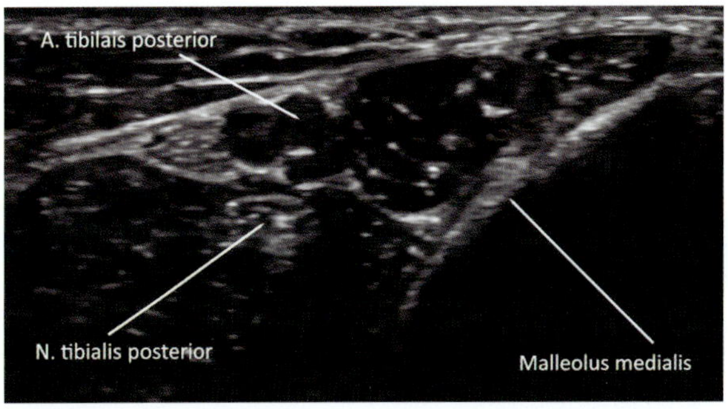

Abb. 1.23 Ultraschallgestützte Blockade des N. tibialis [P1507]

1

LITERATUR

Chin KJ, et al. Ultrasound-guided versus anatomic landmark-guided ankle blocks: a 6-year retrospective review. Reg Anesth Pain Med 2011; 36(6): 611–8.

Craß D, Gerheuser F, Schwemmer U. Regionalanästhesie. In: Roissant R, Werner C, Zwißler B (Hrsg.): Die Anästhesiologie. 4. Aufl. Berlin Heidelberg: Springer, 2019; S. 803–943.

Delbos A, et al. Ultrasound-guided ankle block. History revisited. Best Pract Res Clin Anaesthesiol 2019; 33(1): 79–93.

Hofmann-Kiefer KF, et al. High ankle block for surgery at the ankle joint. Foot Ankle Surg 2022; 28(8): 1254–8.

Jankovic D. Blockade peripherer Nerven im Bereich des Fußgelenks. In: Jankovic D (Hrsg.): Regionalblockaden & Infiltrationstherapie – Lehrbuch und Atlas. 4. Aufl. Berlin: ABW Wissenschaftsverlag, 2007; S. 353–361.

KAPITEL

2 Hallux valgus

2.1 Einleitung

Sebastian Altenberger, Tobias Jahnke, Gerhard Kaufmann, Christian Plaaß, Christina Stukenborg-Colsman, Hazibullah Waizy

Ätiologie

Die **primäre Ursache** des Hallux valgus ist meist eine erblich bedingte Fehlstellung des 1. Mittelfußknochens (Metatarsale 1) mit konsekutiver valgischer Abweichung der Großzehe. In vielen Fällen liegt auch eine varische Abweichung des Metatarsale-I vor (Metatarsus primus varus). Der Schweregrad der Hallux-valgus-Deformität ist proportional zum Schweregrad der vorhandenen abnormen Pronationskräfte.

Weitere Ursachen für die Entstehung von Hallux-valgus-Deformitäten:

- Systemische Erkrankungen wie rheumatoide Arthritis oder Gicht. Auch neurologische Störungen oder Traumata können zu dauerhaften Knochen- oder Weichteilschäden am Großzehengrundgelenk führen, die eine sekundäre Hallux-valgus-Deformität zur Folge haben können.
- Spitzes oder zu enges Schuhwerk und das Tragen von hohen Absätzen sind keine primären Ursachen für die Entstehung einer Hallux-valgus-Deformität, können aber die Symptome der Deformität verschlimmern und den Progress der Fehlstellung beschleunigen.

Pathogenese

Während die Kleinzehen in erster Linie als propriozeptive Organe dienen, ist die Großzehe ein Kraftträger. Dabei wird das Großzehengrundgelenk über die beiden Bäuche des M. flexor hallucis brevis stabilisiert. Die Sesambeine dienen als Hypomochlion und vergrößern die Auflagefläche beim Stehen und Gehen. Die Sehne des M. flexor hallucis longus verläuft gut geschützt zwischen den Sesambeinen und steuert das Interphalangealgelenk an. Nur wenn beide Muskeln ihre Kraft suffizient übertragen, ist die Großzehe ausreichend stabilisiert und kann ihrer Funktion gerecht werden. Für ein schmerzfreies Gehen und Stehen ist dies unerlässlich. Oft wird von einem Abrollvorgang gesprochen, obwohl es sich vielmehr um einen Abdrückvorgang handelt. Nur wenn ein ausreichender Bodenkontakt der Großzehe vorhanden und eine kraftvolle Plantarflexion möglich ist, wird die Kraft der Achillessehne suffizient auf den Boden übertragen.

Aufgrund des kurzen Hebelarms des M. flexor hallucis brevis kann eine verkürzende Osteotomie des Os metatarsale 1 rasch zu einem relevanten Kraftverlust führen. Dies ist für die spätere Planung der Operation von größter Relevanz. Für die Kraftübertragung spielt auch die Funktion des M. peroneus longus eine wesentliche Rolle. Dieser stabilisiert in der Stand- und Gangphase gemeinsam mit dem M. tibialis posterior die mediale Säule und das Fußgewölbe. Eine achsgerechte Ausrichtung sowohl des Rückfußes als auch des Vorfußes mit exakter Krafteinleitung der Muskeln ist deshalb Voraussetzung für eine regelrechte Funktion der Großzehe.

Klinisches Bild

Eine Hallux-valgus-Deformität kann zu einer Vielzahl von klinischen Symptomen führen: Neben den ästhetischen Aspekten kann es durch den prominenten Metatarsale-Kopf zu einem Schuhkonflikt kommen. Das nach medial dezentrierte Großzehengrundgelenk rotiert zunehmend nach außen, was in eine Supinationsfehlstellung der Großzehe mündet. Ein suffizienter Bodenkontakt der Zehenbeere ist nicht mehr möglich. Im weiteren Krankheitsverlauf kann eine sekundäre Überlastung der Metatarsale-II/III-Köpfe folgen.

Schließlich kann es zu einer degenerativen Ruptur der plantaren Platte der MTP-Gelenke kommen. Ein zunehmendes Einkrallen der Kleinzehen sowie eine Deviation der Kleinzehen unter Belastung sind Folgen der resultierenden Instabilität. Da der erste Strahl nicht mehr ausreichend muskulär stabilisiert werden kann, folgt ein propriozeptives Defizit mit zunehmender Unsicherheit beim Stehen und Gehen, bis hin zu einer schmerzhaften Überlastung des Fußaußenrandes.

Diagnostisches Vorgehen

Neben der Anamnese ist die klinische sowie die radiologische Untersuchung unerlässlich.

Die **klinische Untersuchung** sollte stets im Seitenvergleich erfolgen. Die Überprüfung der Perfusion sowie der Sensibilität ist unerlässlich. Ein Handdoppler ist dabei empfehlenswert. Bei der Inspektion liefern mögliche pathologische Beschwie-

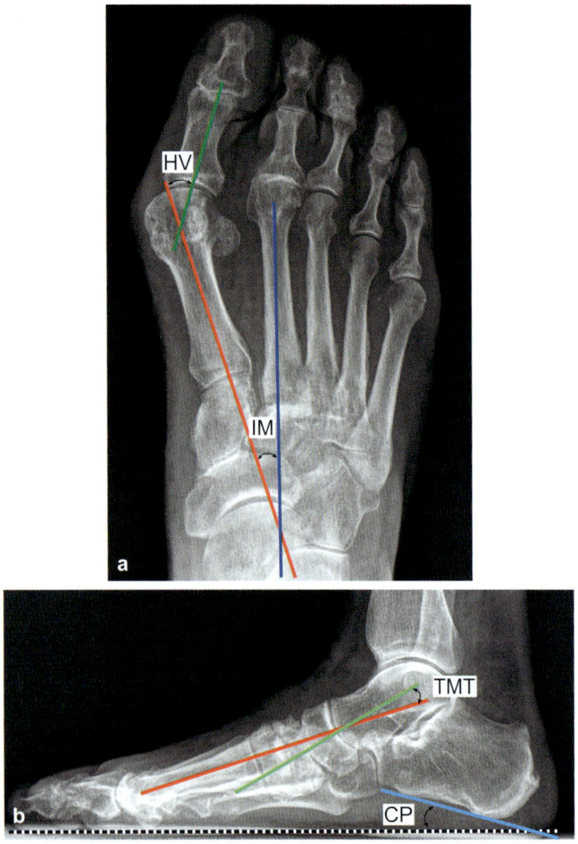

Abb. 2.1 a) Dorsoplantares Röntgenbild des Vorfußes. Rote Linie = Längsachse Metatarsale-I. Grüne Linie = Längsachse Grundglied D1. Blaue Linie = Längsachse Metatarsale-II. HV = Hallux-valgus-Winkel, IM = Intermetatarsalwinkel 1/2. b) Seitliches Röntgenbild des Fußes. Rote Linie = Längsachse Metatarsale-I. Grüne Linie = Längsachse Talus. Hellblaue Linie = Unterkante des Fersenbeins. Gestrichelte Linie = Boden. CP = Calcaneal Pitch (Fersenauftrittswinkel), TMT = Tarsometatarsalwinkel (Meary-Winkel).

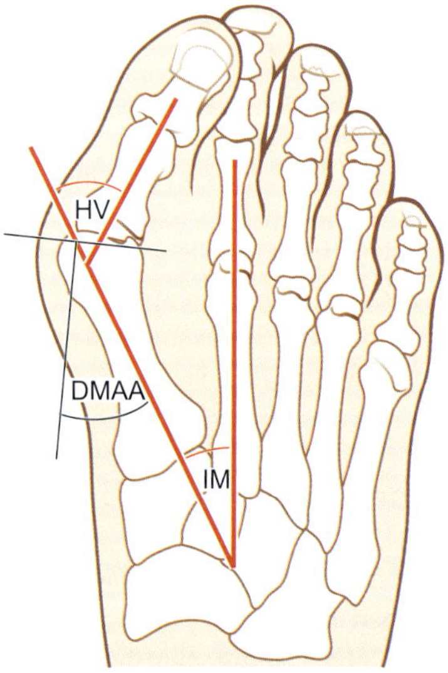

Abb. 2.2 Im Vorfuß werden in der dorsoplantaren Belastungsaufnahme der Intermetatarsal-(IM-)Winkel (IM), der Hallux-Valgus-(HV-)Winkel und der distale Gelenkflächenwinkel (distaler metatarsaler Gelenkflächenwinkel, DMAA) bestimmt. [L126]

lungen an der Fußsohle sowie Einlagen und Schuhe Hinweise auf eine Fehlbelastung.

Bei der Untersuchung des Vorfußes ist die Beweglichkeit im Metatarsophalangealgelenk I (MTP-I) und im Tarsometatarsalgelenk-I (TMT-I) zu überprüfen. Diese ergibt Aufschluss über eine mögliche degenerative Veränderung im MTP-I-Gelenk bei Bewegungseinschränkungen oder eine bestehende Hypermobilität des TMT-I-Gelenks. Die Überprüfung der Stabilität des TMT-I Gelenks wird stets auch bei manuell redressierter Fußstellung durchgeführt. Häufig kommt es bereits durch die Achskorrektur zu einer besseren Verspannung des Fußes und einer Stabilisierung des TMT-I-Gelenks. Auch kann eine gute Funktion des M. peroneus longus eine passive Instabilität kompensieren.

Da Fehlstellungen des Rückfußes einen direkten Einfluss auf den Vorfuß haben, müssen sie stets in die Untersuchung und gegebenenfalls auch in die Therapie miteinbezogen werden.

Der wichtigste Teil der **präoperativen Diagnostik** umfasst die klinische Untersuchung des Fußes einschließlich der Funktionstests. Ergänzend kommt je nach Erfahrung des Behandlers noch die erweiterte Ultraschalldiagnostik hinzu. Abhängig von der jeweiligen Fragestellung, wie einem Meniskoid, osteochondralen Läsionen oder Pathologien der Sesambeine, muss in Einzelfällen auch eine weiterführende Schnittbilddiagnostik ergänzt werden. Da intraartikuläre Pathologien bei der minimalinvasiven Chevron- und Akin-Osteotomie nicht mit adressiert werden können, kommen in diesen Fällen eher konventionelle Operationsverfahren oder eine ergänzende Arthroskopie des Großzehengrundgelenks zum Einsatz.

Ganz entscheidend für die Indikationsstellung zur operativen Therapie sind zudem standardisierte Röntgenaufnahmen des belasteten Fußes im dorso-plantaren (d. p.) und im lateralen Strahlengang (➤ Abb. 2.1).

Anhand von Röntgenaufnahmen kann der Schweregrad der Deformität objektiviert radiologisch ausgewertet werden. Dabei sollten folgende standardisierte spezifische Parameter und Winkel bestimmt werden:

Hallux-valgus-Winkel (HVA)

Der in dorso-plantarer Ansicht gemessene Hallux-valgus-Winkel ist der Winkel zwischen der Längsachse des Metatarsale-I und der Längsachse des Grundglieds der großen Zehe (➤ Abb. 2.2). Werte zwischen 0° und 15° sind normal.

Distaler Gelenkflächenwinkel (DMAA)

Die Messung des distalen Gelenkflächenwinkels des Metatarsale-I (Distal Metatarsal Articular Angle, DMAA, oft auch als Proximal Articular Set Angle, PASA, bezeichnet) beschreibt die Orientierung des Gelenkknorpels am Kopf des Metatarsale-I im Vergleich zur Längsachse des Metatarsale-I. Der Winkel wird durch die Halbierung der Längsachse des ersten Mittelfußknochens und der Achse des aktiven Knorpels des Kopfes des ersten Mittelfußknochens gebildet (➤ Abb. 2.2). Werte zwischen 0° und 8° sind normal.

Intermetatarsalwinkel I/II (IMA)

Der Intermetatarsalwinkel I/II (IMA) ist die Winkelbeziehung zwischen den Längsachsen des ersten und zweiten Mittelfußknochens (➤ Abb. 2.2). Werte von 0–10° sind normal.

Position der Sesambeine

Bei einer Hallux-valgus-Deformität kommt es zu einer Lateralisation der Sesamoide. Dies lässt sich durch die Position des medialen Sesamoids im Verhältnis zur Längsachse des Metatarsale-I quantifizieren. In der Literatur sind bis zu sieben verschiedene Positionen anerkannt. Die Positionen 1 und 2 sind normal und die Positionen 3, 4 und 5 bis 7 sind pathologisch (➤ Abb. 2.3).

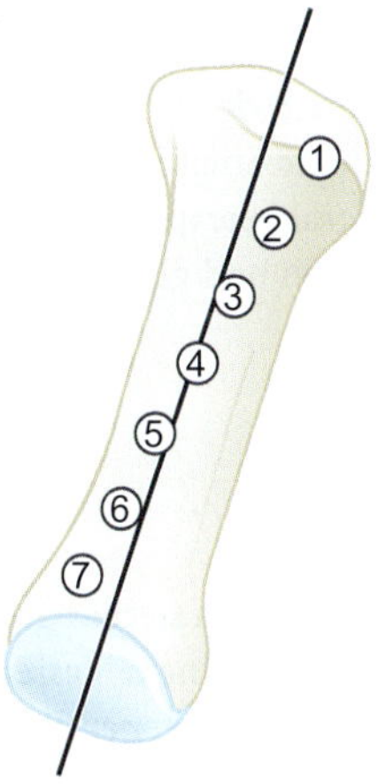

Abb. 2.3 Ermittlung der Lage der Sesambeine. Die Subluxation der Sesambeine wird anhand der Lagebeziehung des medialen Sesamoids zur Mittelachse des Metatarsophalangealgelenks bestimmt. [F311-002, L126]

LITERATUR

De Prado M, Ripoll PL, Golano P (eds.): Minimally invasive foot surgery. Barcelona: About Your Health Publishers; 2009.

2.2 Akin-Osteotomie

Christina Stukenborg-Colsman, Christian Plaaß

Kernaussagen

In den letzten Jahren hat sich neben der offenen Technik die minimalinvasiv durchgeführte Akin-Osteotomie etabliert. Vorteil der minimalinvasiven Technik ist neben einem kleinen Zugang der Erhalt des umgebenden Weichteilmantels, der theoretisch eine geringere Fixation der Osteotomie notwendig macht. Mehrheitlich erfolgt die Fixation der Osteotomie über eine transkutan eingebrachte kopflose Schraube. Studien zeigen vergleichbare klinische und radiologische Ergebnisse zur offenen Technik.

Im Jahr 1925 beschrieb O. F. Akin erstmals eine nach ihm benannte Osteotomie der proximalen Grundphalanx (Akin 1925). Die Technik beschreibt eine medial zuklappende Osteotomie unter Erhalt der lateralen Kortikalis. Die Entnahme eines definierten medialbasigen Knochenkeils und das sukzessive Auffräsen mit einer Säge werden kontrovers diskutiert. Sie findet Anwendung im Rahmen von Korrekturoperationen bei Hallux valgus, Hallux rigidus oder isolierten Hallux-valgus-interphalangeus-Fehlstellungen.

2.2.1 Operatives Vorgehen

Operationsprinzip

Vorteil der minimalinvasiven Technik ist neben einem kleinen Zugang, der Erhalt des umgebenden Weichteilmantels, der theoretisch eine geringere Fixation der Osteotomie notwendig macht. Durch die Anwendung einer Fräse anstelle einer Säge ist auch eine bessere Schonung der Sehnen von M. extensor hallucis longus und M. flexor hallucis longus denkbar. Die notwendige Größe der Keilentnahme wird durch die vorliegende Deformität bestimmt. Da Form und Größe der verwendeten Fräse die Korrektur beeinflussen können, muss auf die richtige Anwendung der Fräse, eine korrekte Durchführung der Osteotomie und die Wahl einer geeigneten Fräse geachtet werden, um eine zu exzessive „Keilentnahme“ bzw. Knochenentfernung zu verhindern. Eine zu exzessive Knochenentfernung kann zur unerwünschten Verkürzung der Phalanx und einer Varusdeformität mit Bajonett-Deformität führen (Altenberger 2018, Giminez et al. 2019).

Mögliche **Nachteile** dieser Technik sind eine längere Schwellneigung, Wundheilungsstörungen durch Verbrennungen oder Knochenmehlreste, eine höhere Strahlenbelastung und eine Lernkurve bei Beginn.

Patientenaufklärung

Die Aufklärung erfolgt spätestens am Vortag. Der Eingriff wird häufig im Rahmen einer Hallux-valgus-Korrektur als additiver Operationsschritt durchgeführt. Neben der Korrektur des ersten Strahls können weitere Eingriffe an den Kleinzehen oder anderen Pathologien notwendig sein.

Neben den allgemeinen fußchirurgischen Aspekten sollte die Aufklärung folgendes beinhalten:

- Möglicher Wechsel auf offenes Vorgehen
- Rezidivfehlstellung
- Überkorrektur
- Verletzung von Gefäß- und Nervenstrukturen
- Verletzung von Sehnenstrukturen
- Verzögerte oder ausbleibende Knochenheilung
- Wundheilungsstörung
- Funktion und Bedeutung des postoperativen Verbands für das Behandlungsergebnis

2

Anästhesie und Lagerung des Patienten

Die Operation kann in Intubationsnarkose, Larynxmaskennarkose oder Spinalanästhesie, unter distalem Ischiadikuskatheter oder unter Fußblock durchgeführt werden.

Die Lagerung von Fuß und Unterschenkel erfolgt auf einem Polster, welches den zu operierenden Fuß weich und erhöht bettet. Der Bildverstärker sollte im 90°-Winkel zur Fußlängsachse positioniert werden. Die Anlage einer Blutleere bzw. -sperre ist optional; aufgrund der sich entwickelnden Wärme wird hiervon jedoch abgeraten. Auf eine ausreichende Spülung und Kühlung des Gewebes während des Fräsens muss geachtet werden, um Verbrennungen und Osteonekrosen zu vermeiden.

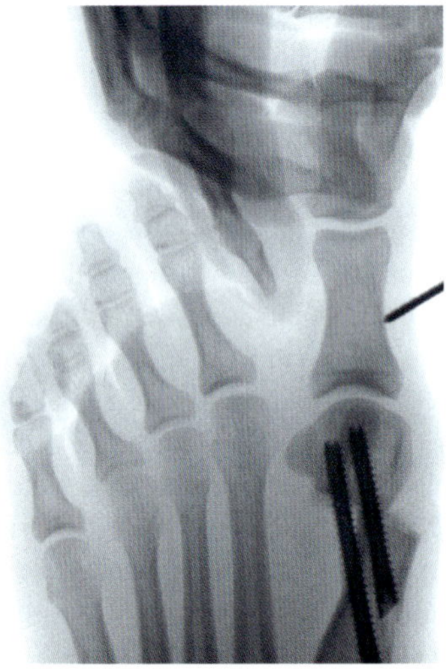

Abb. 2.4 Kontrolle der Fräsenposition und Akin-Osteotomie in der Grundphalanx mit dem Bildwandler [P1528, P1529]

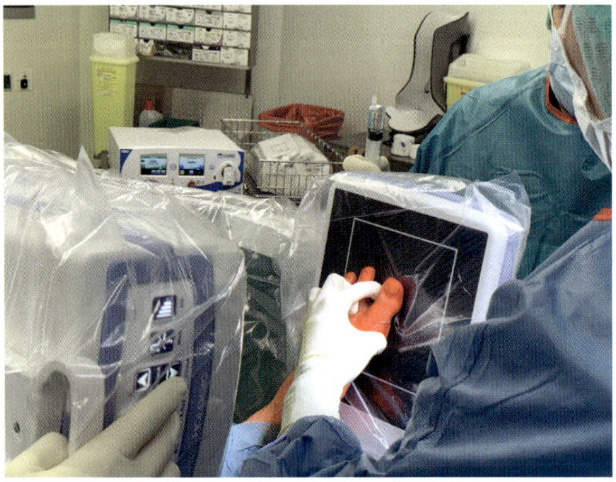

Abb. 2.5 Manuelle Korrekturredression und Schließen des Osteotomiespalts unter Bildwandlerkontrolle [P1528, P1529]

Instrumentarium und Operationsvorbereitung

Instrumentarium für die minimalinvasive Akin-Osteotomie:
- Instrumentenfräse für die minimalinvasive Fußchirurgie mit einer niedrigen Umdrehungszahl (3.000–7.000 RPM) und hohem Drehmoment (ca. 80 N/cm)
- Gerade Fräse (Shannon 13 × 2 mm) oder konischen Fräse (Cone-shaped Burr 13 × 4,3 mm)
- Bildverstärker
- Messer
- Raspatorium
- Kanülierte kopflose Schrauben mit einem Durchmesser von 3,0–4,0 mm und dazugehörige Kirschner-Drähte
- Bohrmaschine
- Wundverschluss
- Verbandsmaterial für redressierenden postoperativen Verband (sterile Kompressen, Mullbinde, elastische Binde, Pflasterstreifen, Steri-Strips®)

Präoperativ erfolgt eine Single-shot-Antibiotikagabe. Aufgrund der erhöhten Strahlenexposition v. a. für den Operateur sollten Röntgenschürzen und ggf. Bleihandschuhe und Bleibrille getragen werden.

Operationsschritte

Nach Einstellung des Fußes im steril abgedeckten Bildwandler erfolgt die Stichinzision mit einem Messer in Höhe der Osteotomie medial. Mit einem gebogenen Instrument werden die Weichteile dorsal und plantar abgeschoben. Die Osteotomie kann als Schrägosteotomie oder senkrecht zur proximalen Grundphalanx erfolgen. Die Position der Fräse wird mit dem Bildwandler kontrolliert (➤ Abb. 2.4).

Auf eine Druckausübung auf die Phalanx sollte während der Osteotomie verzichtet werden, um die Sehnen dorsal und plantar zu schonen. Die Osteotomie kann bei ausreichender Fräsung zugeklappt und in Varus korrigiert werden (➤ Abb. 2.5).

Während des Fräsvorgangs sollte eine kontinuierliche Spülung erfolgen. Zur Fixation verwenden die Autoren eine kopflose Schraube, die über einen transkutanen Kirschner-Draht nach entsprechender Bildwandlergkontrolle in 2 Ebenen von proximo-medial nach distal-lateral in einem Winkel von etwa 90° zur Osteotomie eingebracht wird (➤ Abb. 2.6). Die Osteosynthese kann auch mit K-Drähten erfolgen (Schilde et al. 2021). Auch der Verzicht auf eine Osteosynthese mit postoperativen Redressionstapes bzw. -verbände wird beschrieben.

Intraoperativer Verband und postoperative Nachbehandlung

Intraoperativ erfolgt die Anlage eines sterilen Verbands und je nach gewählter Osteosynthesetechnik die Anlage eines Redressionsverbands.

Die postoperative Nachbehandlung wird auch durch begleitende Korrekturen bestimmt. Vorfußkorrekturen erlauben in der Regel eine Vollbelastung im Verbandschuh für 4–6 Wochen. Bei Verzicht auf eine Osteosynthese der Akin-Osteotomie sollte eine regelmäßige Kontrolle des Redressionsverbands erfolgen.

Sechs Wochen postoperativ werden die Ausheilung der Osteotomie und die postoperative Korrektur mit einem Röntgenbild des Fußes in 2 Ebenen im Stehen kontrolliert (➤ Abb. 2.7).

2.2.2 Komplikationen

Mögliche Komplikationen sind die intraoperative oder postoperative Fraktur der lateralen Kortikalis durch eine intraoperativ zu ausgedehnte Schwächung der lateralen Kortikalis oder eine inadäquate Fixation. Intraoperativ sollte bei der Durchführung der Osteotomie auf den Schutz der Sehnen von M. extensor hallucis longus und M. flexor hallucis longus geachtet werden. Die Rekonstruktion auch kleinerer Sehnenverletzungen ist sehr schwierig und kann zu postoperativen Funktionsverlusten führen.

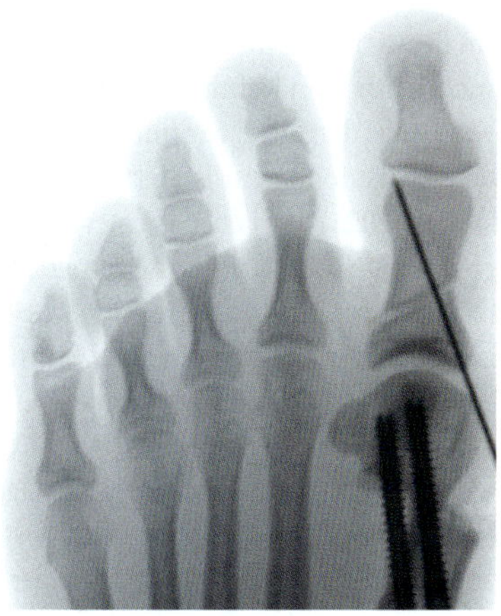

Abb. 2.6 Einbringen eines Kirschner-Drahts zur Schraubenfixation [P1528, P1529]

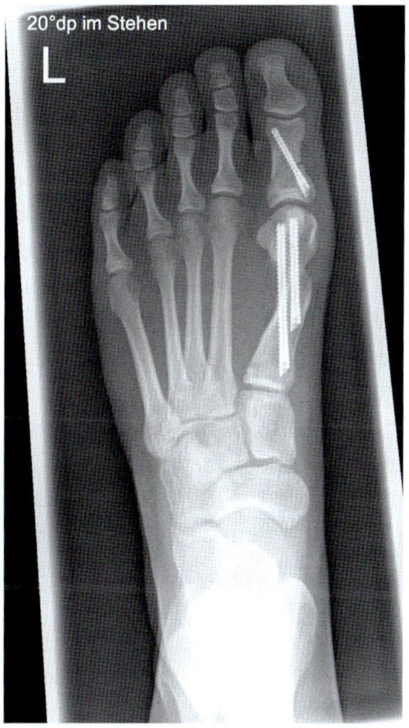

Abb. 2.7 Röntgenkontrolle im Stehen 6 Wochen postoperativ [P1528, P1529]

2.2.3 Ergebnisse in der Literatur

Die minimalinvasive Akin-Osteotomie wird selten isoliert, sondern mehrheitlich im Rahmen einer Hallux-valgus-Korrektur angewandt. In der Literatur finden sich daher keine vergleichende Publikationen zur isolierten MIS Akin.

Schilde et al. (2021) verglichen in einer restrospektiven Studie die klinisch-radiologischen Ergebnisse von 124 minimalinvasiven und 86 offenen Akin-Osteotomien, die mehrheitlich im Rahmen von Hallux-valgus-Korrekturoperationen vorgenommen wurden. Die offene Akin-Osteotomie wurde mit einem vertikalen Sägeschnitt unter Entnahme eines medialen Knochenkeils mit anschließender Osteosynthese über eine Doppelgewindeschraube vorgenommen. Die minimalinvasive Akin-Osteotomie erfolgte über eine Stichinzision etwa 1 cm distal des MTP. Mit einer geraden Fräse (Shannon 13 × 2 mm) wurde in die Grundphalanx eingegangen und die Osteotomie nach dorsal und plantar vervollständigt. Im Anschluss erfolgten das Fräsen eines Knochenkeils mit einer konischen Fräse (Cone-shaped Burr 13 × 4,3 mm) und die Osteosynthese über zwei gekreuzte K-Drähte. Die Entfernung der K-Drähte erfolgte 4 Wochen postoperativ; 12 Wochen postoperativ zeigten sich keine signifikanten Unterschiede in den klinischen Ergebnissen. Eine knöcherne Durchbauung der Osteotomie lag in der offenen Gruppe nach 6 Wochen und in der minimalinvasiven Gruppe nach 12 Wochen vor. In der minimalinvasiven Gruppe konnte zwischen der 6. und 12. postoperativen Woche radiologisch ein signifikanter Korrekturverlust von 0,7° (interphalangealer Winkel) beobachtet werden. Eine Korrelation zu einer Fraktur der lateralen Kortikalis zeigte sich nicht. Die Autoren empfehlen aufgrund dieser Beobachtung die K-Drähte nicht nach 4, sondern nach 6 Wochen zu entfernen. Eine ungewollte Fraktur der lateralen Kortikalis beobachteten die Autoren mehrheitlich in den ersten 2 Jahren nach Einführung der minimalinvasiven Technik. Sie zogen hieraus den Schluss, dass die Lernkurve für einen erfahrenen Fußchirurgen bei 10–20 minimalinvasiven Akin Osteotomien liegt.

Kaufmann et al. (2018) untersuchten in einer retrospektiven Studie mit 81 Füßen die klinisch-radiologischen Ergebnisse der minimalinvasiven Akin-Osteotomie ohne interne Fixation. Postoperative erfolgte die Redression über extern angelegte Steri-Strips®. Bei 25,9 % (21 Füßen) konnte eine Fraktur der lateralen Kortikalis beobachtet werden, die keinen negativen Einfluss auf die knöcherne Ausheilung hatte. Die radiologischen Ergebnisse 12 Wochen postoperativ ergaben keinen Korrekturverlust. Bei 28,3 % zeigte sich noch ein teilweise einsehbarer Osteotomiespalt. Eine Korrelation zwischen einem einsehbaren Osteotomiespalt und der Fraktur der lateralen Kortikalis konnte nicht nachgewiesen werden.

Herrera-Perez et al. (2018) berichteten über eine knöcherne Ausheilung der minimalinvasiven Osteotomie ohne interne Fixationstechnik nach 4,69 Monaten (n = 26). Bei 34,6 % (9 Füßen) zeigte sich eine knöcherne Ausheilung erst nach durchschnittlich 9 Monaten.

Lizka und Gadek (2020) berichteten über die klinischen und radiologischen Ergebnisse von 103 minimalinvasiven Chevron-Osteotomien (MIC) und Akin-Osteotomien. In 54 Fällen wurde eine Schraubenfixation (Gruppe A) und in 49 Fällen eine transossäre Fadenosteosynthese (Gruppe B) der Akin-Osteotomie vorgenommen. Es zeigten sich keine signifikanten Unterschiede der klinischen und radiologischen Parameter. Bei 2 Akin-Osteotomien in Gruppe B konnte eine Fraktur der lateralen Kortikalis beobachtet werden. Beide Osteotomien heilten komplikationslos aus. In Gruppe A erfolgte postoperativ aufgrund einer Weichteilirritation eine Schraubenentfernung. Intraoperativ wurde aufgrund einer Fraktur der lateralen Kortikalis auf eine Schraubenfixation gewechselt.

LITERATUR

Akin OF. The treatment of hallux valgus: a new operative procedure and its results. Med Sentinel 1925; 33: 678–679.

Altenberger S, et al. Die minimalinvasive Chevron- und Akin-Osteotomie (MICA). Oper Orthop Traumatol 2018; 30: 148–160.

Gimenez EM, et al. Progressive Akin osteotomy. Clin Med Insights Arthritis Musculoskelet Disord 2019; 12: 1–3.

Herrea-Perez M, et al. Increased rates of delayed union after percutaneous Akin osteotomy. Foot Ankle Surg 2018; 24(5): 411–416.

Kaufmann G, et al. Percutaneous minimally invasive Akin osteotomy in hallux valgus interphalangeus: a case series. Int Orthop 2018; 42(1): 117–124.

Liszka H, Gadek A. Percutaneous transosseous suture fixation of the Akin osteotomy and minimally invasive Chevron for correction of hallux valgus. Foot Ankle Int 2020; 41(9): 1079–1091.

Schilde S, et al. Minimally invasive vs open Akin osteotomy. Foot Ankle Int 2021; 42(3): 278–286.

2.3 Isham-Osteotomie

Tobias Jahnke

Kernaussagen

- Die Isham-Osteotomie eignet sich gut für moderate Hallux-valgus-Deformitäten ohne höhergradige Abweichung des IMA.
- Die Fixation der Osteotomie erfolgt über postoperative redressierende Verbände. Eine Osteosynthese ist nicht notwendig.
- Die Belastung des operierten Fußes ist direkt postoperativ im Verbandschuh mit schmerzadaptierter Vollbelastung möglich.

2.3.1 Operatives Vorgehen

Operationsprinzip

Reverdin-Ostotomie

Die Korrektur der Hallux-valgus-Deformität durch eine Osteotomie des distalen Endes des ersten Mittelfußknochens wurde erstmals 1881 von Reverdin beschrieben und anschließend mehrfach modifiziert (Reverdin 1881). Das von Reverdin beschriebene Korrekturverfahren bestand in der Resektion eines medialständigen Keils des ersten Mittelfußknochens. Diese Osteotomie setzte sich allerdings erst nach 1972 durch, nachdem sie von Funk und Wells (1972) wiederentdeckt wurde.

Bei herkömmlichen Reverdin-Osteotomien mit offener Schnittführung, bei denen eine mediale Wedge-Osteotomie durch den Kopf des 1. Mittelfußknochens von dorsal nach plantar, senkrecht zur tragenden Oberfläche des 1. Mittelfußknochens durchgeführt wurde, kam es im späteren postoperativen Verlauf häufig zu einer degenerativen Veränderung des Großzehengrundgelenks (MTP-I). Die Lage der Osteotomie behinderte dabei die physiologische Funktion der Sesambeine, was zu einer verringerten Beweglichkeit im MTP-I führte.

(Reverdin-)Isham-Osteotomie

In den 1980er-Jahren entwickelte Isham die Hallux-valgus-Korrektur durch den Einsatz der minimalinvasive Chirurgie weiter (Isham 1991). Unter Verwendung minimaler Inzisionstechniken wurden nun Hallux-valgus-Korrekturen am distalen Metatarsale 1 durchgeführt. Diese neuen minimalinvasiven Korrekturen mit Korrektur des DMAA nach Reverdin zeigten eine Verbesserung gegenüber den zuvor verwendeten Korrekturverfahren.

Isham modifizierte die Reverdin-Osteotomie, indem er die mediale Wedge-Osteotomie im Kopf des Metatarsale 1 in einem Winkel von 45° zur Schaftachse des Metatarsale von dorsal distal nach plantar proximal durchführte (Isham 1991). Diese Orientierung der Ausrichtung der Isham-Osteotomie erhält und optimiert die Gelenkfläche, korrigiert den proximalen Gelenkflächenwinkel (DMAA) und harmonisiert dadurch die einwirkenden Kräfte am MTP-I-Gelenk.

Die Positionierung der Osteotomie innerhalb der Gelenkkapsel und in der spongiösen Fläche des ersten Mittelfußkopfes erwies sich nachfolgend als sehr stabil und machte eine zusätzliche Osteosynthese zur internen Fixierung unnötig.

Indikationen

Als Basiskriterien für die Indikationsstellung einer Reverdin-Isham-Osteotomie wurden folgende Punkte evaluiert (Maffulli 2009):

- Symptomatische Hallux-valgus-Deformität
- Gut erhaltene Beweglichkeit des MTP-I-Gelenks ohne wesentliche degenerative Veränderunge des Gelenks
- Kongruentes MTP-I-Gelenk
- Physiologischer interphalangealer Winkel (DASA)
- Intermetatarsalwinkel I/II (IMA) von < 20° und < 16° bei Pes adductus
- Pathologisch erhöhter DMAA
- Pathologisch veränderter Hallux-valgus-Winkel (HVA-Winkel)
- Leichte oder fehlende Axialrotation der Großzehe

Bei einem pathologisch erhöhten interphalangealen Winkel, z. B. bei Hallux valgus interphalangeus, sollte die Reverdin-Isham-Osteotomie additiv mit einer Akin-Osteotomie kombiniert werden (Maffulli 2009).

Patientenaufklärung

Die Aufklärung zur Operation erfolgt anhand standardisierter Aufklärungsbögen patientenindividuell im Rahmen der Vorbereitung zur Operation. Dabei sollte darauf geachtet werden, auch die allgemeinen und speziellen Risiken und Komplikationen der minimalinvasiven Fußeingriffe zu berücksichtigen. Insbesondere ist über den Verzicht auf eine Osteosynthese im Rahmen der Isham-Osteotomie und die damit verbundene längere Schwellungsphase des Fußes hinzuweisen. Weiterhin sind Hitzeschäden durch den Fräsvorgang und Weichteilirritationen durch verbliebenen Fräserabrieb aufzuklären. Die Notwendigkeit zur sorgfältigen und engmaschigen Anwendung der postoperativ notwendigen Redressionsverbände ist ebenfalls zu dokumentieren.

Ansonsten unterscheidet sich die Aufklärung zur Isham-Osteotomie nicht von den allgemeingültigen Aufklärungen zu Osteotomien am Vorfuß im Rahmen einer Hallux-valgus-Korrektur.

Anästhesie und Lagerung

Die Operation kann in Allgemeinanästhesie, in Regionalanästhesie oder mit Fußblock erfolgen.

Die Lagerung erfolgt auf dem gepolsterten Operationstisch in Rückenlage mit bis zum Sprunggelenk überhängenden Füßen. Dies ist wichtig, um einen freien Zugang mit der Fräse zum Operationsgebiet und Raum für die notwendigen angulierenden Bewegungen der Fräse zu ermöglichen. Das gegenüberliegende Beinteil des anderen Fußes muss dafür abgesenkt werden, um einen freien Zugang zum medialen Vorfuß des zu operierenden Fußes zu erhalten.

2.3.2 Instrumentarium und Operationsvorbereitung

Zur Durchführung der Isham-Osteotomie wird eine Motoreinheit zum Betrieb der minimalinvasiven Fräsen benötigt. Zur Durchführung der Operation sind, wie bei den meisten minimalinvasiven Eingriffen, nicht viele Instrumente notwendig. Es werden Grundinstrumente wie Schere, Nadelhalter, Moskito-Klemme und Pinzette benötigt. Zudem werden verschiedene Raspatorien zum Abschieben der Gelenkkapsel und zur Entfernung von Fräserabrieb aus den Weichteilen verwendet. Komplettiert wird das Instrumentarium durch eine Spritze mit Knopfkanülenaufsatz zur Spülung der Weichteile.

Weiterhin werden mehrere minimalinvasive Fräseraufsätze verwendet, mit denen die jeweiligen Osteotomien und Knochenabtragungen erfolgen. Um eine Knochennekrose zu vermeiden, werden Fräsergeschwindigkeiten von maximal 2.000–6.000 U/min verwendet.

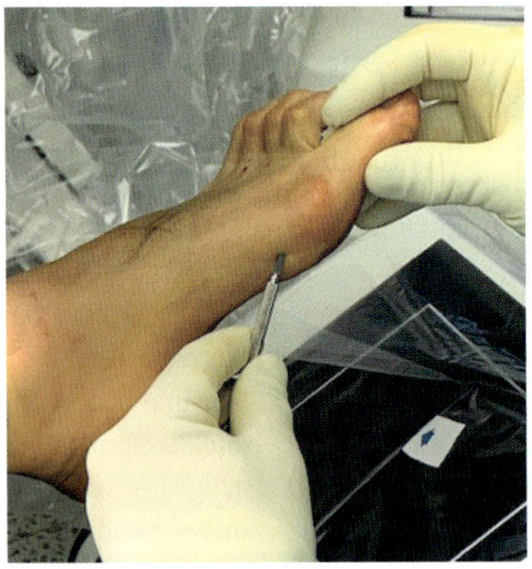

Abb. 2.8 Stichinzision [P1530]

Operationsschritte

Die Reverdin-Isham-Osteotomie kombiniert mehrere minimalinvasive Verfahren: Zunächst erfolgt eine Abtragung der dorsalen medialen Exostose des Metatarsale-I. Anschließend wird eine distale intraartikuläre Osteotomie am Metatarsale-I mit medialbasiger Keilentnahme nach Reverdin durchgeführt. Zuletzt erfolgen ein Adduktor-Release und schließlich oft eine ergänzende Akin-Osteotomie der Grundphalanx der Großzehe.

1. Schritt: Exostosenabtragung

Der operative Zugang für die Bunionektomie erfolgt über eine Stichinzision von 0,5–1 cm Länge über der plantaren Seite des medialen Randes des 1. Mittelfußknochens, direkt proximal und leicht dorsal des medialen Sesambeins. Die Inzision erfolgt direkt bis zur medialen Kapsel des MTP-I-Gelenks, die anschließend perforiert wird (➤ Abb. 2.8).

Anschließend wird die mediale Kapsel durch angulierende Bewegungen des minimalinvasiven Skalpells (Beaver® Knife) von der medialen Exostose des Großzehenballens getrennt (➤ Abb. 2.9).

Nun wird die Gelenkkapsel mit einem Raspatorium vollständig vom Metatarsale abgelöst. Dadurch entsteht ein so genannter Working Space für die nachfolgenden minimalinvasiven Knochenfräsen (➤ Abb. 2.10)

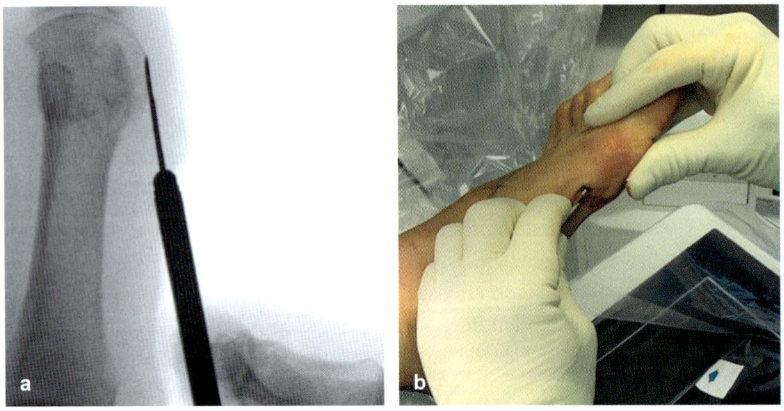

Abb. 2.9 Ablösen der medialen Kapsel von der medialen Exostose des Großzehenballens [P1530]

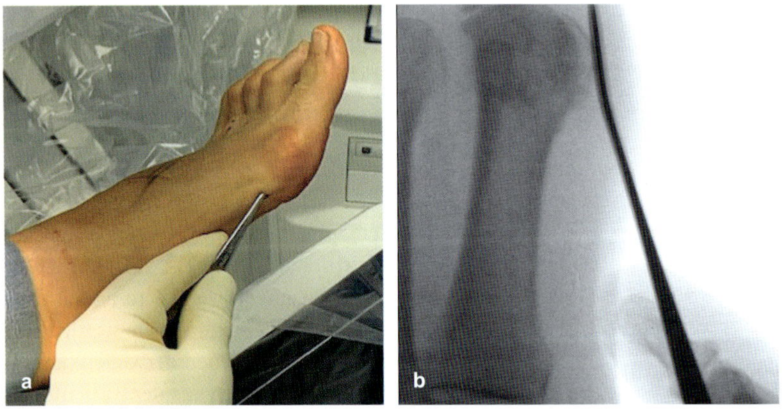

Abb. 2.10 Vollständige Ablösung der Gelenkkapsel vom Metatarsale mit einem Raspatorium [P1530]

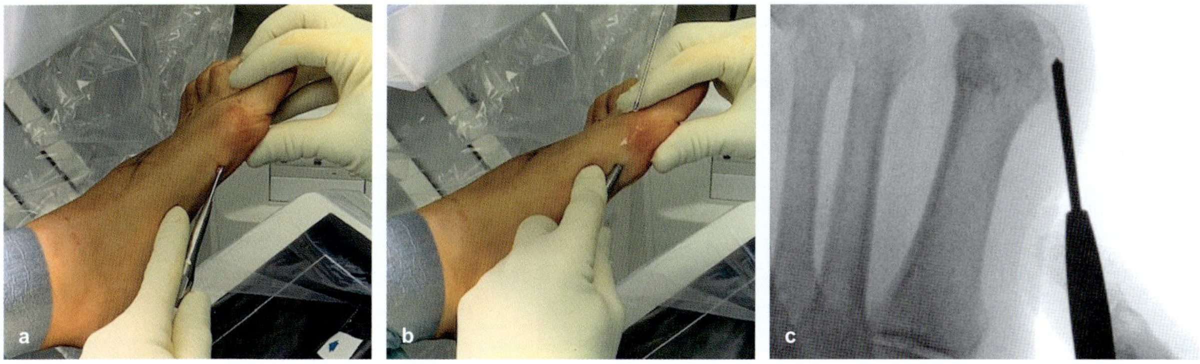

Abb. 2.11 Entfernen der medialen Exostose am Metatarsale mit Fräsen [P1530]

Entlang des entstandenen Working Space wird nun eine gerade Shannon-Fräse der Maße 2 × 15 mm eingebracht, mit der die Resektion der medialen Exostose am Metatarsale 1 durchgeführt wird. Nachdem ausreichend Platz geschaffen wurde, wird, wenn notwendig, ergänzend eine zylindrische Fräse der Maße 3,1/1 × 12 mm eingeführt, um die Entfernung der Exostose zu vervollständigen (➤ Abb. 2.11).

Es ist wichtig, dass der resezierte Knochen nach jedem Fräsvorgang über manuellen Druck auf den Kapselbereich als Knochenpaste ausgepresst wird (➤ Abb. 2.12).

Um den restlichen Fräserabrieb zu entfernen, ist es anschließend notwendig, mit einem Raspatorium weiteres kapselständiges Knochenmaterial möglichst zu entfernen. Anschließend sollte eine ausgiebige Spülung über die Inzision erfolgen, um weiteres Knochenmaterial auszuspülen. Dieser Vorgang muss unter Umständen mehrfach wiederholt werden, bis sämtliche Knochenreste entfernt wurden (➤ Abb. 2.13).

Danach sollte eine radiologische Kontrolle erfolgen, da die Fräserrückstände im Bildwandler meist gut sichtbar sind. Somit können auch distale Reste identifiziert und entfernt werden.

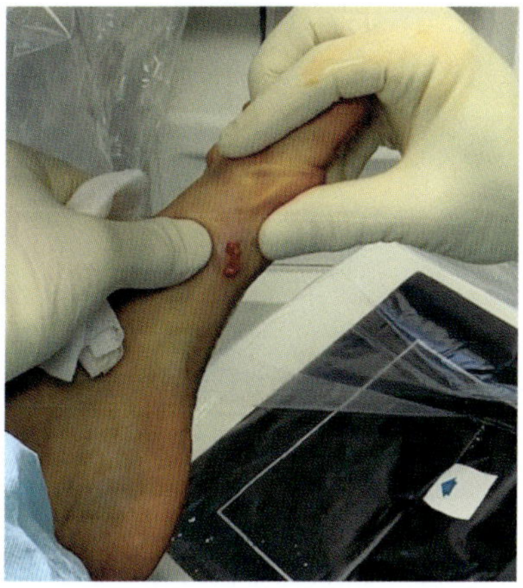

Abb. 2.12 Auspressen des resezierten Knochens als Knochenpaste durch manuellen Druck auf den Kapselbereich [P1530]

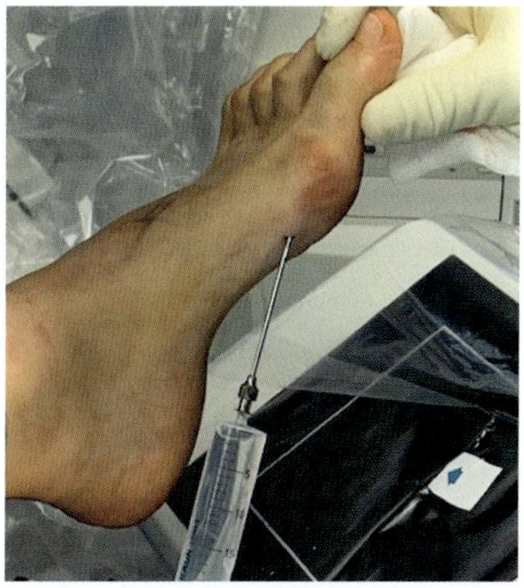

Abb. 2.13 Ausgiebige Spülung über die Inzision, um weiteres Knochenmaterial auszuspülen [P1530]

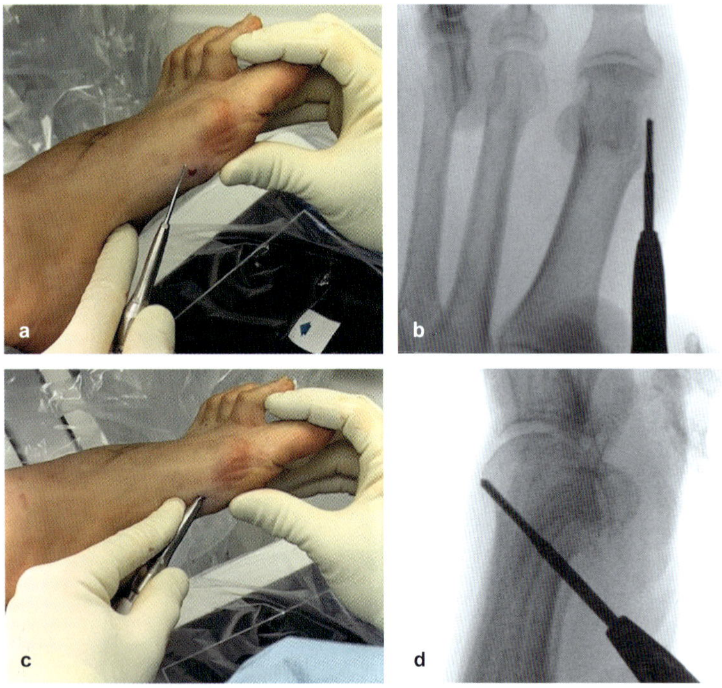

Abb. 2.14 Einführen einer geraden Shannon-Fräse 2 × 15 mm durch die gleiche Inzision wie bei der Bunionektomie [P1530]

2. Schritt: Reverdin-Isham Osteotomie

Die gerade Shannon-Fräse 2 × 15 mm wird durch die gleiche Inzision wie bei der Bunionektomie eingeführt und in einem Winkel von 45° zur Längsachse des Metatarsale-I in plantar-proximaler Richtung an den Knochen angelegt. Die Spitze der Fräse wird dabei an die dorsale Kortikalis unmittelbar proximal der Gelenkfläche des Metatarsalekopfs positioniert. Die plantare Begrenzung der Osteotomie wird proximal des medialen Sesambeines positioniert (➤ Abb. 2.14).

Die Motordrehzahl wird auf 2.000–6.000 U/min eingestellt und die Osteotomie auf der medialen Seite begonnen. Während des Fräsvorgangs sollten durch Drehung der Hand im Handgelenk leichte rotierende Bewegungen durchgeführt werden. Dabei sollte beachtet werden, dass das Drehzentrum der Rotation auf Höhe des Hautschnitts liegt. Zuerst sollte die dorsale Kortikalis durchgefräst werden. Sobald die Fräse die laterale Kortikalis erreicht, wird sie leicht zurückgezogen, um einige Millimeter dieser Kortikalis zu erhalten. Anschließend wird die Osteotomie der plantaren Kortikalis unter Fortsetzung der rotierenden Bewegung mit der Hand durchgeführt, um die Osteotomie zu vervollständigen.

Sofern auch der Gelenkflächenwinkel korrigiert werden soll, werden nun konische Fräsen 3,1/1 × 12 mm oder 4,1/1 × 12 mm eingeführt, um den DMAA-Winkel zu korrigieren. Die konische Fräse wird dabei wiederholt über die mediale Begrenzung der Osteotomie eingeführt, um einen Keil mit einer medial ausgerichteten Basis zu schaffen. Nach dem Entfernen der Fräse kann anschließend der mediale Keilschnitt durch manuellen Druck und Varisation über die Großzehe geschlossen werden. Dadurch wird der Gelenkflächenwinkel korrigiert und die Ausrichtung der Gelenkfläche modifiziert (➤ Abb. 2.15).

Bei der varisierenden Manipulation an der Großzehe wird häufig ein Einrasten bemerkt, das auf einen Bruch der lateralen Kortikalis hinweist, wodurch der Keil geschlossen und der Osteotomie eine größere Stabilität verliehen wird.

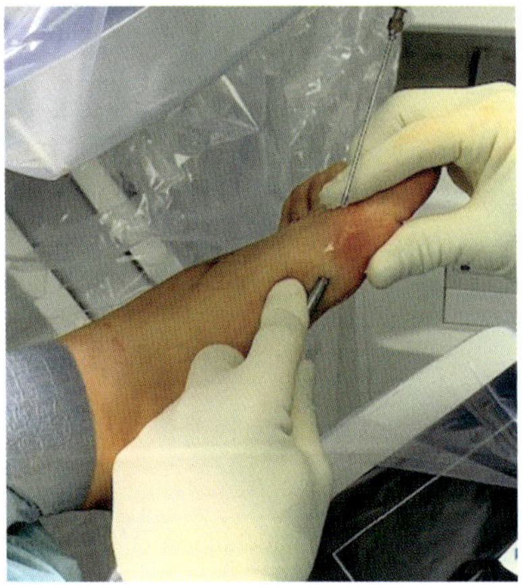

Abb. 2.15 Korrektur des Gelenkflächenwinkels mit konischen Fräsen [P1530]

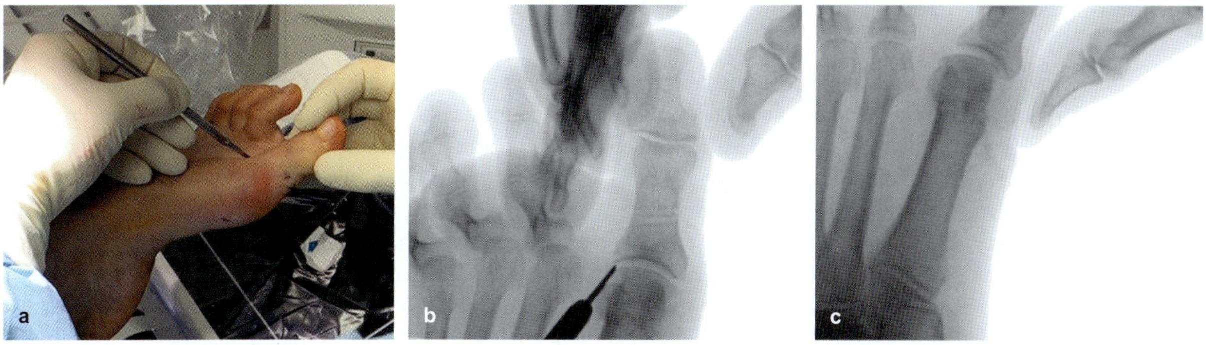

Abb. 2.16 Laterales Release [P1530]

3. Schritt: laterales Release

Im Anschluss an die Osteotomie des Os metatarsale 1 erfolgt in der Regel ein ergänzendes laterales Release, um die einwirkenden Kräfte am lateralen Aspekt des MTP-I-Gelenks zu kompensieren. Dafür erfolgt eine 0,5 cm lange Längsinzision über der dorsolateralen Kapsel des MTP-I-Gelenks. Die Inzision wird vertieft, eine laterale Kapsulotomie und eine selektive Adductor-hallucis-Tenotomie durchgeführt (➤ Abb. 2.16).

4. optionaler Schritt: Akin-Osteotomie

In vielen Fällen wird im Anschluss der Osteotomie am Metatarsale I zur Korrektur eines verbliebenen pathologischen distalen Gelenkwinkels eine ergänzende Akin-Osteotomie durchgeführt (➤ Kap. 2.2).

Tipps und Tricks

Bunionektomie

In einigen Fällen ist es vorteilhaft, die mediale Pseudoexostose nicht von proximal, sondern über einen distalen Zugang abzutragen, um nicht zu viel der distalen Gelenkfläche zu entfernen. Dies bietet sich insbesondere bei Füßen mit ausgeprägtem Weichteilmantel an, der eine Angulation der Fräse parallel zur Schaftachse des Metatarsale 1 verhindern kann.

Der distale additive Zugang sollte optimalerweise so gewählt werden, dass er später als Zugang für eine optionale Akin-Osteotomie verwendet werden kann.

Laterales Release

Das laterale Kapselrelease sollte unbedingt als letzter Operationsschritt durchgeführt werden, um die lateralen Strukturen als Hypomochlion zur Einstauchung der Metatarsale-Osteotomie nutzen zu können. Werden die lateralen Strukturen zuerst gelöst, resultiert oft eine zu laxe laterale Gelenksituation, die ein zuverlässiges Einstauchen der Osteotomie erschweren kann.

Drehmoment und Fräserantrieb

Während der knöchernen Korrekturen ist streng auf eine niedertourige Fräsgeschwindigkeit bei hohem Drehmoment zu achten, um unnötige Hitzeentwicklung zu vermeiden. Insbesondere bei jungen Patienten ist die Knochenqualität oft sehr hart, sodass es auch bei niedertourigem Fräsen zu einer relevanten Hitzeentwicklung kommen kann. In diesen Fällen empfiehlt sich eine intensive Spülung während des Fräsvorgangs und unter Umständen auch intervallartiges Pausieren des Fräsvorgangs. Kommt es zu ausgedehnter Hitzeentwicklung im Knochen, resultiert nicht selten eine ossäre Hitzenekrose, die sich anschließend in einer oft stark verzögerten Knochenheilung niederschlagen kann.

Fräserabrieb

Nach erfolgreicher Durchführung der Osteotomie und insbesondere nach der Resektion der Pseudoexostose am Metatarsale-I sollte über die jeweiligen Portale mit einer Knopfkanüle eine intensive Spülung der Arbeitsportale erfolgen bis nur noch klare Flüssigkeit zurückfließt. Zusätzlich sollten geriffelte Raspatorien eingesetzte werden, mit denen zusätzlich in den Weichteilen verbliebener Fräserabrieb geborgen werden kann. Verbliebener Fräserabrieb in den Weichteilen führt ansonsten in der postoperativen Heilungsphase zu Weichteilentzündungen und einer zusätzlich anhaltenden Schwellung.

Dermale Hitzeschäden

Kommt es im Rahmen des Fräsereinsatzes zu Hitzeschäden an der Haut im Bereich der Arbeitsportale, empfiehlt es sich, diese am Ende der Operation im gesunden Gewebe lokal zu exzidieren. Andernfalls kommt es zu einer lokalen Wundheilungsstörung mit erhöhtem Risiko für eine postoperative Infektion.

Intraoperativer Verband

Dem ersten intraoperativen Verband kommt eine besondere Bedeutung zu, da im Rahmen der Reverdin-Isham-Prozedur keinerlei innere Fixationen oder Osteosynthesen vorgesehen sind. Somit dient der intraoperative Verband nicht nur der Aufnahme postoperativer Wundsekrete und als sterile Keimbarriere, sondern auch zur äußeren Fixation und Sicherung des Korrekturergebnisses.

Die Anlage des intraoperativen Verbands gleicht der Technik eines klassischen Kramer-Verbands aus der Vorfußchirurgie mit zusätzlicher medialer Zügelung der Großzehe in eine orthograde bis leicht varische Korrekturstellung der Großzehe, um die mediale Kompression auf die Metatarsale-Osteotomie zu optimieren und einem Korrekturverlust entgegenzuwirken (➤ Abb. 2.17). Sollte intraoperativ eine vollständige Osteotomie mit Lateralshift des Metatarsale-I-Kopfs erfolgt sein, sind zusätzliche Tape-Zügel zur Lateralisation des Metatarsale-I-Kopfs angezeigt.

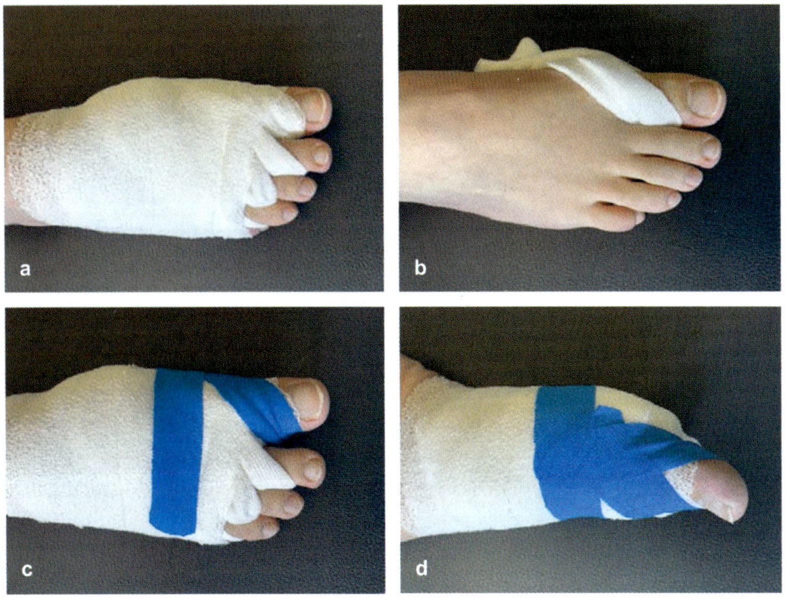

Abb. 2.17 Intraoperativ angelegter Verband ähnlich dem klassischen Kramer-Verband mit zusätzlicher medialer Zügelung der Großzehe in orthograder bis leicht varischer Korrekturstellung [P1530]

2.3.3 Nachbehandlung

Der intraoperative Verband wird am 2. oder 3. Tag nach der Operation gewechselt. Zum Verschluss der Arbeitsportale kann resorbierbares Nahtmaterial verwendet werden, sodass eine Entfernung des Nahtmaterials entfällt.

Die Verwendung des postoperativen Verbandschuhs wird für insgesamt 4–6 Wochen empfohlen.

Eine postoperative Antikoagulation und Thromboseprophylaxe ist in der Regel nicht notwendig und sollte bei Vorliegen von Risikofaktoren einer Einzelfallbewertung unterzogen werden.

Belastung

Die Belastung erfolgt postoperativ in einem OP-Schuh mit flacher versteifter Sohle ohne Absatz. In diesem postoperativen Verbandschuh ist eine schmerzadaptierte sofortige Vollbelastung des operierten Fußes von Beginn an möglich.

Verbandstechnik

Im Rahmen des ersten postoperativen Verbandwechsels erfolgt erneut die Anlage eines redressierenden Fixationsverbandes analog zur Anlage des intraoperativen Verbandes in gleicher Technik. Der zweite Verbandswechsel erfolgt 1 Woche nach der Operation. Zu diesem Zeitpunkt ist die Wundheilung der Arbeitsportale meist so weit fortgeschritten, dass nun auf einen Tapeverband gewechselt werden kann (➤ Abb. 2.18). Dieser Tapeverband sollte für weitere 4 Wochen angelegt und anschließend durch den Patienten selbsttätig gewechselt werden. Dabei ist auf eine orthograde Stellung der Großzehe zu achten. Wurde eine additive Akin-Osteotomie durchgeführt, müssen zur Verhinderung einer Extension der distalen Osteotomie weitere plantarisierende Tape-Zügel verwendet werden.

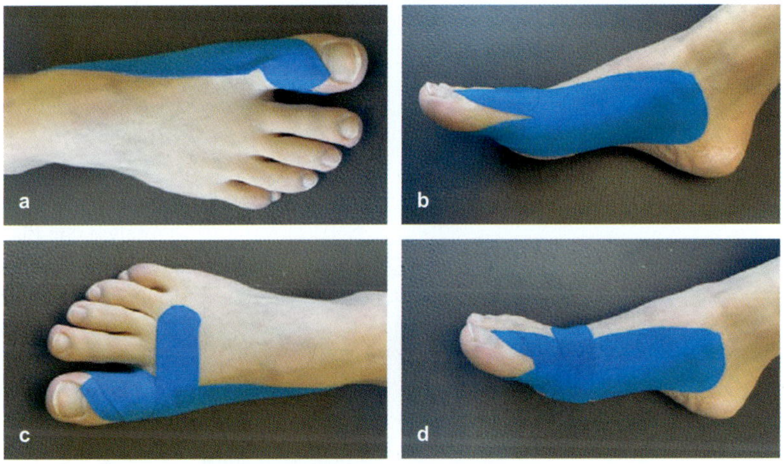

Abb. 2.18 Tapeverband 1 Woche postoperativ [P1530]

Röntgenkontrolle

Röntgenkontrollen sollten im Rahmen der ersten postoperativen Vorstellung am 2.–3. Tag und erneut nach 4 Wochen durchgeführt werden, um den Fortschritt der Konsolidierung der Osteotomien und die Korrekturstellung zu überwachen. Die Aufnahmen sollten jeweils standardisiert im Stand unter Belastung in 2 Ebenen erfolgen (➤ Abb. 2.19).

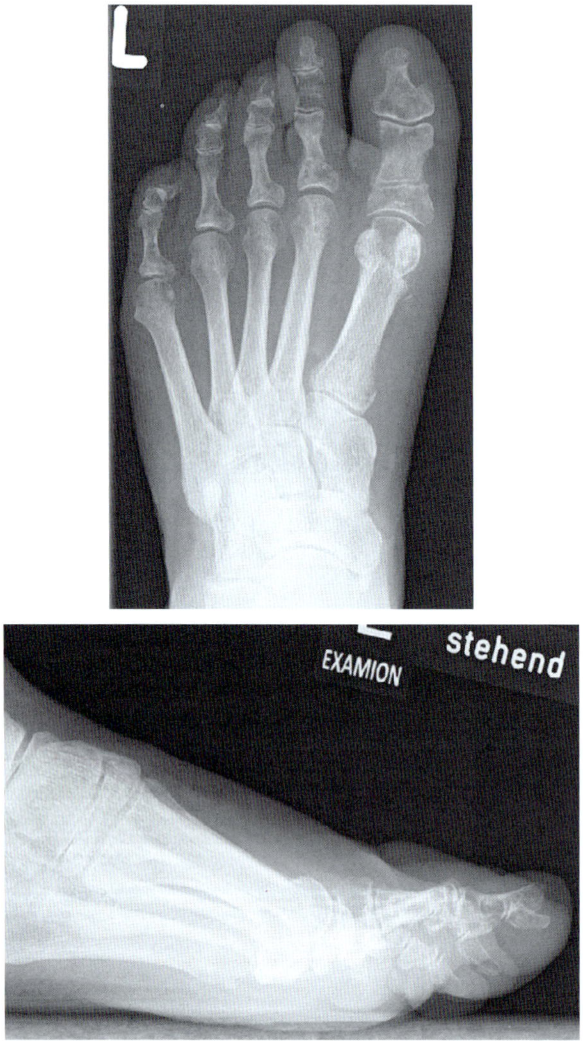

Abb. 2.19 Röntgenkontrolle [P1530]

2.3.4 Komplikationen

In der veröffentlichten Literatur werden ungewollte iatrogene Verletzungen der lateralen Kortikalis am Metatarsale 1 beschrieben (Bauer 2010). Außerdem kann es zu einer postoperativen Überkorrektur des DMAA mit pathologischen varischen Gelenkflächenwinkeln kommen, insbesondere wenn das postoperative Taping recht aggressiv durchgeführt wurde oder begleitende Osteotomien der lateralen Metatarsalia in gleicher Sitzung erfolgen (Bauer2010). Eine signifikante Überkorrektur des DMAA von > 4°, verbunden mit einer MTP-I-Inkongruenz, wird in der Literatur in bis zu 17 % der Fälle beschrieben, wenn eine isolierte Osteotomie am Metatarsale-I erfolgte (Bauer 2010).

In einer Studie von Cervi war die DMMA-Überkorrektur die Hauptkomplikation des Reverdin-Isham-Verfahrens (Cervi 2014). Daher empfiehlt sich bei Zweifel an der korrekten Gelenkstellung eine zwischenzeitliche Röntgenkontrolle nach Wiederanlage des Tapeverbandes.

Perkutane Techniken reduzieren theoretisch das Risiko einer postoperativen Steifheit am MTP-I-Gelenk aufgrund des begrenzten Zugangs insbesondere bei extraartikulären Osteotomien. Die perkutane Reverdin-Isham-Osteotomie kann jedoch aufgrund einer ausgedehnten medialen Resektion des Mittelfußköpfchens, der Freisetzung von Knochenabrieb im Gelenkspalt und in der Kapsel auch durch die intrakapsuläre Osteotomie zu einer Gelenksteifigkeit führen (Isham 1991, Maffulli et al. 2005). Mit einem durchschnittlichen Verlust von 15° der Beweglichkeit des MTP-I-Gelenks ist die Isham Osteotomie vergleichbar mit anderen perkutanen oder offenen Operationstechniken am Vorfuß (Bauer 2010).

Eine unzureichende Ausspülung des Fräserabriebs führt ebenfalls zu einer postoperativen Gelenksteife (Bauer 2010).

Die Rezidivraten für eine erneute Hallux-valgus-Deformität werden in der veröffentlichen Literatur mit etwa 3 % angegeben (Bauer 2010).

Die Verkürzung des Metatarsale 1 in der perkutanen Hallux-valgus-Korrektur wurde viel diskutiert. In einer Review-Analyse von Bia et al. (2018) betrug die mittlere Verkürzung 2–7 mm. Die jeweilige Verkürzung korrelierte in den genannten Arbeiten nicht mit schlechteren klinischen Ergebnissen.

Weiterhin treten in seltenen Fällen die üblichen postoperativen Komplikationen nach Vorfußeingriffen wie Weichteilinfektion, Reflexdystrophie und Wundheilungsstörungen auf.

LITERATUR

Bauer T, et al. Percutaneous hallux valgus correction using the Reverdin-Isham osteotomy. Orthop Traumatol Surg Res.2010; 96(4): 407–16.

Bia A, et al. Percutaneous osteotomies in hallux valgus: a systematic review. J Foot Ankle Surg 2018; 57(1): 123–130.

Cervi S, et al. Percutaneous surgery of hallux valgus: risks and limitation in our experience. Acta Biomed 2014; 24; 85(Suppl 2): 107–12.

Funk FJ Jr, Wells RE. Bunionectomy – with distal osteotomy. Clin Orthop Relat Res 1972; 85: 71–74.

Isham SA. The Reverdin-Isham procedure for the correction of hallux abducto valgus. A distal metatarsal osteotomy procedure. Clin Podiatr Med Surg 1991; 8(1): 81–94.

Maffulli N. Minimally invasive surgery in orthopedic surgery. Orthop Clin North Am 2009; 40(4): 441–568.

Maffulli N, et al. Minimally invasive hallux valgus correction: a technical note and a feasibility study. J Surg Orthop Adv 2005; 14(4): 193–8.

Reverdin J. De la déviation en dehors du gros ortell (hallux valgus, vulg, „oignon", „bunions", „Ballen") et de son traitement chirurgical. Trans Internat Med Congress 1881; 2: 408–12.

2.4 Minimalinvasive Chevron-Osteotomie

Gerhard Kaufmann

Kernaussagen

- Bei der minimalinvasiven distalen Chevron-Osteotomie (MIS Chevron) wird über eine Stichinzision sowohl die Pseudoexostosenabtragung als auch die Korrekturosteotomie durchgeführt.
- Die v-förmige Osteotomie mittels einer rotierenden Fräse wird in einem Winkel von 60–90° im Köpfchenbereich des Metatarsale-I vorgenommen.
- Der Apex der Osteotomie liegt zentral im Metatarsale-Köpfchen und wird mit einem Kirschner-Draht zur Begrenzung der Osteotomie und zur Richtungskontrolle definiert.
- Die Osteosynthese erfolgt mittels einer kanülierten Kompressionsschraube mit abgeschrägtem Schraubenkopf.
- Intraoperativ erfolgt die Anlage eines sterilen Steri-Strip®-Verbandes. Bei der Nahtentfernung wird dieser durch einen Tapeverband für weitere 2 Wochen ersetzt.
- Der Fuß kann in einem Verbandschuh mit steifer Sohle sofort postoperativ belastet werden. Der Verbandschuh ist für 4–6 Wochen notwendig, kann ab der Nahtentfernung aber durch einen Konfektionsschuh mit stabiler Sohle ersetzt werden.

2.4.1 Operatives Vorgehen

Operationsprinzip

Das Köpfchen des Metatarsale-I wird v-förmig mit einem Winkel von 60–90° durchtrennt und nach lateral verschoben (reponiert). Je nach Osteotomierichtung kann dabei zusätzlich eine leichte Verkürzung, Verlängerung oder auch Plantarisierung bzw. Dorsalisierung des Metatarsale-Köpfchens erreicht werden. Bei fehlgestellter Gelenkfläche, kann bei der Korrektur auch mittels einer Varisierung des Metatarsale-Köpfchens diese Pathologie adressiert werden.

Patientenaufklärung

- Unzureichende Knochenheilung (Pseudarthrose)
- Verkürzung des ersten Strahls mit Transfermetatarsalgie
- Nekrose
- Arthrose
- Minderung der Beweglichkeit des Großzehengrundgelenks
- Überkorrektur (Hallux varus)
- Unterkorrektur
- Rezidivproblematik
- Allgemeine Operationsrisiken (z. B. Wundinfektion, Thrombose, Embolie)
- Eventuell begleitende Akin-Osteotomie

Anästhesie, Lagerung, Instrumentarium und Operationsvorbereitung

- Rückenlage. Der Fuß sollte über den Operationstisch überhängen.
- Operation in Regionalanästhesie (Fußblock) oder Allgemeinanästhesie
- Keine Blutleere (Kühleffekt und Spüleffekt)
- Röntgenbildverstärker, Beaver® Blade, rotierende Fräse (Shannon-Burr 2 mm Durchmesser)

Operationsschritte

Stichinzision mediodorsal am Metatarsale-I-Köpfchen Abtragen der Pseudoexostose. Setzen eines Kirschner-Drahts in der Mitte des Mittelfußköpfchens in gewünschter Korrekturrichtung. (Der Draht begrenzt die Osteotomie und gibt die Osteotomierichtung vor.) Setzen eines zweiten K- Drahts parallel zur Gelenkfläche des Metatarsale-Köpfchens. Stichinzision lateral mit Durchführung des lateralen Release (unter Bildwandlerkontrolle). Setzen eines weiteren Drahts (Kirschner-Draht für die Schraube) über eine mediale Inzision an der Basis des Metatarsale-I. Lagekontrolle des Drahts in 2 Ebenen. (Er sollte in beiden Röntgenebenen zentral im Metatarsale-Köpfchen liegen.) Durchführen der Osteotomie mit der Fräse unter kontinuierlicher Spülung. Mobilisierung des Metatarsale-Köpfchens mit dem Meißel. Der Kirschner-Draht für die Osteotomie kann nun entfernt werden. Verschieben des Köpfchens mit Druck von medial und Gegenhalt mit einem Halteinstrument (z. B. Schwalbenschwanzsonde) von lateral. Der Draht parallel zur Gelenkfläche dient einerseits als Sichtkontrolle der Köpfchenausrichtung, andererseits kann er wie ein „Joystick" zur Positionierung des Köpfchens verwendet werden. Nach erreichter Korrektur Vorschieben des Kirschner-Drahtes für die Schraube. Kontrolle mittels Röntgen. Längenbestimmung der Schraubenlänge. Überbohren des Schraubendrahtes (nur die erste Kortikalis). Eindrehen der Schraube mit Kontrolle der Kopfausrichtung. (Der abgeschrägte Teil des Schraubenkopfes sollte parallel zur Knochenoberfläche ausgerichtet sein.) Abtragen des restlichen Knochenüberstands. Hautnaht. Steriler Suture-Strip-Verband.

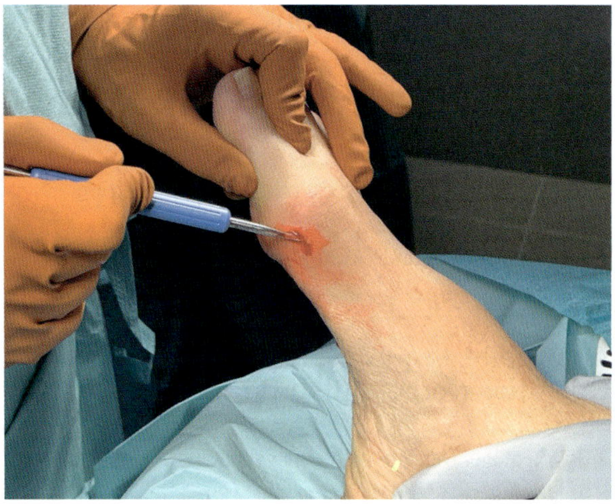

Abb. 2.20 Mediodorsale Stichinzision [P1508]

1. Schritt

Stichinzision mediodorsal am Metatarsale-I-Köpfchen (➤ Abb. 2.20). Abtragen der Pseudoexostose.

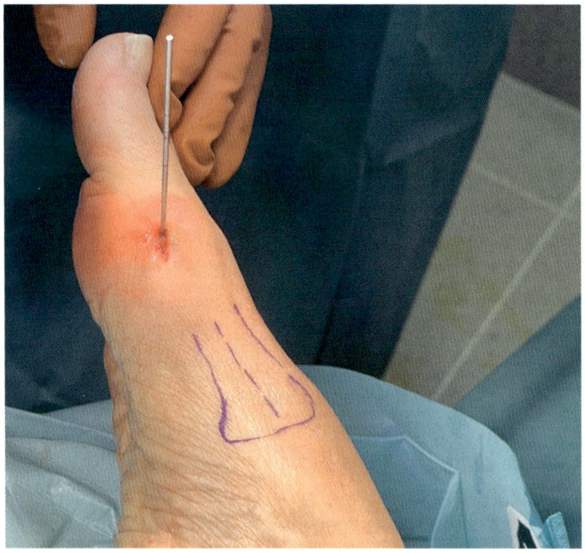

Abb. 2.21 Kirschner-Draht für Osteotomie [P1508]

2. Schritt

Positionierung des Kirschner-Drahts in gewünschter Osteotomierichtung und zur Osteotomiebegrenzung (➤ Abb. 2.21)

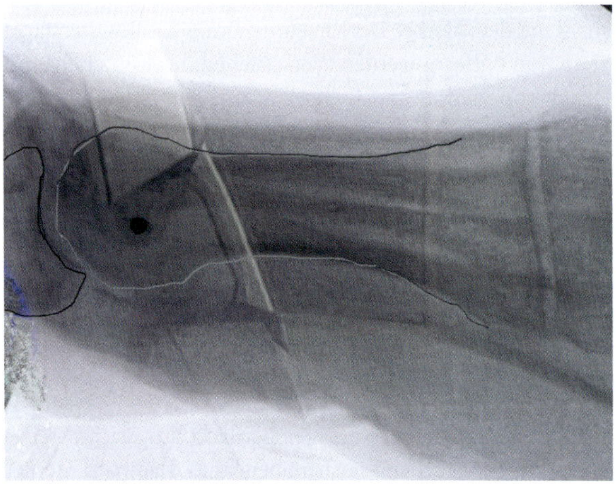

Abb. 2.22 Seitliche Röntgenkontrolle [P1508]

3. Schritt

Kontrolle der optimalen Position des Kirschner-Drahts in 2 Ebenen. Im seitlichen Bild (➤ Abb. 2.22) sollte der Draht zentral im Metatarsale-Köpfchen liegen. Bei optimaler Lage kann beim seitlichen Bild der Kirschner-Draht fast punktförmig erscheinen (am vorliegenden Röntgen als schwarzer Punkt zentral im Metatarsale-Köpfchen erkennbar).

4. Schritt

Setzen des Kirschner-Drahts für die kanülierte Schraube (in diesem Fall unter Verwendung eines Zielbügels, ➤ Abb. 2.23). Im Anschluss wird ein weiterer Draht von proximal zur zusätzlichen Stabilisierung des Metatarsale-Köpfchens eingebracht. Über diesen kann im Bedarfsfall eine weitere Schraube eingebracht werden. Ein 4. Kirschner-Draht wird distal ins Metatarsale-Köpfchen eingebracht. Dieser wird parallel zur Metatarsale-Gelenkfläche gesetzt und kann somit sowohl zur Kontrolle der Ausrichtung des Metatarsale-Köpfchens als auch als „Joystick“ für die kontrollierte Verschiebung des Metatarsale-Köpfchens verwendet werden.

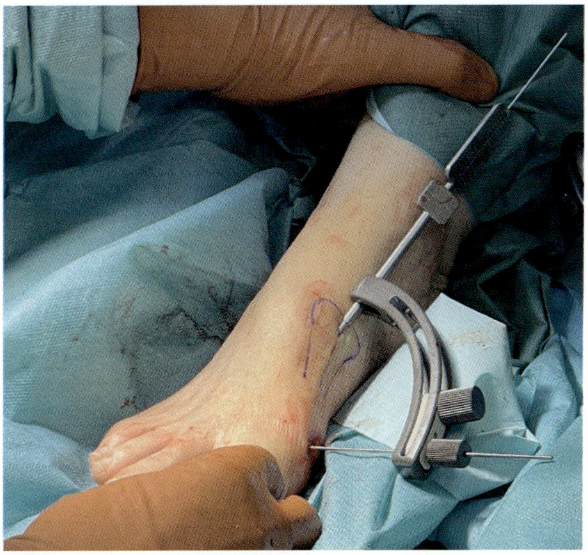

Abb. 2.23 Kirschner-Draht für Schraube7 [P1508]

5. Schritt

Röntgen zur Lagekontrolle aller 4 Kirschner-Drähte (➤ Abb. 2.24). Die 2 von proximal eingebrachten Kirschner-Drähte dienen zur Stabilisierung des Metatarsale-Köpfchens nach der Korrektur und zumindest einer davon als Führungsdraht für die kanülierte Schraube. Der proximale der 2 distalen Drähte markiert die Begrenzung der Osteotomie und gibt die Osteotomierichtung vor. Der distalste Draht ist parallel zur Gelenkfläche des Metatarsale-Köpfchens positioniert, sodass dadurch die Ausrichtung des Metatarsale-Köpfchens kontrolliert werden kann.

Im Anschluss daran wird das laterale Release über eine dorsolaterale Inzision durchgeführt. Dabei wird die Gelenkkapsel des Großzehengrundgelenks T-förmig inzidiert und der laterale Anteil der Sehne des M. adductor hallucis vom lateralen Sesambeinchen abgelöst.

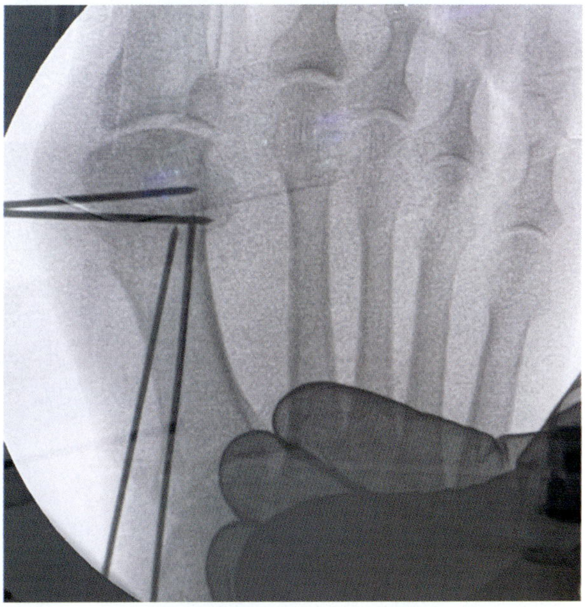

Abb. 2.24 Röntgenkontrolle mit allen 4 vorgelegten Kirschner-Drähten [P1508]

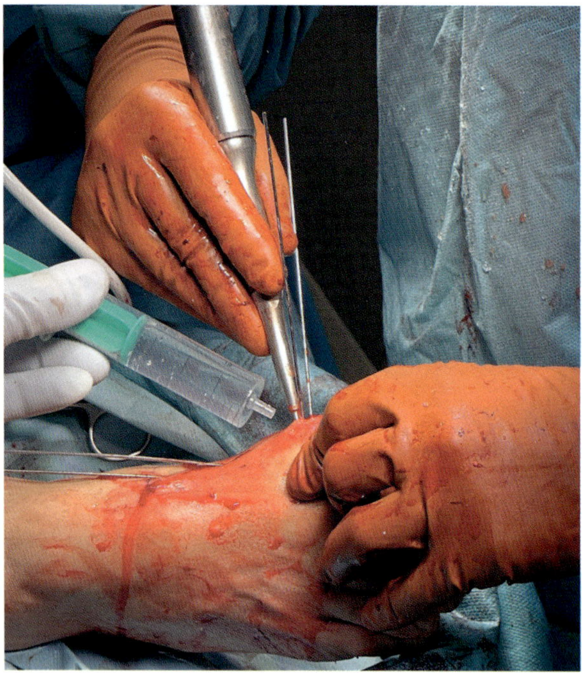

Abb. 2.25 v-förmige Osteotomie [P1508]

6. Schritt

Mit angulierender Bewegung der Fräse wird in einem Winkel von etwa 90° die v-förmige Osteotomie durchgeführt (➤ Abb. 2.25). Der plantare Schenkel wird dabei tendenziell parallel zur Bodenfläche gesetzt.

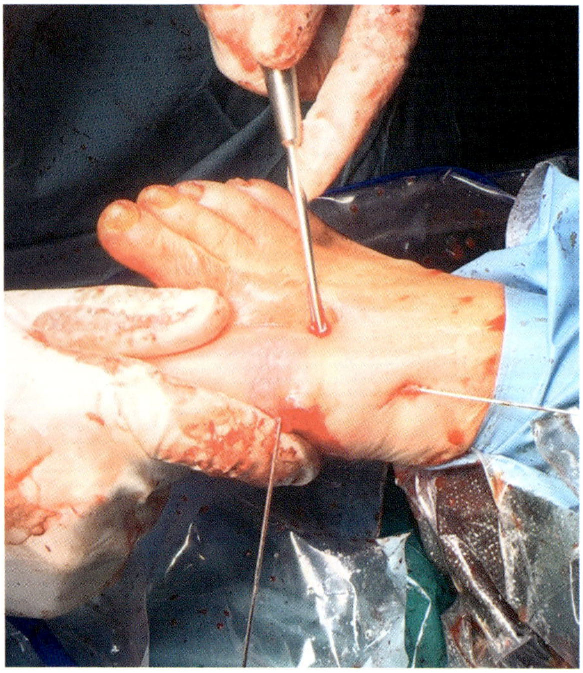

Abb. 2.26 Verschiebung Metatarsale [P1508]

7. Schritt

Verschieben des Metatarsale-Köpfchens (➤ Abb. 2.26) mit einem von lateral am Metatarsale-Schaft eingebrachten Hebel als Gegenhalt. Nach Erreichen des Korrekturziels erfolgt das Vorschieben der Kirschner-Drähte von proximal. Mittels Röntgen wird nun kontrolliert, ob der Kirschner-Draht für die Schraube in zwei Ebenen (dp und seitlich) optimal positioniert ist. Ist dies der Fall, erfolgt die Längenbestimmung.

8. Schritt

Mit der Schablone wird die Schraubenlänge bestimmt (➤ Abb. 2.27).

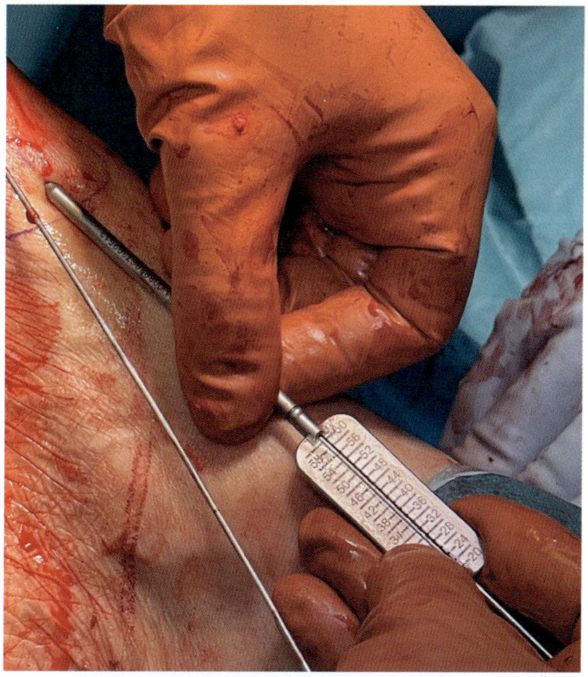

Abb. 2.27 Bestimmung der Schraubenlänge [P1508]

9. Schritt

Nach Vorbohren der medialen Kortikalis mit dem kanülierten Bohrer wird die Schraube von Hand eingebracht (➤ Abb. 2.28). Die Markierung des Schraubendrehers (meistens strichförmig) wird zum kurzen Ende des abgeschrägten Schraubenkopfes ausgerichtet, um nach Eintritt des Schraubenkopfes unter das Hautniveau eine Orientierung von „außen" zu haben.

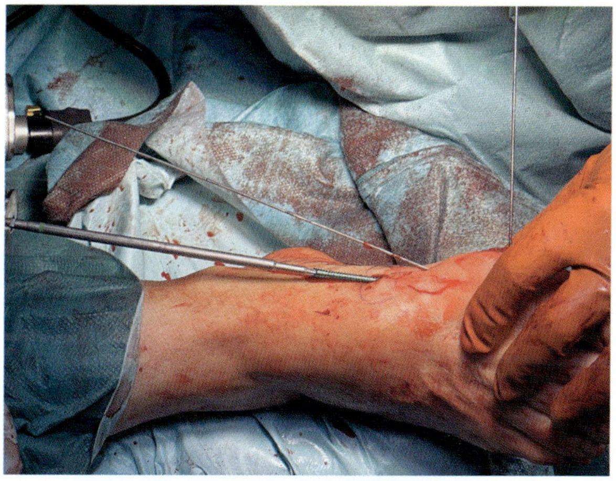

Abb. 2.28 Eindrehen der kanülierten Schraube [P1508]

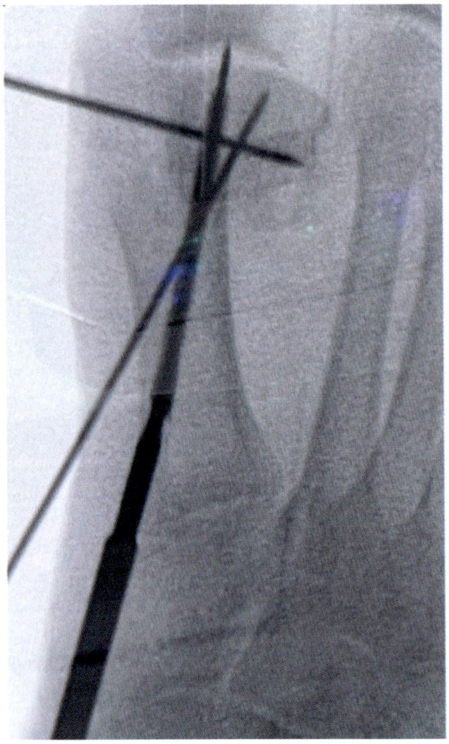

Abb. 2.29 Kontrolle Schraubenposition [P1508]

10. Schritt

Mittels Bildwandler wird nochmals der Schraubensitz kontrolliert (➤ Abb. 2.29). Dabei wird auch die Position des abgeschrägten Schraubenkopfes begutachtet, um einen Überstand am Kortikalisniveau möglichst verhindern zu können.

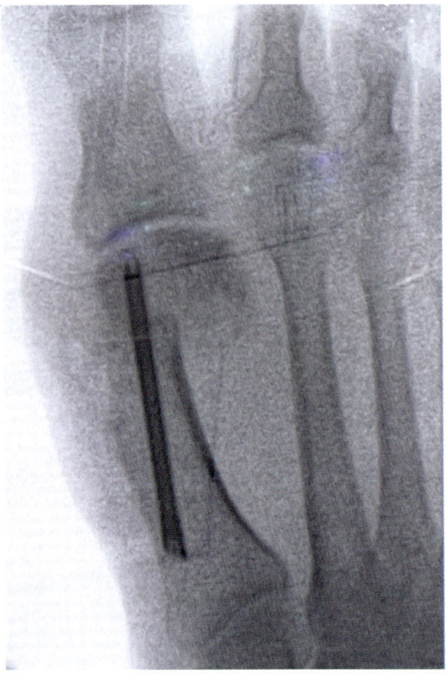

Abb. 2.30 Abschlusskontrolle [P1508]

11. Schritt

Nach Abtragung der restlichen Pseudoexostose am Metatarsale-Schaft mit dem Luer und der Fräse wird das Ergebnis nach Entfernen aller Kirschner-Drähte mittels Bildwandler unter Bewegung der Großzehe geprüft (➤ Abb. 2.30).

12. Schritt

Nach dem Wundverschluss wird ein steriler Steri-Strip®-Verband direkt auf die Haut geklebt, der die Großzehe bis zur Nahtentfernung in dieser Position stabilisiert (➤ Abb. 2.31). Darüber wird ein steriler Wundverband angelegt.

Tipps und Tricks

Viel Spülen, um eine Überhitzung der Haut zu vermeiden. Daher auch keine Blutleere.

Setzen des Schraubendrahts vor der Osteotomie.

Setzen eines Drahts parallel zur Gelenkfläche als „Joystick".

Setzen eine zusätzlichen Kirschner-Drahts von proximal, um eine zusätzliche temporäre Fixierung zusätzlich zum Schraubendraht durchführen zu können (➤ Abb. 2.23).

Nach der Osteotomie eventuell nochmalige Weichteilmobilisierung lateral, falls die Korrektur noch nicht ausreichend gelingt.

Fräse mit steriler Flüssigkeit kühlen. Arbeiten ohne Blutleere. Das über die Stichinzision austretende Blut hat eine kühlende Wirkung und der Fräsabrieb wird dadurch ausgespült. Bei thermischen Hautschädigungen die Hautnekrose exzidieren und die Wunde primär verschließen.

Intraoperativer Verband

Nach Setzen der Hautnähte wird der Fuß nochmals gereinigt und ein steriler Steri-Strip®-Verband in Korrekturstellung der Großzehe angelegt, um die Weichteilspannung konstant aufrechterhalten zu können. Dieser wird erst bei der Nahtentfernung entfernt.

2.4.2 Nachbehandlung

Eine sofortige **Belastung** im Verbandschuh mit steifer Sohle ist erlaubt (Hallux-valgus-Schuh).

Erster **Verbandswechsel** am Folgetag. Danach kann der Verband durch den Patienten selbst gewechselt werden. Der intraoperative Sutur-Strip-Verband (➤ Abb. 2.31) wird bis zur Nahtentfernung belassen. Ab der Nahtentfernung für 2 Wochen Tapeverband der Großzehe.

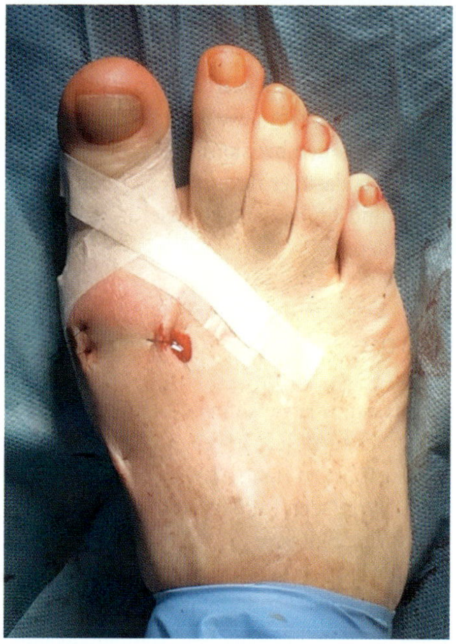

Abb. 2.31 Abschlusssitus mit geklebtem Steri-Strip®-Verband [P1508]

Postoperativ erfolgen **Röntgenkontrollen** im Stehen 2 Wochen sowie 6 und 12 Wochen postoperativ.

2.4.3 Komplikationen

Schwellneigung des Fußes

Die erhöhte Schwellneigung des Fußes ist eine regelmäßige Begleiterscheinung nach Fußoperationen. Im Vergleich zur offenen Chevron-Osteotomie sind Ausmaß und Dauer der Schwellung bei der minimalinvasiven Technik als geringer anzusehen. Trotz der Schwellung ist eine Belastung des Fußes ab dem 1. Tag erlaubt. Lymphdrainagen und Kälteanwendungen können die Schwellneigung etwas reduzieren. Im Rahmen des Aufklärungsgesprächs sollte der Patient über postoperative Schwellungszustände informiert werden.

Protrahierte Wundsekretion

Da nur über Stichinzisionen gearbeitet wird und trotz Spülung der Fräsabrieb teilweise im Gewebe verbleibt, ist eine postoperative Sekretion aus den Inzisionsstellen nicht ungewöhnlich. Der Patient sollte darüber informiert werden. Außerdem ist aus diesem Grund ein Verbandswechsel am 1. postoperativen Tag zu empfehlen.

Hitzenekrose

Durch die rotierende Fräse kann es zu Hitzeentwicklung und thermischen Schäden der Gewebe inklusive des Knochens kommen. Dies führt zu Hautnekrosen oder verzögerter Knochenheilung. Vermieden werden kann dies durch:

- Operation ohne Blutleere
- Spülen der Fräse beim Fräsvorgang
- Fräsen mit niedriger Umdrehungszahl (< 6.000 U/min)
- Resektion thermisch geschädigter Hautanteile am Operationsende

MERKE
Eine zu hohe Drehzahl der Fräse kann zu thermischen Nekrosen von Haut und Knochen führen.

Verkürzung von Metatarsale-I

Bei zu stark angulierter Osteotomierichtung kann es zu einer ungewollt starken Verkürzung des Metatarsale-I kommen. Dies führt auf Dauer häufig zu einer zu starken Belastung der Metatarsale-Region II–IV mit entsprechender Transfermetatarsalgie.

Verhindert werden kann dies durch die genaue Ausrichtung der Osteotomie mittels Kirschner-Draht und Röntgenkontrolle. Hilft eine Einlegesohle nicht aus, muss an eine DMMO der Metatarsalia II–IV gedacht werden.

Pseudarthrose

Pseudarthrosen nach einer MIS Chevron-Osteotomie sind selten. In der Literatur gibt es keine validierten Angaben zur Häufigkeit. Bei der MIS-Technik ist regelmäßig eine protrahierte Zeitspanne, bis eine knöcherne Konsolidierung eintritt, feststellbar. Eine operative Revision wird bei Auftreten von Schmerzen in Erwägung gezogen.

Verkippen des Metatarsale-Köpfchens beziehungsweise Schraubenausbruch

Bei schlechter Knochenqualität kann es zum Abkippen des Metatarsale-Köpfchens (meistens nach lateral) kommen (➤ Abb. 2.32).

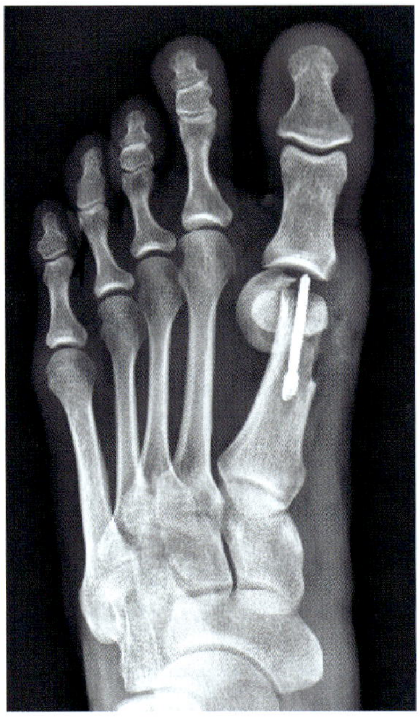

Abb. 2.32 Verkipptes Metatarsale-Köpfchen [P1508]

Bei zu starker Belastung des frisch operierten Fußes oder durch einen zu starken Weichteilzug von lateral (aufgrund der vorbestehenden Hallux-valgus-Deformität) besteht auch nach der Korrektur inklusive eines lateralen Release ein erhöhter lateraler Spannungszustand. Dadurch kann das Metatarsale-Köpfchen valgisch verkippen und/oder die Schraube aus dem Knochen ausbrechen.

Das Risiko für diese Komplikation kann durch eine optimale Schraubenposition in beiden Ebenen (zentral im Metatarsale-Köpfchen möglichst subchondral) unter Bildwandlerkontrolle und die konsequente postoperative Verwendung des Hallux-Schuhs sowie die optimierte Verbandsanlage (Suture-Strip-Anlage für 2 Wochen, dann Tapeanlage für 2 weitere Wochen) reduziert werden. Es empfiehlt sich, bei der Nahtentfernung ein Kontrollröntgen anzufertigen, um diese Komplikation möglichst bald zu diagnostizieren und möglichst zeitnah eine operative Revision durchführen zu können.

Kommt es zum Schraubenausbruch, ist bei der Revisions-Operation oft keine stabile Schraubenpositionierung möglich. In diesen Fällen empfiehlt es sich, eine Kirschner-Drahtfixierung mit 2 oder 3 dünnen K-Drähten (1,2 mm) durchzuführen.

Elevationsstellung des Metatarsale-Köpfchens

Bei schlechter Knochenqualität oder nach dorsal ansteigender Osteotomierichtung bzw. bei zu früher Belastung ohne Schuh kann es zum Abkippen des Metatarsale-Köpfchens nach dorsal kommen (Elevations- oder Extensionsfehlstellung). Dies führt mittelfristig zu einer Minderbelastung des ersten Strahls und häufig zu einer Transfermetatarsalgie der Metatarsale-Strahlen II–IV. Bei der Operation sollte daher genau auf die Osteotomierichtung geachtet werden. Es empfiehlt sich auch, die Stabilität der Osteotomie nach der Fixierung mit der Schraube unter Bildwandlerkontrolle zu prüfen. Bei der Nahtentfernung sollte ein Röntgenbild angefertigt werden, um diese Komplikation frühzeitig erfassen und eine zeitnahe Revision durchführen zu können.

Schraubenkopfimpingement

In etwa 5 % der Fälle kann es im Rahmen der knöchernen Konsolidierung zu einer leichten Knochensinterung des Metatarsale-I kommen. Dies kann dazu führen, dass die ursprünglich plan an der Knochenoberfläche angelegte Schraube etwas übersteht und eine lokale Schmerzproblematik im Sinne eines Schraubenkopfimpingments auslöst. In diesen Fällen ist nach erfolgter knöcherner Ausheilung das Entfernen der Schraube notwendig.

LITERATUR

Austin DW, Leventen EO. A new osteotomy for hallux valgus: a horizontally directed "V" displacement osteotomy of the metatarsal head for hallux valgus and primus varus. Clin Orthop Relat Res 1981(157):25–30.

Bia A, et al. Percutaneous osteotomies in hallux valgus: a systematic review. J Foot Ankle Surg 2018; 57(1): 123–30.

Brogan K, et al. Minimally invasive and open distal chevron osteotomy for mild to moderate hallux valgus. Foot Ankle Int 2016; 37(11): 1197–204.

Brogan K, et al. Third-generation minimally invasive correction of hallux valgus: technique and early outcomes. Int Orthop 2014; 38(10): 2115–21.

Crespo Romero E, et al. Percutaneous forefoot surgery for treatment of hallux valgus deformity: an intermediate prospective study. Musculoskelet Surg 2017; 101(2): 167–72.

Faour-Martin O, et al. Long-term results of the retrocapital metatarsal percutaneous osteotomy for hallux valgus. Int Orthop 2013; 37(9): 1799–803.

Giannini S, et al. A minimally invasive technique for surgical treatment of hallux valgus: simple, effective, rapid, inexpensive (SERI). Int Orthop 2013; 37(9): 1805–13.

Jowett CRJ, Bedi HS. Preliminary results and learning curve of the minimally invasive chevron Akin operation for hallux valgus. J Foot Ankle Surg 2017; 56(3): 445–52.

Kaufmann G, et al. Minimally invasive versus open chevron osteotomy for hallux valgus correction: a randomized controlled trial. Int Orthop 2019; 43(2): 343–350.

Kaufmann G, et al. Five-year follow-up of minimally invasive distal metatarsal Chevron osteotomy in comparison with the open technique: a randomized controlled trial. J Bone Joint Surg Am 2020; 102(10): 873–879.

Kaufmann G, et al. Loss of correction after Chevron osteotomy for hallux valgus as a function of preoperative deformity. Foot Ankle Int 2019; 40(3): 287–296.

Lee M, et al. Hallux valgus correction comparing percutaneous Chevron/Akin (PECA) and open scarf/Akin osteotomies. Foot Ankle Int 2017; 38(8): 838–46.

Lewis TL, Ray R, Gordon DJ. Time to maximum clinical improvement following minimally invasive Chevron and Akin osteotomies (MICA) in hallux valgus surgery. Foot Ankle Surg 2022; 28(7): 928–934.

Ma Q, Liang X, Lu J. Chevron osteotomy versus scarf osteotomy for hallux valgus correction: A meta-analysis. Foot Ankle Surg 2019; 25(6): 755–760.

Maffulli N, et al. Hallux valgus: effectiveness and safety of minimally invasive surgery. A systematic review. Br Med Bull 2011; 97: 149–67.

Malagelada F, et al. Minimally invasive surgery for hallux valgus: a systematic review of current surgical techniques. Int Orthop 2019; 43(3): 625–637.

Oh IS, et al. Clinical and radiological results after modified distal metatarsal osteotomy for hallux valgus. Foot Ankle Int 2008; 29(5): 473–477.

Park CH, et al.. A comparison of proximal and distal chevron osteotomy for the correction of moderate hallux valgus deformity. Bone Joint J 2013; 95-B(5):649–656.

Pentikainen I, et al. Role of fixation and postoperative regimens in the long-term outcomes of distal Chevron osteotomy: A randomized controlled two-by-two factorial trial of 100 patients. J Foot Ankle Surg 2015; 54(3): 356–360.

Redfern D, Perera AM. Minimally invasive osteotomies. Foot Ankle Clin 2014; 19(2): 181–9.

Sun WD, et al. Long term efficacy of minimal incision osteotomy for hallux abductor valgus. Orthop Surg 2010; 2(3): 223–228.

Trnka HJ, Krenn S, Schuh R. Minimally invasive hallux valgus surgery: a critical review of the evidence. Int Orthop 2013; 37(9): 1731–5.

2.5 Minimalinvasive Chevron-/ Akin-Osteotomie (MICA)

Sebastian Altenberger

Kernaussagen

- MICA ist die perkutane Modifikation der etablierten konventionellen Chevron- und Akin-Osteotomie.
- Primär extraartikuläre und rein knöcherne Korrektur, um eine möglichst gute Funktion zu gewährleisten.
- Korrektur auch ausgeprägter Fehlstellungen möglich.
- Adressierung einer Rotationsfehlstellung möglich.
- Sofortige Belastung und Beübung des Großzehengrundgelenks möglich.
- Redressierende Verbände sind nicht zwingend erforderlich.

2.5.1 Operatives Vorgehen

Patientenaufklärung

Die Konversion zu einem offenen Vorgehen sollte besprochen werden.

Wie bei jedem minimalinvasiven Eingriff kann auch bei der MICA in den ersten 3–6 Monaten eine vermehrte Schwellneigung auftreten.

Durch die Hitzeentwicklung beim Fräsen kann es zu Verbrennungen kommen.

Aufgrund der eingeschränkten Visualisierung ist das Risiko einer Fehlplatzierung des Osteosynthesematerials erhöht.

Radiologisch ist eine ausreichende Konsolidierung oft erst nach 3–6 Monaten zu erkennen.

Sechs Wochen postoperativ ist die schmerzfreie Belastbarkeit des Fußes für eine mögliche Vollbelastung im Konfektionsschuh ausschlaggebend.

Anästhesie und Lagerung

Insbesondere wenn keine Blutsperre angelegt wird, kann der Eingriff auch in einem peripheren Leitungsblock erfolgen. Prinzipiell sind aber alle Formen der Anästhesie möglich.

Der Bildwandler steht am Fußende des Patienten. Er wird so eingestellt, dass ohne Manipulation am Fuß ein dorso-plantares Bild möglich ist. Dies vereinfacht den weiteren Ablauf der Operation. Aus Gründen des Strahlenschutzes befindet sich die Strahlenquelle plantar (> Abb. 2.33).

Instrumentarium und Operationsvorbereitung

Die **Planung des Eingriffs** erfolgt anhand belasteter Röntgenbilder des Fußes in 3 Ebenen. Der Patient befindet sich während der Operation in Rückenlage. Besteht die Sorge, auf ein offenes Vorgehen umschwenken zu müssen, oder wird bei intraartikulären Pathologien eine Arthroskopie ergänzt, sollte eine Manschette zur Blutsperre angelegt werden.

Beim späteren Fräsen erfolgt über einer Knopfkanüle eine stete **Kühlung mit physiologischer Kochsalzlösung,** um einer Hitzeentwicklung vorzubeugen. Dazu sollte ausreichend Spülflüssigkeit vorhanden sein. Um Hitzeschäden vorzubeugen, sollte die Konsole mit niedriger Drehzahl (5.000–7.000 U/min) und entsprechendem Drehmoment ausgestattet sein.

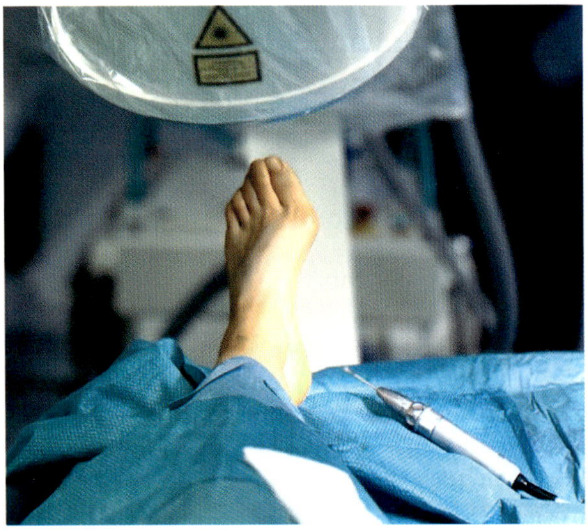

Abb. 2.33 Einstellung des Bildwandlers, sodass der liegende Fuß orthograd im Strahlengang liegt. [P1531]

Für die Stichinzisionen verwenden wir ein Skalpell mit Beaver® Blade. Als weitere **Instrumente** werden ein Klemmchen, eine Pinzette, ein Nadelhalter sowie eine Bohrmaschine mit Bohrfutter und Aufsatz für Kirschner-Drähte der Größe 1,0–1,2 mm (je nach verwendeten Schrauben möglicherweise unterschiedlich) benötigt.

Wir nutzen derzeit die **Fräsen** der Firma Konmet Medical. Diese können über unterschiedliche Vertriebspartner bezogen werden. Wir verwenden:

- für das Resezieren der Pseudoexostose Wedge-Größe 3 (2,9 × 13 mm),
- für die Chevron-Osteotomie und das spätere Resezieren des knöchernen Überstands des Metatarsale-I einen Shannon Recta larga (2,2 × 20 mm),
- für die Akin-Osteotomie einen Shannon larga (2,2 × 12 mm).

Für die Schraubenosteosynthese der Chevron-Osteotomie favorisieren wir abgeschrägte **Schrauben** der Dicke 4,0 mm ohne Kopf (z. B. MIS Schraube 4,0 mm, Fa. Marquart-Medizintechnik, Freiburg). Durch den bündigen Abschluss der Schrauben mit der Kortikalis verbleibt kein tastbarer Überstand. Die Akin-Osteotomie wird mit einer 3,0/4,0 mm Doppelgewindeschraube stabilisiert (z. B. Twin Kompressionsschrauben 3,0/4,0 mm, Fa. Marquart-Medizintechnik, Freiburg). Alle Schrauben sollten kanüliert sein, um diese über einen Führungsdraht einbringen und bei Bedarf später auch wieder entfernen zu können.

Operationsschritte

Resezieren der Pseudoexostose

Wir versuchen den Eingriff möglichst rein extraartikulär durchzuführen. So wird die mediale Pseudoexostose nicht standardmäßig, sondern nur bei entsprechender Prominenz, reseziert. Entgegen dem konventionellen Vorgehen erfolgt primär auch kein Release der Sesambeine.

Bei einer medialen ligamentären Insuffizienz frischen wir den Metatarsale-I-Kopf an, um so ein stabiles Vernarben der Kapsel in der Ausheilungsphase zu erreichen. Die Folge kann aber eine gewisse Bewegungseinschränkung sein. Die dafür nötige Hautinzision wird so geplant, dass im Anschluss darüber auch die Chevron-Osteotomie erfolgen kann. Der Eintrittspunkt wird an der dorsalen Kante des M. abductor hallucis positioniert. Hier ist die Gelenkkapsel des Großzehengrundgelenks stets etwas schwächer und kann mit dem Klemmchen mobilisiert werden.

Die Pseudoexostose wird sparsam unter Bildwandlerkontrolle mit Wedge-Größe 3 (2,9 × 13 mm) entfernt. Dabei ist weniger das Röntgenbild als vielmehr der palpatorische Eindruck entscheidend. Auch mögliche dorsale Exostosen können bei Vorliegen eines Impingements adressiert werden.

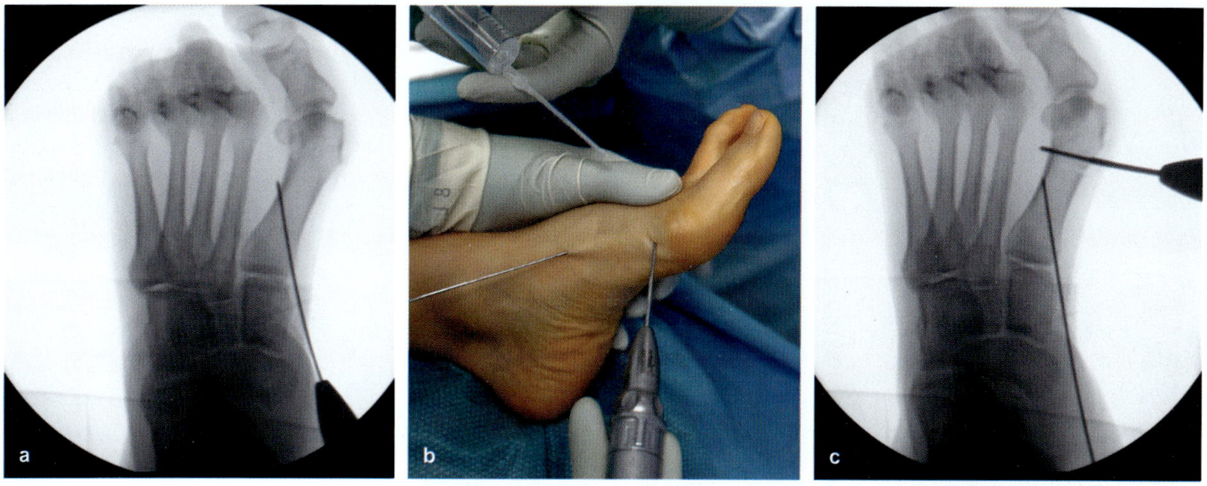

Abb. 2.34 Nach dem bikortikalen Vorlegen des 1,2-mm-Kirschner-Drahts für die spätere Osteosynthese erfolgt die minimalinvasive Chevron-Osteotomie. [P1531]

Minimalinvasive Chevron-Osteotomie

Zuerst legen wir den ersten 1,2 mm Kirschner-Draht für die modifizierte Osteosynthese vor. Der Eintrittspunkt für die Kirschner-Drähte sollte möglichst an der Basis des Metatarsale-I liegen, damit die Schrauben bei der späteren Resektion des knöchernen Überstands nicht stören. In der Regel tendiert man dazu, zu weit plantar einzugehen. Um einen achsgerechten Verlauf des Drahts in der sagittalen Ebene sicherzustellen, sollte man im dorsalen Drittel des Metatarsale-I eingehen und die Lage in 3 Ebenen kontrollieren. Bezüglich des Verlaufs orientiert man sich am besten am Verlauf der dorsalen Kortikalis des Metatarsale-I (➤ Abb. 2.34).

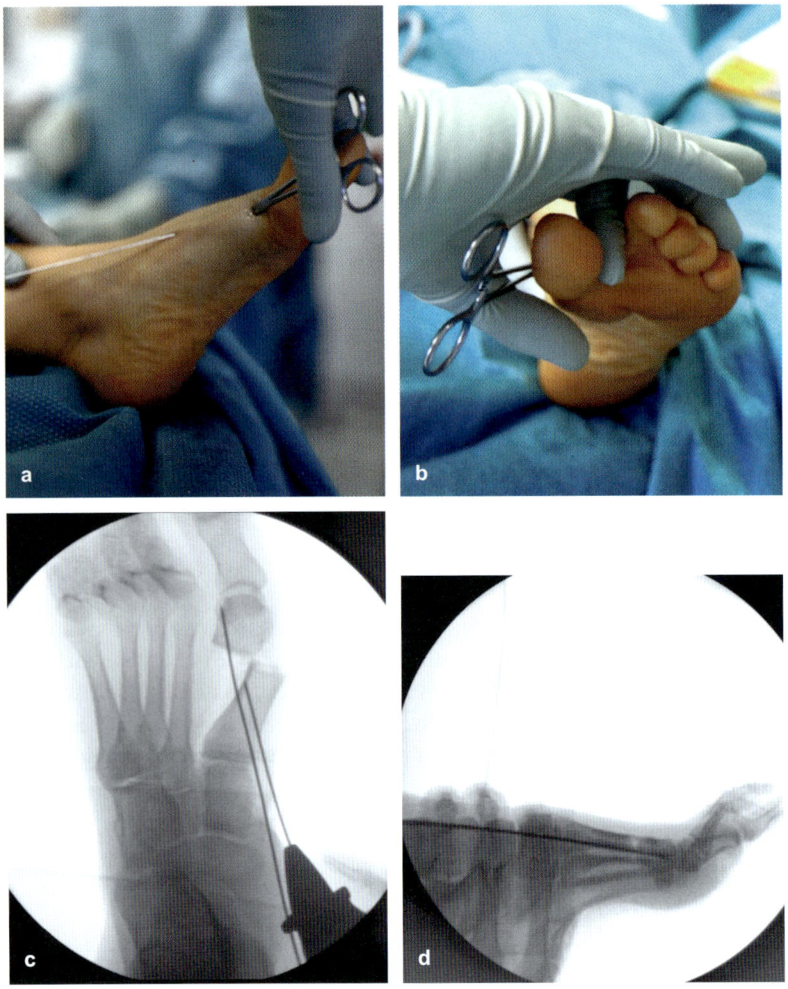

Abb. 2.35 Translation des Metatarsale-I-Kopfs mit gleichzeitiger Korrektur der Rotation und Stabilisierung mit zwei 1,2 mm Kirschner-Drähten. Stabilisierung des Metatarsale-I-Kopfs mit Daumen und Zeigefinger [P1531]

Nun erfolgt die Translation des Metatarsale-I-Kopfs. Diese fällt meist deutlich größer als initial geplant, da das TMT-I in Vorspannung gerät und meist etwas nachgibt. Wir verwenden ein gebogenes Klemmchen oder ein Raspatorium, das durch die Stichinzision intraossär eingeführt wird und als Hypomochlion dient (➤ Abb. 2.35).

Da im Vorfeld kein laterales Release der Sesambeine erfolgte, kann die Großzehe wie ein Joystick verwendet werden. So können alle Ebenen während der Reposition präzise kontrolliert werden.

MERKE

Der Kopf tendiert stets dazu, nach plantar abzukippen. Dies muss durch Gegendruck ausgeglichen werden. Während wir die Zehe bei der Korrektur in der Handfläche halten, nutzen wir dazu den Daumen.

Anschließend wird der vorgelegte Kirschner-Draht vorgeschoben. Durch den intakten Weichteilmantel kann nun die Stellung der Zehe klinisch exakt kontrolliert und bei Bedarf optimiert werden. Dann wird der 2. Draht eingebracht. Mit etwas Übung gelingt dies über dieselbe Stichinzision wie beim 1. Draht. Dieser Draht muss nicht zwingend bikortikal vorgelegt werden (➤ Abb. 2.36). Die Zehe muss nun rein durch die knöcherne Korrektur exakt ausgerichtet sein.

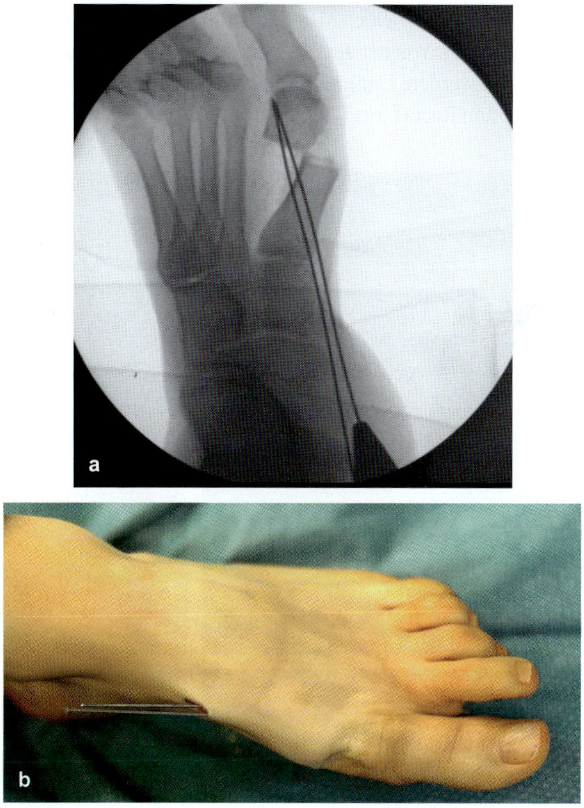

Abb. 2.36 Lage der beiden Kirschner-Drähte [P1531]

Nun können die beiden MIS-Schrauben eingebracht werden (➤ Abb. 2.37). Von der gemessenen Länge sollten etwa 6 mm abgezogen werden. Dann wird der knöcherne Überstand mit der Shannon Recta larga (2,2 × 20 mm) über dieselbe Stichinzision unter Bildwandler reseziert. Durch manuellen Druck kann das Resektat in den Osteotomiespalt impaktiert werden, sodass palpatorisch keine Prominenzen mehr vorhanden sind. Alternativ kann das Resektat auch entfernt werden.

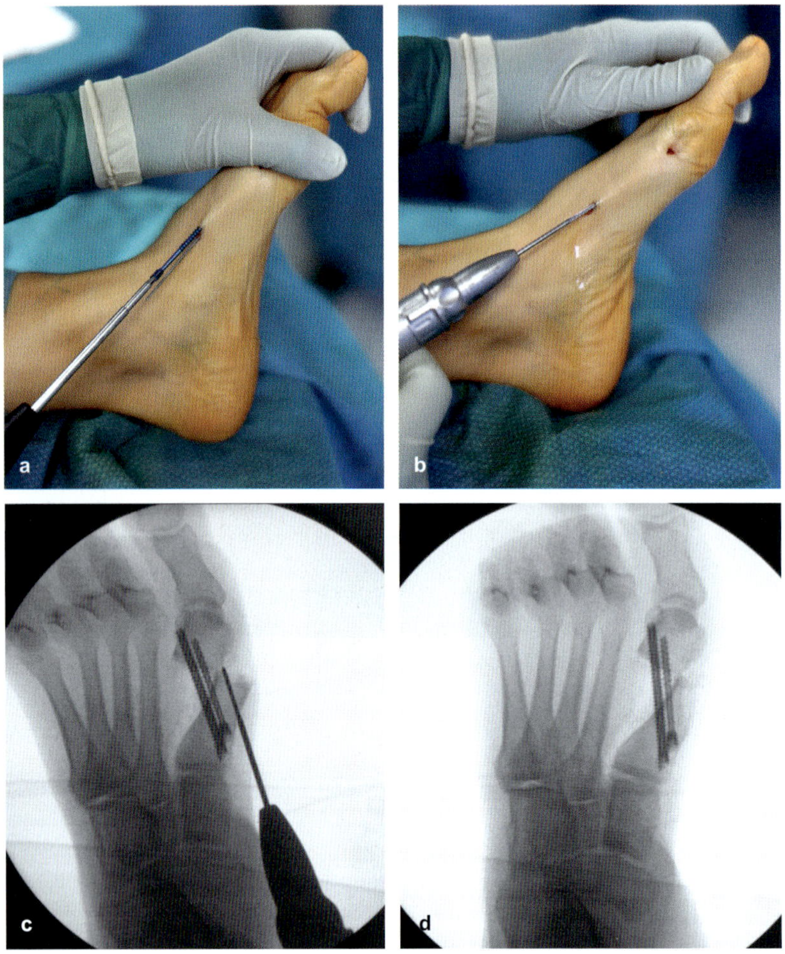

Abb. 2.37 Osteosynthese mit zwei Schrauben der Stärke 4,0 mm bzw. 3,5/4,5 mm und Resektion des knöchernen Überstands [P1531]

Akin-Osteotomie

Im letzten Schritt erfolgt die Akin-Osteotomie über eine weitere Stichinzision (➤ Abb. 2.38). Diese sollte monokortikal und schräg verlaufen. Das vereinfacht die folgende Schraubenosteosynthese deutlich. Um eine sofortige Beübung zu ermöglichen, empfehlen wir eine Osteosynthese. Wir verwenden eine 3,0/4,0 mm Doppelgewindeschraube (Fa. Marquardt, Freiburg). Zuerst wird der 1,0 mm Draht etwa 1 cm in die Basis des Grundglieds vorgeschoben. Dazu verwenden wir die Hautinzision, über welche bereits die Chevronosteotomie erfolgte.

MERKE

Der 1,0 mm Kirschner-Draht kann nun durch die ehemalige Chevron-Inzision eingebracht werden und sollte von der plantaren Basis des Grundgliedes möglichst intramedullär nach dorsolateral verlaufen. So lässt sich eine Fehlpositionierung am einfachsten ausschließen.

Die Lage muss nochmal in 3 Ebenen kontrolliert werden. Dann wird die Schraube eingebracht. Da der Knochen weich ist, muss nicht vorgebohrt werden. Die Schraubenlänge beträgt in der Regel 24–28 mm.

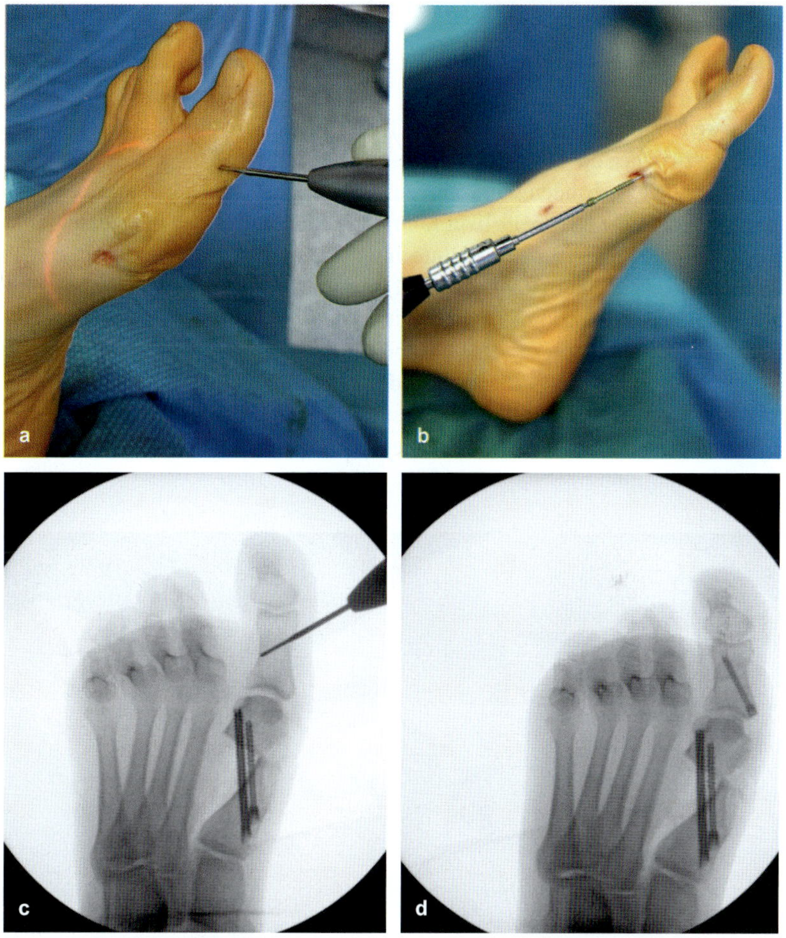

Abb. 2.38 Akin-Osteotomie mit Schraubenostosynthese [P1531]

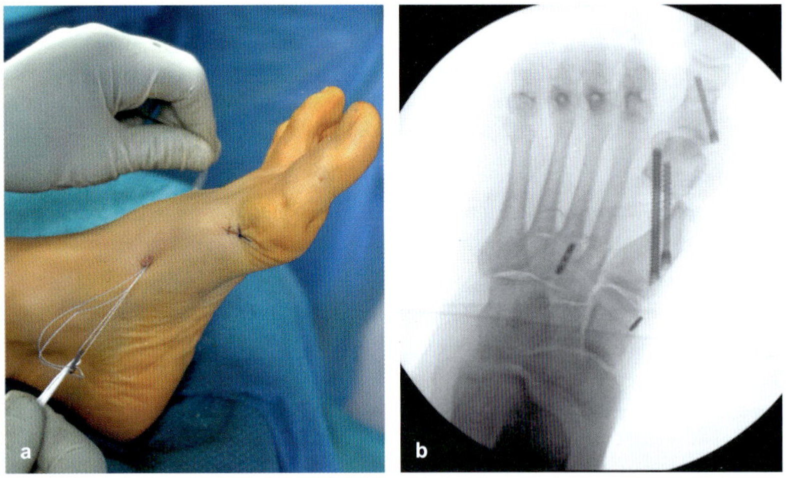

Abb. 2.39 Zusätzliche Tight Rope bei MICA mit PMMO II–IV [P1531]

Sollte weiterhin eine Instabilität des TMT-I-Gelenks oder ein Gapping zwischen der Basis von Metatarsale-II und Os cuneiforme mediale vorhanden sein, kann eine zusätzliche Kompressionsschraube (z. B. MIS Twin Kompressionsschrauben 3,5/4,0 mm, Fa. Marquart-Medizintechnik, Freiburg) eingebracht werden. Alternativ kann ein dynamisches Suture-Button-System, wie ein knotenloser Syndesmosen Tight Rope (Fa. Arthrex), verwendet werden (➤ Abb. 2.39).

In der Regel kommt es aber bereits durch die Korrektur der Rotationsfehlstellung des Metatarsale-I-Kopfs bei der Chevron-Osteotomie zu einer ausreichenden Korrektur der Sesambeinposition.

Nur in Einzelfällen führen wir bei kontrakten Fehlstellungen ein queres perkutanes Release der lateralen Kapsel durch. Gerade bei einem subluxierten Großzehengrundgelenk kann man eine perkutane Raffung der medialen Gelenkkapsel und des Sehnenspiegels des M. abductor hallucis ergänzen (➤ Abb. 2.40). Dabei verwenden wir einen 2-CTX-Vicrylfaden.

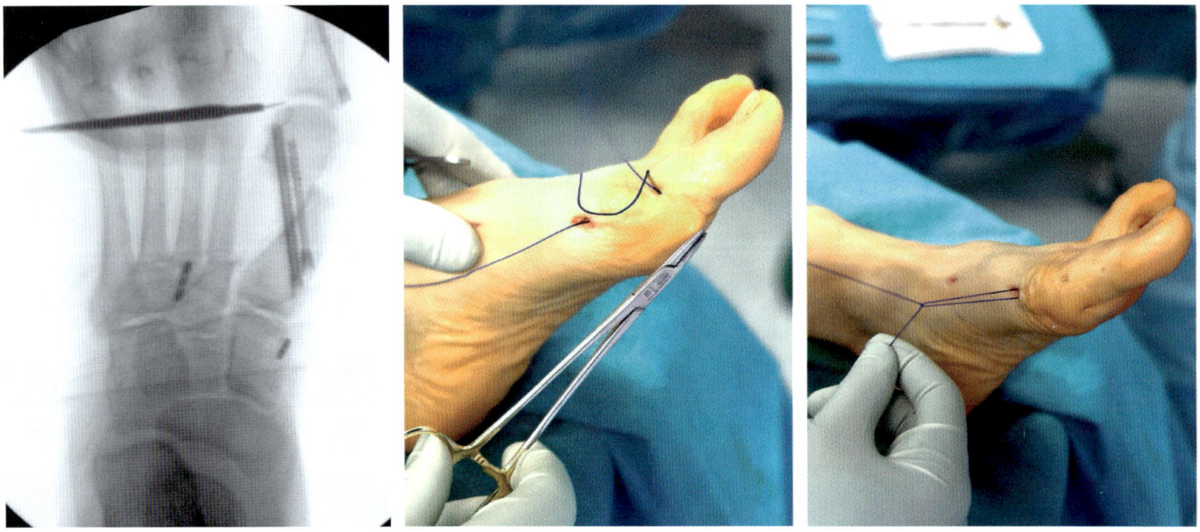

Abb. 2.40 Laterales Release und perkutane Raffung der medialen Gelenkkapsel [P1531]

Nach ausgiebigem Ausspülen des Bohrmehls nähen wir die Stichinzisionen und legen einen lockeren Vorfußverband an. Meist wird die Fehlstellung rein knöchern korrigiert, sodass der postoperative Verband im Gegensatz zu anderen minimalinvasiven Verfahren nur eine untergeordnete Rolle spielt (➤ Abb. 2.41).

Aufgrund der fehlenden Elastizität vermeiden wir Mullbinden und polstern stets mit mehreren Lagen Watte unter der elastischen, 4 cm breiten Binde. Bei starken postoperativen Schmerzen sollten die Patienten bereits präoperativ angeleitet werden, diesen bei Bedarf zu lockern.

MERKE

Ein zu eng angelegter Verband führt im Verlauf zu starken Schmerzen. Er sollte deshalb keinesfalls mit Kompression angelegt werden.

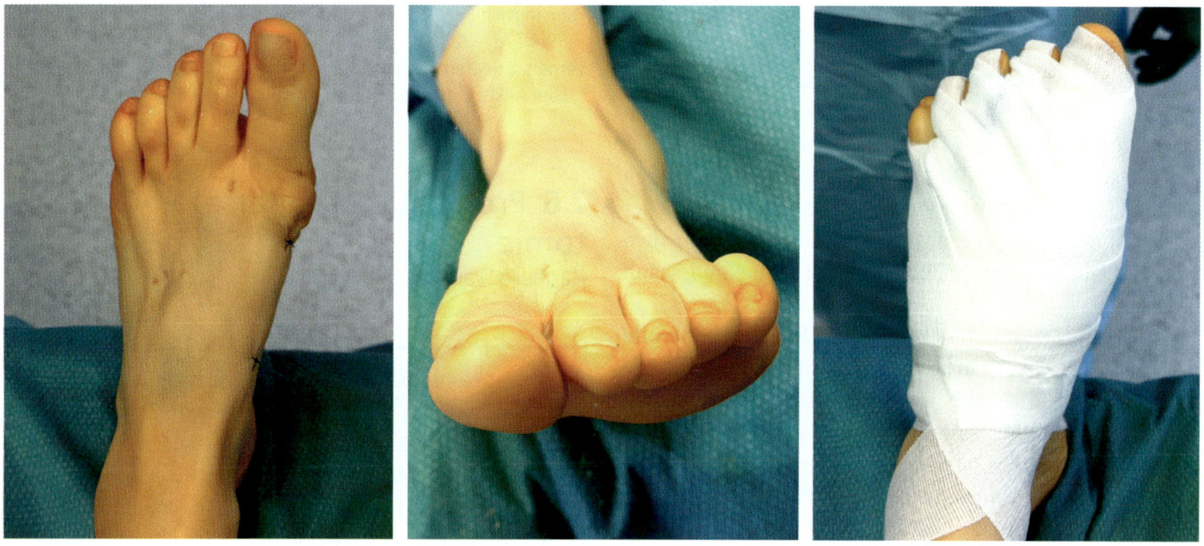

Abb. 2.41 Postoperative Ergebnis mit Korrektur der Rotation und Kramer-Verband [P1531]

2.5.2 Nachbehandlung

Wir empfehlen eine Ruhigstellung im **Verbandschuh** für 6 Wochen mit schmerzadaptierter Vollbelastung ab direkt postoperativ.

Bei zusätzlicher Kompressionsschraube des Lisfranc-Ligaments sollte ein kurzer **Walker** mit initial zweiwöchiger 10-kg-Teilbelastung verwendet werden. In den ersten 2 Wochen empfehlen wir einen Kramer-Verband, welcher aber locker angelegt werden sollte. Ein zu enger Verband wird schnell als sehr schmerzhaft empfunden.

Da der Eingriff meist ambulant erfolgt, führen wir am nächsten Tag einen **Verbandswechsel** durch. Dieser Verband kann für 5 Tage belassen werden. Die Patienten werden bezüglich der Verbandanlage geschult. Die Fäden werden nach 12–14 Tagen entfernt. Eine Thromboseprophylaxe ist ab dem Zeitpunkt der Vollbelastung im Regelfall nicht erforderlich. Nach 6 Wochen kann der Übergang zur Vollbelastung im Konfektionsschuh erfolgen.

Zu diesem Zeitpunkt führen wir die **Röntgenkontrolle** des Fußes in 3 Ebenen belastet durch. Eine Konsolidierung ist dabei in der Regel noch nicht nachweisbar, aber es müssen eine Fehllage, eine Auslockerung des Osteosynthesematerials, ein Repositionsverlust oder eine Nekrose des Metatarsale-I-Kopfs ausgeschlossen werde. Kann der Patient schmerzfrei belasten und bewegen, gehen wir von einer ausreichenden Konsolidierung aus.

MERKE
Es ist wichtig, die Patienten im Vorfeld darauf hinzuweisen, dass insbesondere in den ersten 3–6 Monaten eine vermehrte Schwellung bestehen kann. Eine volle Konsolidierung ist nach etwa 3–6 Monaten radiologisch nachweisbar. Sollte es zur Fehllage des Osteosynthesematerials gekommen sein, kann dieses nach 3–6 Monaten entfernt werden.

Sollte die Osteotomie auch nach einem Jahr nicht durchgebaut sein, sollten primär die Schrauben entfernt werden. Meist sind diese auch nicht gelockert. Oft kommt es dann zur Durchbauung im Verlauf. Bei einer dorsalen oder plantaren Verkippung des Kopfes muss abhängig vom Einzelfall die Stellung erneut korrigiert werden. Dies kann wiederum minimalinvasiv oder offen mittels Plattenosteosynthese erfolgen.

Die **Belastung** erfolgt postoperativ in einem OP-Schuh mit flacher versteifter Sohle ohne Absatz. In diesem postoperativen Verbandschuh ist eine schmerzadaptierte sofortige Vollbelastung des operierten Fußes von Beginn an möglich.

LITERATUR

Altenberger S, et al. [The minimally invasive Chevron and Akin osteotomy (MICA)]. Oper Orthop Traumatol 2018; 30(3): 148–1600.
Dhukaram V, Chapman AP, Upadhyay PK. Minimally invasive forefoot surgery: a cadaveric study. Foot Ankle Int 2012; 33(12): 1139–44.
Kaufmann G, et al. Midterm results following minimally invasive distal Chevron osteotomy: comparison with the minimally invasive Reverdin-Isham osteotomy by means of meta-analysis. In Vivo 2021; 35(4): 2187–2196.
Lewis TL, Ray R, Gordon DJ. Minimally invasive surgery for severe hallux valgus in 106 feet. Foot Ankle Surg 2022; 28(4): 503–509.
Neufeld SK, Dean D, Hussaini S. Outcomes and surgical strategies of minimally invasive Chevron/Akin procedures. Foot Ankle Int 2021; 42(6): 676–688.
Nunes GA, et al. Minimally invasive Chevron Akin: locking the metatarsal-cuneiform joint. Foot Ankle Spec 2024; 17(4): 336–342.
Palmanovich E, et al. MICA: a learning curve. J Foot Ankle Surg 2020; 59(4): 781–783.
Vernois J, Redfern D. Percutaneous surgery for severe hallux valgus. Foot Ankle Clin 2016; 21(3): 479–493.

2.6 Proximale Metatarsale-I-Osteotomie

Hazibulla Waizy

Kernaussagen

- Die proximale Osteotomie eignet sich gut für milde bis schwere Hallux-valgus-Deformitäten und bietet auch ohne höhergradige Abweichung des Intermetatarsale-Winkels (IMA) eine gute Korrekturmöglichkeit.
- Die Fixation der Osteotomie erfolgt über eine Plattenosteosynthese oder eine isolierte Schraubenosteosynthese.
- Die Belastung des operierten Fußes ist direkt postoperativ im Verbandschuh mit schmerzadaptierter Vollbelastung möglich.

2.6.1 Operatives Vorgehen

Operationsprinzip

Die proximale Osteotomie des Metatarsale I kann als Closing-Wedge-Osteotomie, Chevron-, Crecenti-,Opening-Wedge Osteotomie, Ludloff- oder Scarf-Osteotomie erfolgen. Die Chevron-, Ludloff- und Scarf-Osteotomie erfordern dabei die vollständige Durchtrennung des Mittelfußknochens. Dagegen kann das Öffnungs- und Schließkeilverfahren bei der Closing- oder Opening-Wedge-Osteotomie unter Aufrechterhaltung der lateralen bzw. medialen kortikalen Scharniere durchgeführt werden.

Die **Crecenti-Osteotomie** als proximale halbmondförmige Osteotomie zur Korrektur einer Hallux-valgus-Deformität wurde von Roger Mann populär gemacht. Sie ist aber mit dem erhöhten Risiko einer Dorsalflexionsfehlstellung des distalen Anteils der Osteotomie verbunden. Daher sollte die korrekte Osteotomie-Ebene Beachtung finden.

Die **proximale Chevron-Osteotomie,** die erstmals von Sammarco et al. (1993) beschrieben wurde, beruht nicht einfach auf der lateralen Translation des distalen Metatarsale-Fragments, wie beim distalen Chevron-Verfahren, sondern beinhaltet eine laterale Keil-Resektion zur Verkippung. Die große Kontaktfläche bietet den Vorteil der hohen Stabilität, bedarf aber einer Osteosynthese.

Die **Ludloff-Osteotomie** ist eine schräge Osteotomie des ersten Mittelfußknochens, die 1913 von Ludloff beschrieben wurde. Die Osteotomie wird dorsal am ersten Tarsometatarsalgelenk begonnen und erstreckt sich distal plantar. Die Osteosynthese kann mittels Schrauben durchgeführt werden. Bei einer Modifikation kann die Osteotomieebene umgekehrt werden, sodass die Osteotomie von proximal plantar nach distal dorsal durchgeführt wird und damit bei Belastung komprimiert wird.

Die **Scarf-Osteotomie** beinhaltet eine distale, nach dorsal auslaufende Osteotomie, eine lange transversale Osteotomie und eine proximale nach plantar auslaufende Osteotomie. Die Knochenkontaktfläche ist groß und erlaubt auch den Verzicht auf eine Osteosynthese, dennoch ist die Schraubenosteosynthese als stabilitätsfördernd anzusehen. Eine mögliche Komplikation, die insbesondere bei der Scarf-Osteotomie auftritt, ist das „Troughing" (ein Ineinanderstoßen der beiden Fragmente).

MERKE

In der minimalinvasiven Chirurgie finden aktuell die proximale Closing-Wedge-Ostoetomie, die Scarf-Osteotomie und die proximale Chevron-Osteotomie Anwendung.

Eine proximal und lateral durchgeführte **Closing-Wedge-Osteotomie** des ersten Mittelfußknochens bietet den Vorteil der Korrektur mit ausreichendem Knochenkontakt. Auf die Osteotomie-Richtung sollte besonderer Wert gelegt werden. Bei einem deutlichen Rotationsfehler kann zur Verbesserung der Rotation zusätzlich das Scharnier durchtrennt werden. Die Osteosynthese wird mit einer Platte oder als reine Schraubenosteosynthese durchgeführt. Die **Opening-Wedge-Osteotomie** wird als aufklappende Osteotomie mit einem lateralen Scharnier durchgeführt. Auch hier wird eine Osteosynthese empfohlen.

Die Closing-Wedge-Osteotomie beinhaltet das Risiko einer Verkürzung und die Opening-Wedge-Operation das Risiko einer Verlängerung. Theoretisch kann es aufgrund einer Verkürzung zu einer Transfermetatarsalgie kommen. Klinische Studien konnten allerdings zeigen, dass die Closing-Wedge-Osteotomie nicht mit dem vermehrten Auftreten einer Transfermetatarsalgie verbunden war. Die erreichte Korrektur der Hallux-valgus-Pathologie kann hier protektiv wirken. Eine milde Verkürzung wird von einigen Autoren auch als ein wesentlicher Faktor zum Erreichen des Korrekturergebnisses angesehen.

Patientenaufklärung

Die Aufklärung sollte die allgemeinen Risiken jeder Operation, wie Wundheilungsstörungen, Infektionen, persistierende Beschwerden und postoperative Schmerzen, beinhalten. Hinzu kommen die für die Fußchirurgie spezifischeren Komplikationen, wie Rezidivfehlstellungen, postoperative Schwellungen, Pseudarthrose, Malunion, Beweglichkeitseinschränkungen, Implantatbruch/-lockerung und auch die Thrombose. Die Besonderheiten der minimalinvasiven Chirurgie sollten den offenen Techniken gegenübergestellt werden. Spezifische Risiken, wie Hitzeschäden und Weichteilaffektionen durch Fräsabrieb aber auch die fehlende unmittelbare Visualisierung, sollten angesprochen werden.

Anästhesie und Lagerung

Die Operation ist in Allgemeinanästhesie oder Regionalanästhesie möglich und erfolgt in Rückenlage

Instrumentarium und Operationsvorbereitung

Die Instrumentarien zur Durchführung der proximalen Osteotomie sind die bekannten der minimalinvasiven Chirurgie.

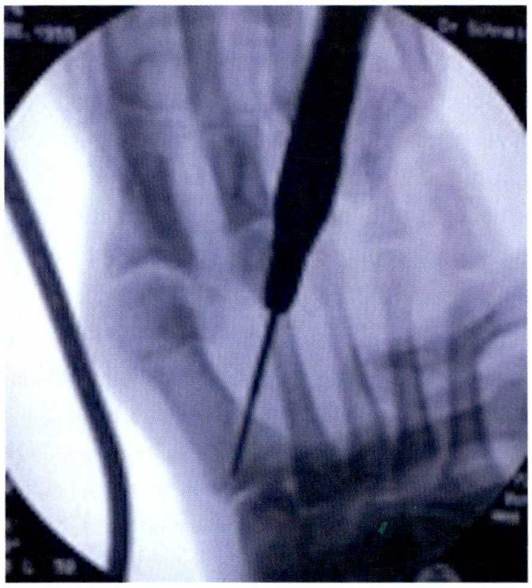

Abb. 2.42 Markierung des TMT-I-Gelenks unter BV-Kontrolle [P1506]

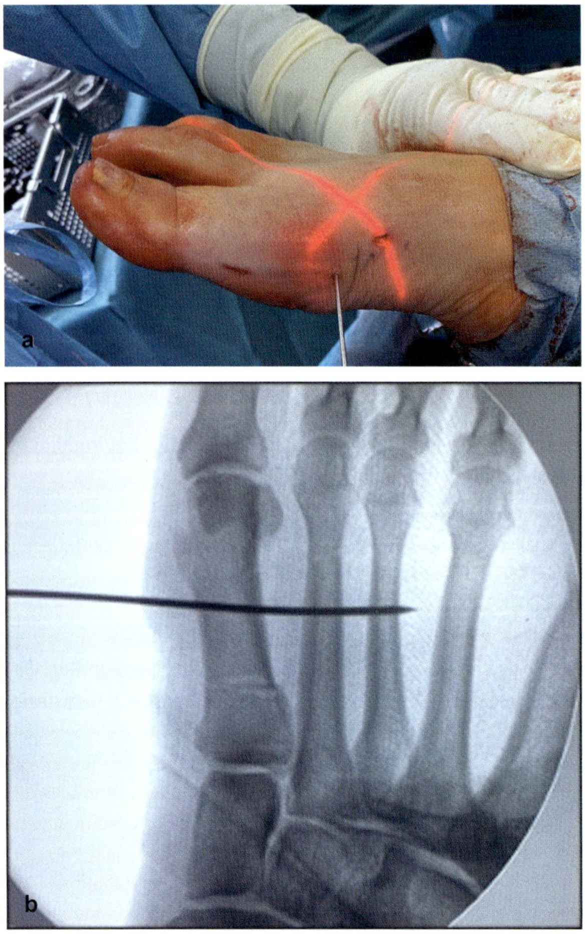

Abb. 2.43 Proximale Osteotomie [P1506]
a) Durchführen der Osteotomie von distal lateral nach proximal medial
b) Eingeführter Kirschner-Draht vom Metatarsale I ins Metatarsale III

Operationsschritte

Proximale Osteotomie

Das TMT-I-Gelenk wird vorzugsweise unter BV-Kontrolle markiert. (➤ Abb. 2.42).

Das Scharnier der Osteotomie sollte medial etwa 1 cm distal des TMT-I-Gelenks liegen, um eine Osteosynthese zu ermöglichen. Es handelt sich um eine lateral schließende Osteotomie mit einem Osteotomieverlauf von distal lateral nach proximal medial (➤ Abb. 2.43a). Somit kann die Osteosynthese von medial durchgeführt werden und senkrecht zur Osteotomie platziert werden. Für die Osteotomie wird die gerade Shannon-Fräse 2 × 20 über eine Stichinzision eingeführt. Die Spitze der Fräse wird dabei an die mediale Kortikalis positioniert und die Position mittels BV kontrolliert. Der Autor bevorzugt den Zugang von dorsomedial, da hierbei der Abstand der Fräse zum medialen Scharnier sicher definiert werden kann. Alternativ ist auch der Zugang von lateral möglich.

Die Motordrehzahl wird auf 6.000 U/min eingestellt und während des Fräsvorgangs sollten leichte rotierende Bewegungen durch Drehung der Hand im Handgelenk durchgeführt werden. Auf eine ausreichende Spülung sollte geachtet werden, um Hitzeschäden zu vermeiden. Die Osteotomie sollte inkomplett mit Schonung des medialen Scharniers durchgeführt werden. Je nach Orientierung kann über die Osteotomie auch eine gewisse Flexion oder Extension erreicht werden. Deshalb sollte die Fräsrichtung engmaschig kontrolliert werden. Das Ausmaß der lateralen Resektion ist in Abhängigkeit vom präoperativen IMA zu wählen. Nach Abschluss der Resektion kann das Zuklappen der Osteotomie durch Adduktionsstress auf den Metatarsale-I-Kopf erreicht werden. In Fällen, bei denen sich noch ein signifikanter Widerstand zeigt, kann mit der Fräse in Richtung des Scharniers gearbeitet werden und eine Schwächung durchgeführt werden. Insbesondere bei jüngeren Patienten zeigt sich häufig eine starke mediale Kortikalis, die entsprechend adressiert werden muss.

Ist die Closing Wedge-Osteotomie komprimiert und die Korrektur zufriedenstellend, wird ein Kirschner-Draht vom Metatarsale I ins Metatarsale II und ggf. III geführt (➤ Abb. 2.43b). Dadurch wird die adduzierende Wirkung gesichert. Die BV-Kontrolle bestätigt die Korrektur

Die Osteosynthese kann mittels einer Schraube von medial distal nach proximal lateral erfolgen (➤ Abb. 2.44). Die postoperative Belastung sollte in diesen Fällen adaptiert stattfinden.

Die winkelstabile Plattenosteosynthese (➤ Abb. 2.45) kombiniert die bekannten Vorteile der Primärstabilität der offenen Vorfußchirurgie mit den Vorteilen der minimalinvasiven Fußchirurgie.

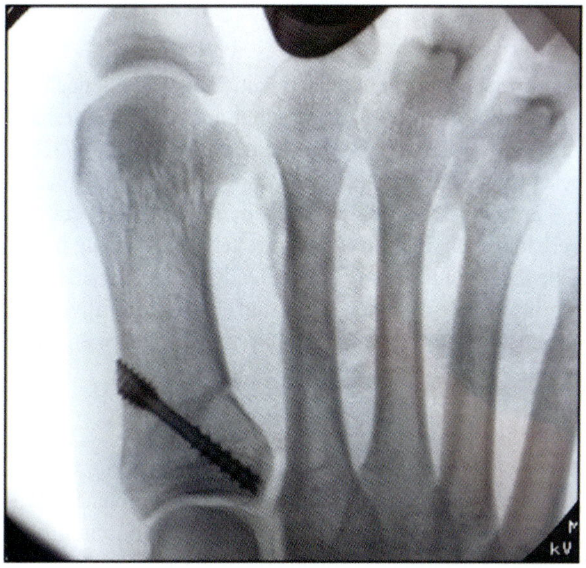

Abb. 2.44 Schraubenosteosynthese [P1530]

Weitere Korrekturoptionen

Im Anschluss an die proximale Korrekturosteotomie können ergänzend eine Resektion der Pseudoexostose, ein laterales Release des MTP-I-Gelenks oder eine Akin-Osteotomie durchgeführt werden.

MERKE

Zum Verschluss der Arbeitsportale kann resorbierbares Nahtmaterial verwendet werden, sodass eine Entfernung des Nahtmaterials entfällt.

Intraoperativer Verband

Grundsätzlich sollte die Korrektur ohne Verband achsgerecht sein. Eine Übermäßige Korrektur durch einen Verband sollte vermieden werden.

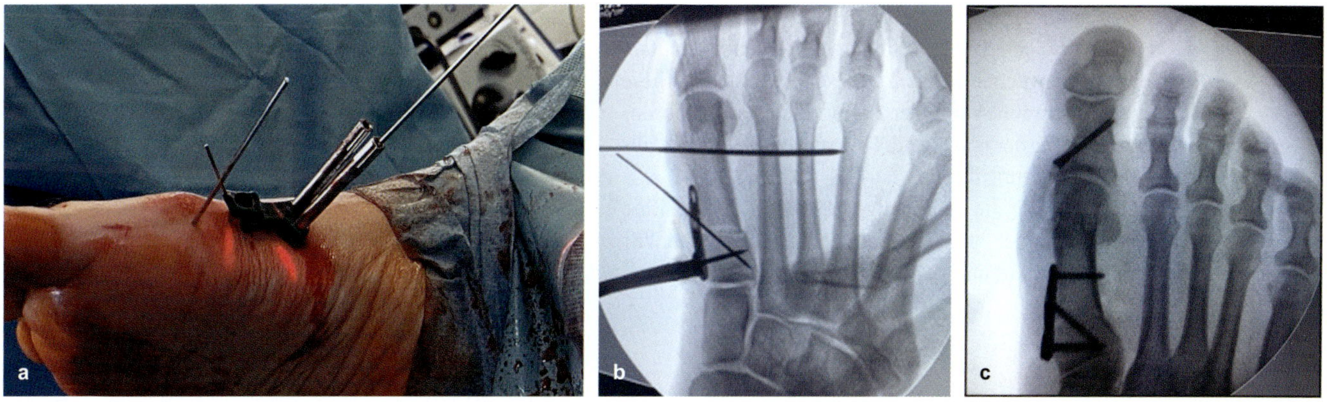

Abb. 2.45 Winkelstabile Plattenosteosynthese [P1506]

2.6.2 Nachbehandlung

Der intraoperative Verband wird am 2. oder 3. Tag nach der Operation gewechselt, dann kann nur noch ein Tape-Verband angelegt werden. In der Regel kann dieser bis zu 6 Wochen belassen werden (➤ Abb. 2.46).

Die Mobilisation ist für 6 Wochen in einem postoperativen Verbandschuh mit schmerzadaptierter Vollbelastung freigegeben. Bei Vollbelastung und fehlenden weiteren patientenspezifischen Risikofaktoren kann auf eine postoperative Antikoagulation und Thromboseprophylaxe verzichtet werden.

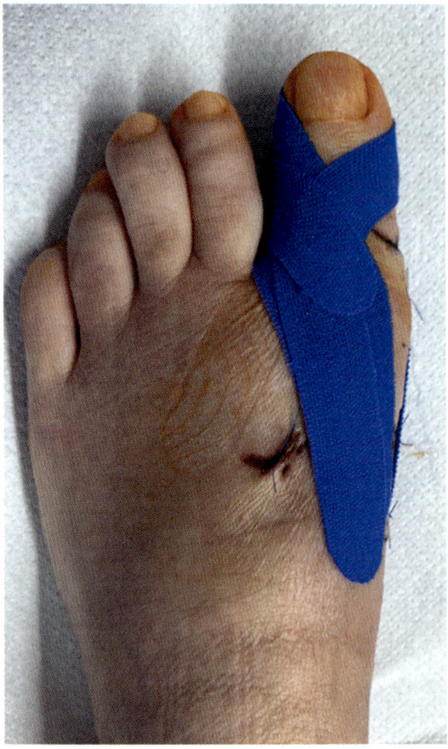

Abb. 2.46 Tape-Verband ab dem 2. oder 3. postoperativen Tag [P1506]

Röntgenkontrolle

Eine Röntgenkontrolle erfolgt intraoperativ und nach 6 Wochen vor der Belastungsaufnahme ohne Verbandschuh. Hier sollte die zunehmende Konsolidierung der Osteotomie sichtbar sein. Die Aufnahmen sollten jeweils standardisiert in 2 Ebenen erfolgen.

2.6.3 Komplikationen

Spezifische Komplikationen der proximalen Osteotomie:

Die Durchtrennung des medialen Scharniers kann zur Instabilität der Osteotomie führen und die Adaptation der Osteotomie erschweren. Mittels K-Drähten kann die Osteotomie vor der Osteosynthese gesichert werden. Die BV-Kontrolle sollte in 2 Ebenen erfolgen. Die Elevation oder vermehrte Plantarflexion sollte vermieden werden. Die Isolierte Osteosynthese mittels einer Schraube kann hier zu Korrekturverlust führen.

Die Verkippung der Fräse in der Frontalebene kann ebenfalls zur Malpositionierung führen.

Beachtung sollte die keilförmige Resektion finden. Eine plane Resektion oder zu starke mediale Resektion, kann zur übermäßigen Verkürzung des Metatarsale-I führen.

KAPITEL

3 Hallux rigidus

3.1 Cheilektomie

Leif Claassen

Kernaussagen

- Die Cheilektomie des Metatarsale-I wird mit einer rotierenden Fräse über eine Stichinzision durchgeführt.
- Bei der Durchführung des Fräsvorgangs sollten die Strecksehnen über einen dorsal gerichteten Zug z. B. über einen Faden weitestmöglich vor der Fräse geschützt werden.
- Mittels Redressionsverbänden kann die Dorsalextension im MTP-I-Gelenk unterstützt werden.
- Der Fuß kann in einem Verbandschuh mit steifer Sohle sofort postoperativ belastet werden.
- Nach Abschluss der Wundheilung und abhängig vom verwendeten Nahtmaterial kann der Verbandschuh mit steifer Sohle weggelassen werden. Die Beweglichkeit des MTP-I-Gelenks sollte intensiv beübt werden.

3.1.1 Einleitung

Die Cheilektomie ist ein operativer Eingriff zur Therapie des milden bis mittelgradigen Hallux rigidus. Darüber sollen insbesondere die dorsalen Exostosen am Metatarsale-I über eine kleine Stichinzision mittels rotierender Fräse abgetragen werden. Selbstverständlich können je nach Indikation auch mediale oder laterale Exostosen oder Exostosen am Grundglied entfernt werden. Ebenso kann auch eine Arthrolyse minimalinvasiv erfolgen. Je nach intraoperativem Befund kann eine Osteotomie des Metatarsale-I oder des Grundgliedes additiv erfolgen. Postoperativ ist eine sofortige Belastung des Fußes in einem Verbandschuh mit steifer Sohle möglich. Die minimalinvasive Cheilektomie ist damit eine Alternative zur offenen Cheilektomie.

Ätiologie und Pathogenese

Eine MTP-I-Arthrose durch verschiedene Ursachen begründet sein:

- Anlagebedingt/Genetische Genese
- Trauma
- Fehlstellung, hier insbesondere der Hallux valgus
- Rheumatische Erkrankungen
- Gichtarthropathie
- Postoperative degenerative Veränderungen/Osteonekrosen

Klinisches Bild

Der Hallux rigidus ist insbesondere durch Schmerzen im Bereich des MTP-I-Gelenks gekennzeichnet. Es können lokale Ruheschmerzen aber insbesondere auch belastungsabhängige Schmerzen und Schmerzen bei Bewegung des MTP-I-Gelenks bestehen. Hinzu kommt eine Bewegungseinschränkung des MTP-I-Gelenks mit konsekutiver Einschränkung der Gesamtmobilität. Für die operative Therapieoption der Cheilektomie sind die sehr oft bestehenden Exostosen, hier wiederum insbesondere dorsal am Metatarsale-I-Köpfchen, relevant. Hier kommt es ebenso zu lokalen Schmerzen und sehr oft auch zu einem Schuhkonflikt.

Diagnostische Vorgehen

Die klinische Untersuchung hat eine sehr hohe Relevanz beim Hallux rigidus. Beurteilt werden das Gangbild und die Stellung des Fußes. Nicht selten sind direkt Exostosen mit eventuellen Rötungen und Hyperkeratosen sichtbar. Die Exostosen können auch zu Verformungen der Schuhe führen. Es zeigt sich oft ein Druckschmerz im Bereich der Exostosen oder im Bereich des MTP-I-Gelenks selber. Zusätzlich ist in der Regel die Beweglichkeit des MTP-I-Gelenks eingeschränkt, dies insbesondere für die Dorsalextension dann auch schmerzhaft.

Eine radiologische Untersuchung zur weiteren Beurteilung ist obligat (➤ Abb. 3.1). Hier sollten belastete Röntgenaufnahmen des betroffenen Fußes in zwei Ebenen erfolgen. Darüber ist das Ausmaß der Arthrose beurteilbar. In ausgesuchten Fällen kann zur weiteren Differenzierung der Beschwerden eine Magnetresonanztomografie erfolgen.

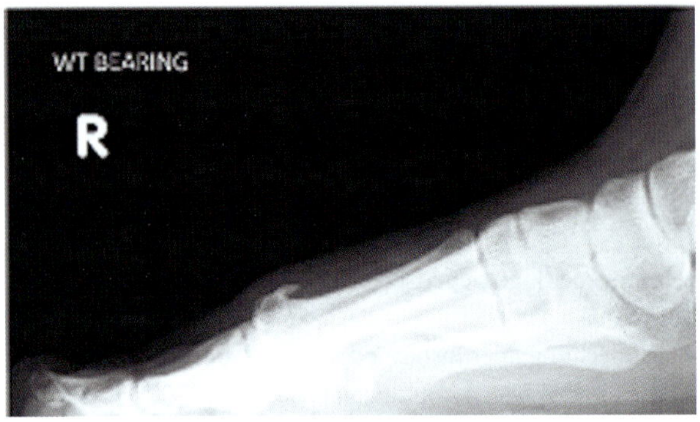

Abb. 3.1 Präoperatives Röntgen. Es zeigt sich bei Hallux rigidus die typische dorsale Exostose am Metatarsale-I-Köpfchen [P1506]

Differenzialdiagnosen

Rheumatische Erkrankungen, Gichtarthropathie, osteochondrale Läsion, Tumor, Sesamoiditis, Ganglion

3.1.2 Operatives Vorgehen

Operationsprinzip

Unter Schutz der Strecksehnen Resektion der Exostosen des MTP-I-Gelenks mittels rotierender Fräse unter intensiver Spülung.

Patientenaufklärung

- Verletzung neurovaskulärer Strukturen
- Verletzung der Strecksehnen
- Fehlstellung der Großzehe
- Persistierende Beschwerden auch in Abhängigkeit des Arthrosegrads
- Allgemeine Operationsrisiken (z. B. Wundinfektion, Thrombose, Embolie)

Anästhesie und Lagerung des Patienten

- Rückenlage.
- Der Fuß sollte über den Operationstisch herüberhängen.
- Operation in Regionalanästhesie (Fußblock), Spinalanästhesie oder Allgemeinanästhesie.
- Auf eine Blutleere sollte verzichtet werden.

Instrumentarium und Operationsvorbereitung

Röntgenbildverstärker. Beaver® Blade. Rotierende Fräse (Shannon Burr 2 mm Durchmesser)

Operationsschritte

Identifikation des MTP-I-Gelenks und der Exostosen. Stichinzision dorsomedial etwas proximal der Exostosen. Weichteilrelease mittels Elevatorium oder Raspatorium (➤ Abb. 3.2). Die Strecksehnen sollten mittels Naht unterfahren werden um dieselben mittels Zug an den beiden Fadenenden dorsalisierend von der Fräse wegzuhalten.

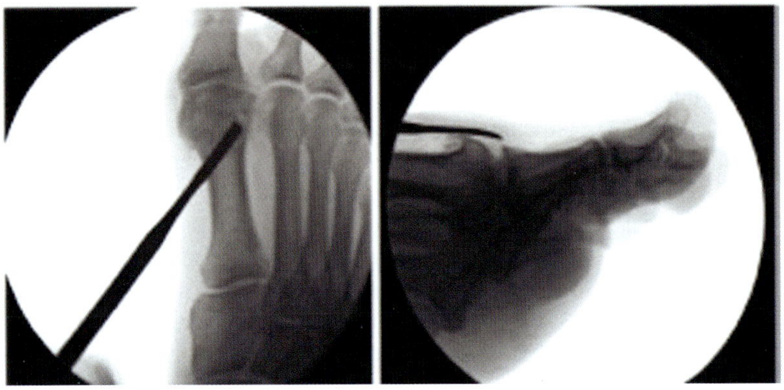

Abb. 3.2 Intraoperative Röntgenkontrolle. Nach Hautstichinzision ist das Raspatorium eingeführt. Mittels Bildwandler kann die korrekte Orientierung verifiziert werden [P1506]

Einführen der Fräse

Unter regelmäßiger Bildwandlerkontrolle und intensiver Spülung Resektion der Exostosen. Dies ist am ehesten entlanggleitend über die Exostose möglich (➤ Abb. 3.3). Drehpunkt der Bewegung ist die Einstichstelle.

MERKE

Das MTP-I wird in Dorsalextension gehalten. Darüber werden die dorsalen Weichteile, insbesondere die Strecksehnen, entspannt. Zusätzlich werden die Strecksehnen mittels Faden nach dorsal gezogen, um das Risiko einer Schädigung der Strecksehnen über die Fräse weiter zu reduzieren.

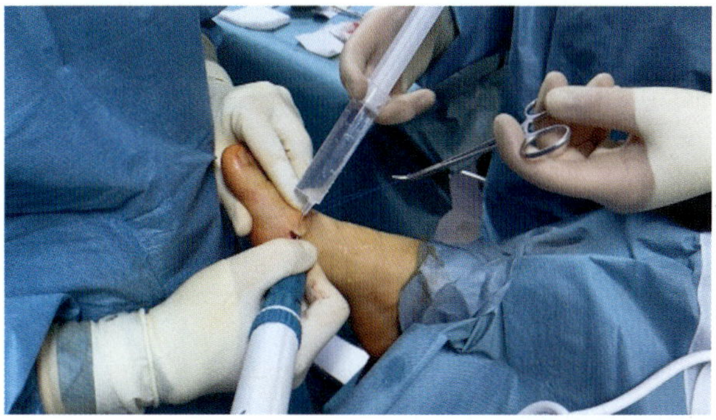

Abb. 3.3 Intraoperativer Situs. Die Hautstichinzision und das Lösen der umliegenden Weichteile mittels Raspatorium ist erfolgt. Die Fräse ist eingebracht und die Exostose wird unter intensiver Spülung reseziert. [P1506]

Nach Resektion der Exostose kann das Knochenmehl über die Hautstichinzision herausgedrückt werden. Additives intensives Spülen hilft bei der Entfernung (➤ Abb. 3.4).

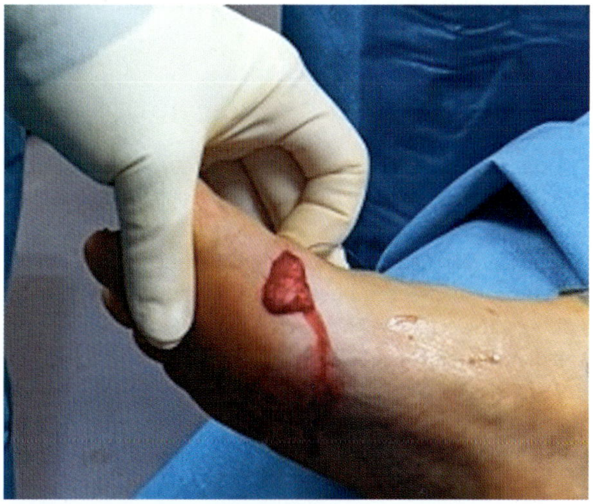

Abb. 3.4 Entfernen des Detritus. [P1506]

Tipps und Tricks

Eher schrittweises schleifendes Entfernen der Exostose als Resektion in toto an der Basis der Exostose.

Kühlung beim Fräsvorgang

Bei Weglassen einer Blutsperre hat das austretende Blut eine zusätzliche kühlende Wirkung.

Niedrige Drehzahl und hohes Drehmoment verwenden

Intraoperativer Verband

Redressierender Verband. Es kann eine Zügelung zur Unterstützung der Dorsalexension erfolgen.

3.1.3 Nachbehandlung

Belastung: Die Vollbelastung im Verbandschuh mit starrer Sohle ist freigegeben.
Verbandstechnik: Erster Verbandswechsel nach 2–5 Tage und dann erneut nach 14 Tagen. Zu dem Zeitpunkt dann auch Entfernung des Nahtmaterials je nach Wundbefund bei Verwendung von nicht resorbierbarem Nahtmaterial.
Röntgenkontrolle 6 Wochen postoperativ (➤ Abb. 3.5)

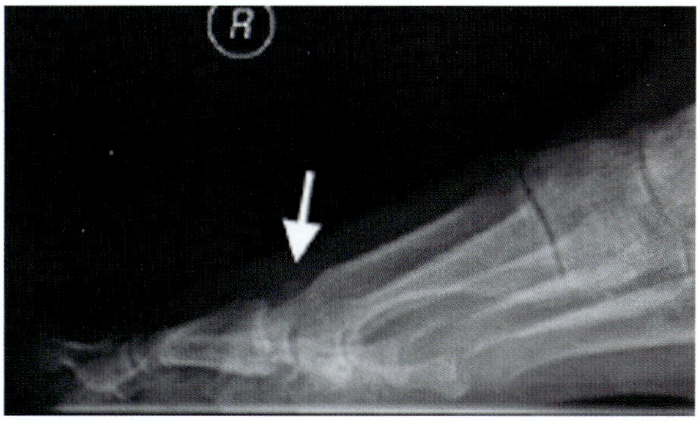

Abb. 3.5 Postoperative Röntgenkontrolle. In der postoperativen Röntgenkontrolle 6 Wochen postoperative zeigt sich die suffizient resezierte dorsale Exostose am Metatarsale-I-Köpfchen. [P1506]

3

3.1.4 Komplikationen

Schwellneigung des Fußes

Wie nach jeder Operation am Fuß kann es auch nach einer minimalinvasiven Cheilektomie zu einer Schwellung des Fußes kommen. Die postoperative Schwellung bei minimalinvasiver Technik kann im Vergleich zur offenen Technik mehr sein.

Hitzenekrose

Bei minimalinvasiven Techniken kann es aufgrund der Rotation der Fräse zu einer Hitzeentwicklung kommen. Diese lässt sich durch eine niedrige Drehzahl der Fräse, durch intensive Spülung und durch das Weglassen einer Blutsperre vermindern.

Strecksehnenläsion

Die Exostose bei Hallux rigidus befindet sich in einer hohen Anzahl der Fälle dorsal am MT-I-Köpfchen. In enger anatomischer Nähe befinden sich die Strecksehnen, insbesondere die lange. Entsprechend besteht grundsätzlich bei dorsaler Fräsung die Gefahr einer Schädigung der langen Strecksehnen. Um dies zu vermeiden, sollten die Strecksehnen mittels Faden unterfahren werden und die Strecksehnen beim Fräsvorgang nach dorsal weggehalten werden. Zusätzlich sollte beim Fräsvorgang die Großzehe in Dorsalextension gehalten werden. Auch dadurch werden die dorsalen Weichteile entlastet. In keinem Fall sollte beim Fräsen Druck von dorsal erfolgen, zum Beispiel um die Exostose zu ertasten.

Nervenläsion

Das Risiko der Hautnervenläsion besteht bei jeder Operation. Im Bereich der dorsomediale Hautinzision für die minimalinvasive Cheilektomie verlaufen grundsätzlich Hautnerven der Großzehe. Nach der Hautinzision empfiehlt sich eine Inzision der Kapsel mit im Anschluss stumpfem Lösen der Weichteile von der Exostose.

Einschränkung der Beweglichkeit

Trotz minimalinvasivem Vorgehen kann auch die hier beschriebene Technik der Cheilektomie zu einer Vernarbung mit konsekutiver (erneuter) Einschränkung der Beweglichkeit führen. Um dies zu vermeiden, ist je nach Wundbefund eine frühzeitige Beübung der MTP-I-Gelenkbeweglichkeit zu empfehlen.

Persistierende Schmerzen

In Analogie zum offenen Vorgehen können nach einer Cheilektomie Beschwerden und damit auch Schmerzen persistieren. Aus diesem Grund ist auf der einen Seite präoperativ und auch intraoperativ die Durchführung einer additiven Osteotomie, sei es vom MT-I- oder vom Grundglied, in Erwägung zu ziehen. Zusätzlich sollte beim minimalinvasiven Vorgehen eher präoperativ als intraoperativ die Alternative von gelenkresezierenden Verfahren evaluiert werden. Auf der anderen Seite steht das Grundprinzip primär gelenkerhaltendes vor gelenkresezierendem Vorgehen.

LITERATUR

Glenn RL, et al. Minimally invasive dorsal cheilectomy and hallux metatarsal phalangeal joint arthroscopy for the treatment of hallux rigidus. Foot Ankle Orthop 2021; 6(1): 2473011421993103.
Teoh KH, et al. Clinical Outcomes following minimally invasive dorsal cheilectomy for hallux rigidus. Foot Ankle Int 2019; 40(2): 195–201.
Walther M, et al. Minimally invasive cheilectomy. Oper Orthop Traumatol 2018; 30(3): 161–170.

3.2 MTP-I-Arthrodese

Gerhard Kaufmann

Kernaussagen

- Die Entknorpelung des Großzehengrundgelenks kann unter arthroskopischer Kontrolle vollständig sowohl am Metatarsale-I-Köpfchen als auch an der Grundphalanx des Großzehengrundgelenks durchgeführt werden.
- Mittels einer rotierenden minimalinvasiven Fräse oder einem Knochen-Shaver wird die Entknorpelung vorgenommen.
- Der Knochenabrieb kann über das Spülsystem der Fräse oder über den Zugangsweg aus dem Gelenk ausgespült werden.
- Die Arthrodese erfolgt mittels zweier kanülierter Kompressionsschrauben.
- Der Eingriff kann in Regional- oder Lokalanästhesie durchgeführt werden.
- Diese Operationsmethode eignet sich vor allem bei Patienten mit erhöhtem lokalen Komplikationsrisiko (angiologisch und dermatologisch).
- Der Fuß kann in einem Verbandschuh mit steifer Sohle sofort postoperativ belastet werden. Der Verbandschuh ist für 6 Wochen notwendig.

3.2.1 Einleitung

Die Großzehengrundgelenksarthrodese in minimalinvasiver Technik ist vor allem bei Patienten mit problematischer lokaler Weichteil- oder Durchblutungssituation eine therapeutische Alternative zur offenen Operationsmethode. Die Versteifung des Großzehengrundgelenks ist beim symptomatischen schweren Hallux rigidus das therapeutische Standardverfahren mit niedrigem Komplikationsrisiko.

Bei peripheren Durchblutungsstörungen oder einer empfindlichen lokalen Hautsituation gehen offene Operationsverfahren mit einem erhöhten Risiko für das Entstehen einer Wundinfektion und in weiterer Folge auch einer Pseudarthrose einher. In der Literatur wird das Komplikationsrisiko bei der offenen Versteifungsoperation bezogen auf Infektion und Pseudarthrose in der Literatur allgemein mit 10–16 % angegeben. Bei entsprechenden Vorerkrankungen ist dieses Risiko zusätzlich erhöht. Da minimalinvasive Operationstechniken am Vorfuß ein generell niedrigeres Komplikationsrisiko aufweisen, scheint diese Technik gerade in diesen Fällen von Vorteil zu sein.

Bei Verwendung eines Arthroskops kann die Arthrodese des Großzehengrundgelenks unter visueller Kontrolle durchgeführt werden, ist aber technisch anspruchsvoller.

Ätiologie

Wie bei allen Arthroseerkrankungen der unteren Extremität ist auch beim Großzehengrundgelenk eine chronische Mehr- bzw. Überlastung als Hauptgrund für das Entstehen einer Arthrose zu nennen. Wiederholte Schädigungen der Gelenkstrukturen, vor allem des Gelenksknorpels, spielen dabei ebenfalls eine wichtige Rolle, seltener auch posttraumatische Ursachen. Des Weiteren können auch genetische Faktoren sowie entzündliche (rheumatische Erkrankungen) oder Stoffwechselerkrankungen (Hyperurikämie) eine Ursache für das Entstehen einer Arthrose des Großzehengrundgelenks darstellen.

Pathogenese

Folgende pathogenetische Faktoren können zu einer Arthrose des Großzehengrundgelenks führen:

- Primäre Überlastungsbedingte Arthrose
- Posttraumatische Fehlstellung
- Sekundäre Arthrose (Rheuma, Gicht)
- Achsfehlstellung nach Hallux-valgus-Korrektur (Hallux-varus- oder Hallux-valgus-Rezidiv)
- Eine Belastung des Fußes auf harten Böden
- Genetische Prädisposition

Klinisches Bild

Typisch für die Arthrose des Großzehengrundgelenks sind belastungsabhängige und mitunter auch Ruheschmerzen des Großzehengrundgelenks. Häufig bestehen auch eine ausgeprägte lokale Schwellung und durch die Haut tastbare und am Hautniveau vorstehende knöcherne Appositionen, vor allem dorsalseitig. Eine prominente Pseudoexostose ist oft mit einer lokalen Bursitis subcutanea vergesellschaftet.

Auch eine schmerzhafte Bewegungseinschränkung ist ein häufiges Symptom.

Bei lange bestehender Arthrosesymptomatik kommt es zudem häufig zu einer Transfermetatarsalgie mit Beteiligung der Langzehenstrahlen 2–4.

Diagnostik

Bei der klinischen Untersuchung kann ein lokaler Reizzustand mit Schwellung und tastbaren Osteophyten sowie eine schmerzhafte Bewegungseinschränkung festgestellt werden. Klinisch lässt sich ein Druck- und ein Bewegungsschmerz auslösen. Eine lokale Rötung ist Zeichen einer lokalen Bursitis.

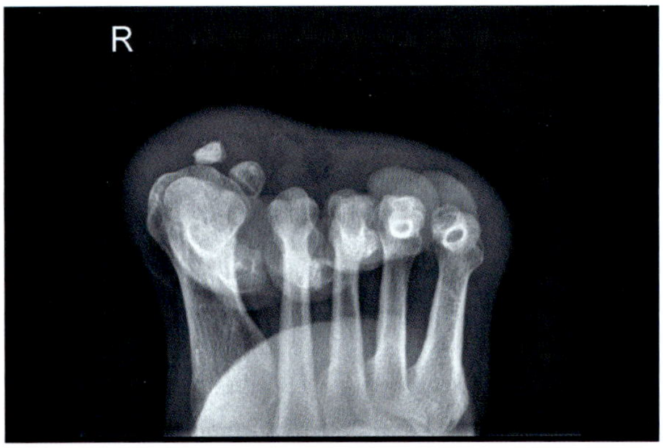

Abb. 3.6 Röntgenbild mit metatarsaler tangentialer Aufnahmetechnik [P1508]

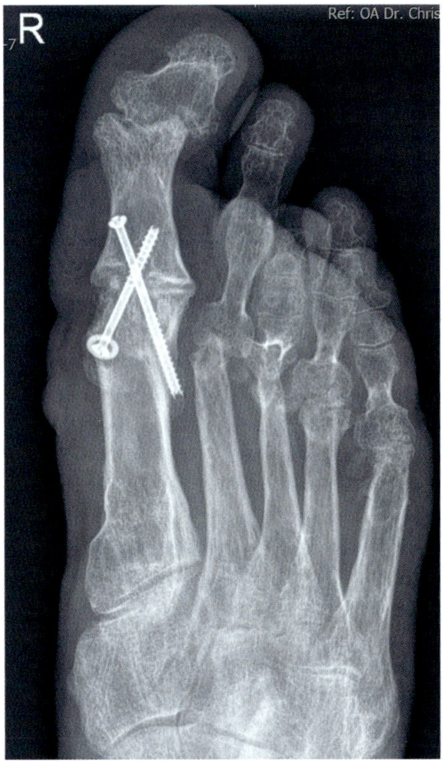

Abb. 3.7 Pseudarthrose des Großzehengrundgelenks (9 Monate nach operativer Versorgung). Die Köpfchenresektion der Metatarsale II–V wurde gleichzeitig durchgeführt. [P1508]

Die Röntgenuntersuchung des Fußes erfolgt in 2 Ebenen im Stand. Optional bei ausgeprägten plantaren Schmerzen, kann auch eine Metatarsaletangentialaufnahme zur Beurteilung des Sesambeinchenkomplexes durchgeführt werden (➤ Abb. 3.6). Besteht der Verdacht auf das Vorliegen einer Osteomyelitis, ist eine MRI-Untersuchung (am besten mit Kontrastmittel) empfehlenswert.

Differenzialdiagnosen

Symptomatischer Hallux valgus. Aktive Gichtarthritis (Podagra), Pseudogicht (Kalziumpyrophosphatablagerung), Synovitis bei rheumatischem Krankheitsschub

3.2.2 Operatives Vorgehen

Anatomie

Anatomisch setzt sich das Großzehengrundgelenk aus den Gelenkflächen der Grundphalanx und des Metatarsale-I-Köpfchens sowie den Gelenkflächen der Sesambeinchen zusammen. An Weichteilstrukturen sind zu nennen:

- **Plantarseitig** die Sehnenansätze des M. adductor hallucis mit dem Caput transversum und dem Caput obliquum, des M. flexor hallucis brevis sowie des M. flexor hallucis longus
- **Medialseitig** der Ansatz des M. abductor hallucis an der Gelenkkapsel
- **Dorsalseitig** die über das Großzehengrundgelenk ziehende Sehne des M. extensor hallucis longus.
- **Direkt in der Subkutis:** sowohl medial als auch lateral jeweils plantar und auch dorsal ein Gefäß- und Nervenast für die Versorgung der Großzehe

Operationsprinzip

Versteifung des Großzehengrundgelenks mit vollständiger Entknorpelung der Gelenksflächen des Metatarsale-I-Köpfchens und der Basis der Grundphalanx.

Patientenaufklärung

- Non-Union (Pseudarthrose) (➤ Abb. 3.7)
- Fehlpositionierung der Grundphalanx
- Verkürzung von Metatarsale-I
- Thermische Schädigung der Haut durch den Fräsaufsatz
- Verlust der Beweglichkeit des Großzehengrundgelenks
- Verletzung von Nerven mit persistierenden Empfindungsstörungen der Großzehe

- Allgemeine Operationsrisiken (z. B. Wundinfektion, Thrombose, Embolie)

Anästhesie und Lagerung des Patienten

- Rückenlage. Fuß sollte über den Operationstisch überhängen (➤ Abb. 3.8).
- Operation in Regionalanästhesie (Fußblock) oder Allgemeinanästhesie.
- Keine Blutleere.
- Spülvorrichtung (entweder als Aufsatz auf die Maschine oder manuelle Spülung mittels steriler Spritze).

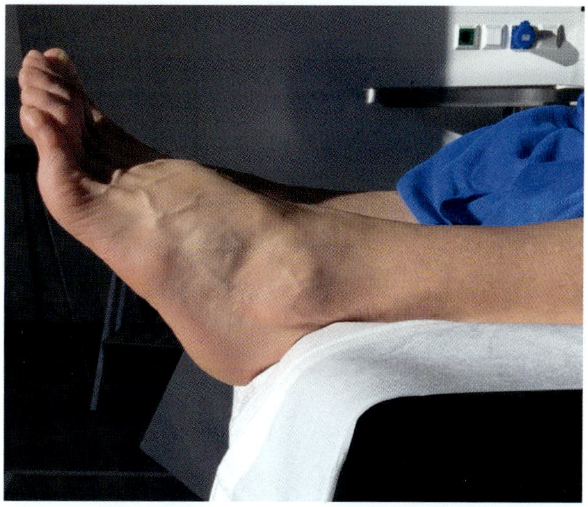

Abb. 3.8 Lagerung des Patienten mit „überhängendem" Fuß [P1508]

Instrumentarium

- Röntgenbildverstärker
- Beaver® Blade
- Rotierende Fräse (Shannon Burr 2 mm Durchmesser) oder Arthroskpie-Shaver mit unterschiedlichen Aufsätzen (Weichteil- und Knochenfräse)
- Optional Gelenkretraktor (z. B. Hintermann-Retraktor) oder Stiftelungsaufsatz zur Distraktion des Großzehengrundgelenks
- Kanülierte Schrauben (3,0 mm, bei großen Patienten 4,0–4,5 mm)

Operationsschritte

Identifikation der anatomischen Leitstrukturen (Sehne des M. extensor hallucis und des dorsomedialen Hautastes sowie des Gelenkniveaus). Einzeichnen der möglichen Portale (➤ Abb. 3.9).

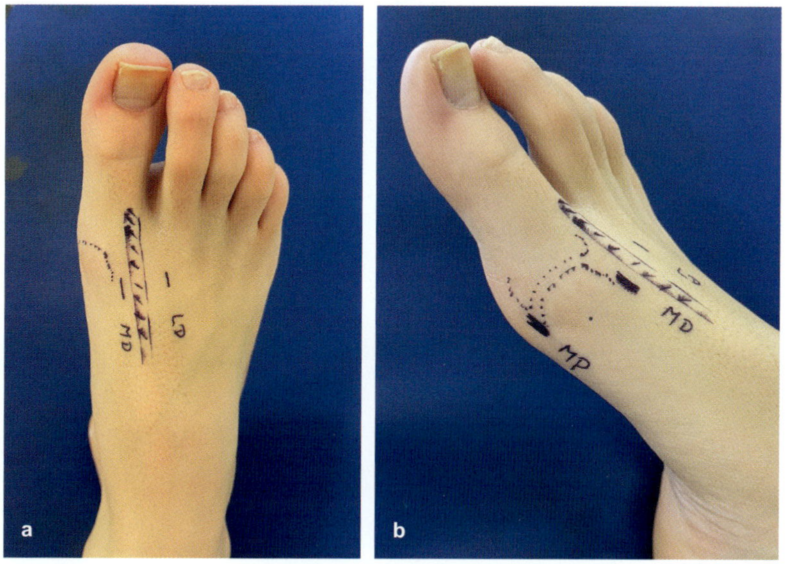

Abb. 3.9 Anatomische Strukturen und Kennzeichnung der Portale (MD = mediodorsales Portal, MP = medioplantares Portal, LD = laterodorsales Portal) [P1508]

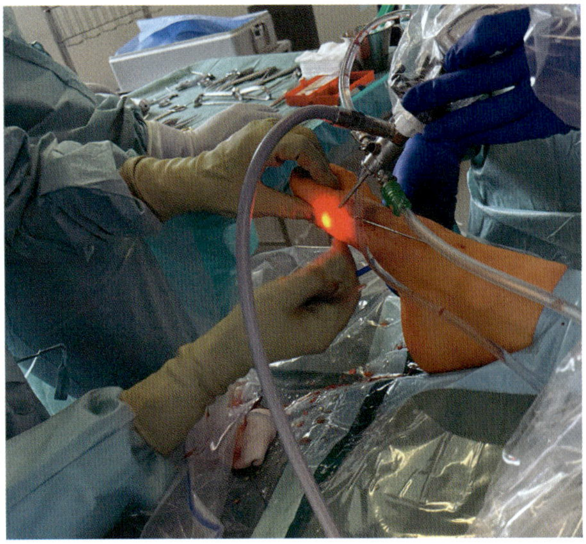

Abb. 3.10 Arthroskopie-Setting mit Kamera und Lichtquelle vor der MP-Inzision [P1508]

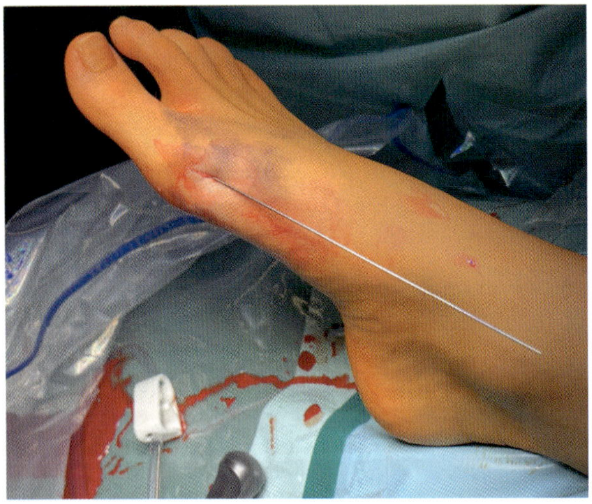

Abb. 3.11 Liegender Kirschner-Draht zur Distraktion des Großzehengrundgelenks [P1508]

Stichinzision mediodorsal (MD) und Ablösen der Kapsel von der medialen Pseudoexostose. Sondieren des dorsalen Großzehengrundgelenks mit einem Elevatorium. Einbringen der Optik über das MD Portal (➤ Abb. 3.10).

Inzision des Portals MP und Einbringen einer Fräse. Es kann entweder eine Knochenfräse des Arthroskopiesets (Bone Cutter) oder eine minimalinvasive Fräse, wie bei herkömmlichen MIS-Operationen, verwendet werden. Mit der Fräse wird die mediale Pseudoexostose pendelförmig abgetragen.

Nun Abtragen dorsalseitiger Exostosen und Osteophyten.

Inspektion des Binnengelenksspalts des Großzehengrundgelenks. Bestehen aufgrund der Arthrose enge Raumverhältnisse, kann über das MD Portal ein Kirschnerdraht eingebracht werden, um den Gelenksspalt auf Distraktion zu halten (➤ Abb. 3.11). Dabei ist es wichtig, den Draht randständig zu setzen, um die operative Sicht und das Handling der Kamera nicht zu beeinträchtigen.

Unter Sicht werden nun das Großzehengrundgelenk entknorpelt und alle störenden knöchernen Anteile entfernt. Dabei können auch die plantaren Anteile des Gelenks inklusive der Sesambeinchen inspiziert und behandelt werden (➤ Abb. 3.12).

Über separate Stichinzisionen werden nach vollständiger Entknorpelung zwei Kirschner-Drähte für die kanülierten Schrauben gesetzt. Die Kontrolle erfolgt intraoperativ mittels Bildwandler. Ebenso die Längenbestimmung. Danach Überbohren der Kortikalis mit dem Hohlbohrer und Einbringen der Schrauben. Zum Abschluss nochmalige intraoperative Röntgenkontrolle.

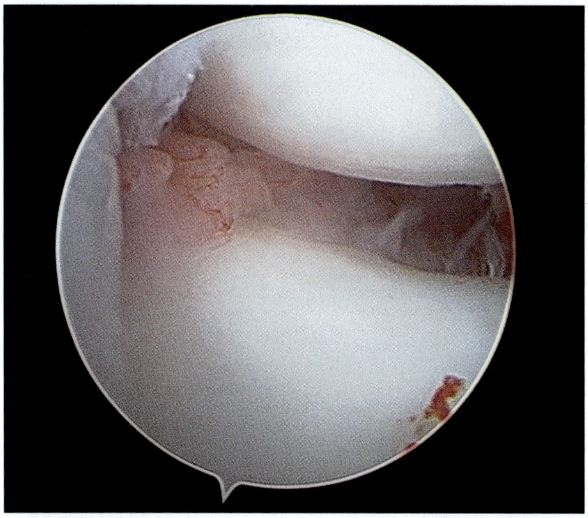

Abb. 3.12 Intraoperatives Bild mit Darstellung der plantaren Gelenksanteile. Links im Bild ist die Basis der Grundphalanx, oben der plantare Anteil des Metatarsale-I-Köpfchens und unten das mediale Sesambeinchen zu sehen. [P1508]

Für die standardisierte Darstellung empfiehlt sich ein postoperatives Röntgen nach 2–3 Tagen unter Standardbedingungen (➤ Abb. 3.13).

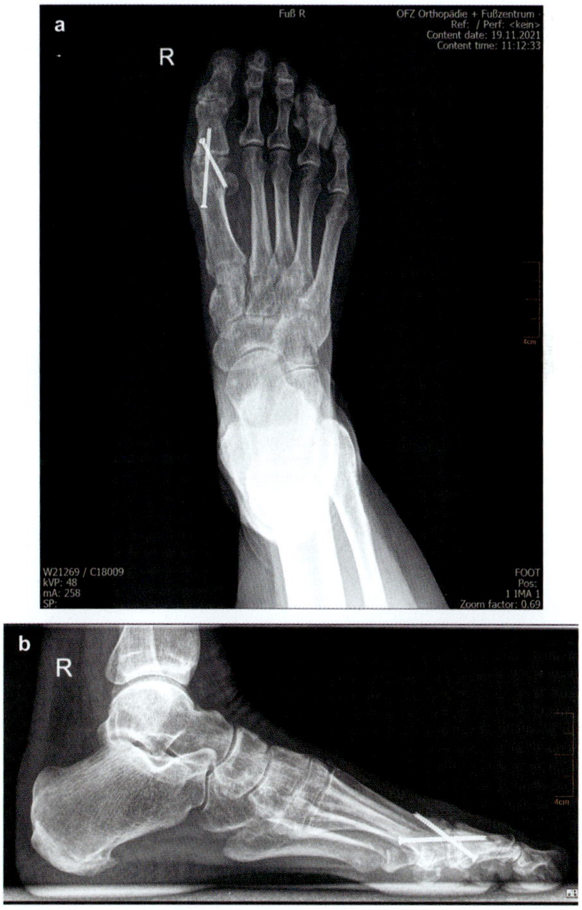

Abb. 3.13 Postoperatives dorso-plantares (a) und seitliches (b) Röntgenbild nach durchgeführter arthroskopisch assistierter Großzehengrundgelenksarthrodese [P1508]

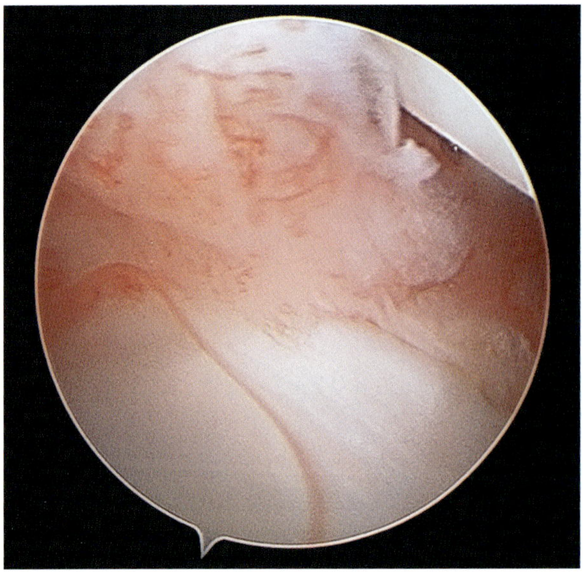

Abb. 3.14 Intraoperatives Bild einer ausgedehnten plantaren Synovitis zwischen und um die Sesambeinchen [P1508]

Tipps und Tricks

Mit der Fräse müssen alle relevanten Gelenkanteile der Grundphalanx sowie des Metatarsale-I-Köpfchens entknorpelt werden (sowohl medial als auch lateral). Für den lateralen Anteil muss die Fräse über das LD Portal eingebracht werden.

Plantar sollten nur störende Exostosen und Osteophyten an den Sesambeinchen und synovitische Konglomerate entfernt werden (> Abb. 3.14).

Die Knöchel-Blutleere sollte möglichst nur angelegt (primär nicht aufgepumpt) werden, um über das austretende Blut eine kühlende Wirkung zu erzielen. Die Hauptkühlung erfolgt über das Arthroskopie-Handstück. Bei Verwendung einer MIS-Fräse (ist in der Regel aggressiver als ein Bone Cutter) kann der Fräskopf zusätzlich über eine manuell geführte sterile Spritze direkt gespült und damit gekühlt werden.

Oberflächliche Thermo-Hautnekrose exzidieren und die Wunde anschließend primär verschließen.

Intraoperativer Verband

Klassischer steriler Schutzverband.

3.2.3 Nachbehandlung

Belastung

Sofortige schmerzadaptierte Belastung im Verbandschuh mit steifer Sohle.

Verbandstechnik

Erster Verbandswechsel am Folgetag.

Ab der Nahtentfernung ist nur noch ein Pflasterverband für 1 Woche notwendig.

Röntgenkontrolle

Wegen der intraoperativen Bildwandlerkontrolle ist kein postoperatives Röntgen notwendig. Röntgenkontrollen 6 Wochen sowie 3–6 Monate postoperativ durchführen.

3.2.4 Komplikationen

Schwellneigung des Fußes

Wie bei allen minimalinvasiven Eingriffen ist eine prolongierte Schwellneigung zu erwarten. Darüber sollte der Patient aufgeklärt werden.

Hitzenekrose

Durch die Fräse kommt es zur Hitzeentwicklung. Dies kann zu Schädigungen der Hautzellen und der Knochenzellen führen. Prophylaktisch sollten daher folgende Maßnahmen ergriffen werden.

- Operation ohne Blutleere
- Spülen der Fräse beim Fräsvorgang (mittels Spülvorrichtung oder Spritze, Verwenden eines Arthroskopie-Shavers)
- Fräsen mit niedriger Umdrehungszahl (je nach Torque 3.000–8.000 U/min)

Zeigt sich am Ende der Operation eine Hitzeschädigung der Haut, sollte diese exzidiert werden.

Verkürzung von Metatarsale-I

Durch das Abfräsen des Restknorpels und das Auffräsen der subchondralen Sklerosezone ist eine gewisse Verkürzung des ersten Strahls von mehreren Millimetern unabdingbar. Bei weicher Knochenqualität sollte wegen der aggressiven Fräsen darauf geachtet werden, nicht zu viel Knochenmaterial zu entfernen. Eine gewisse „Verkürzung" kann aufgrund der Versteifungssituation des Großzehengrundgelenks auch vorteilhaft sein.

Pseudarthrose (non-union) (> Abb. 3.7)

Pseudarthrosen werden in der Literatur bei Großzehengrundgelenksversteifungen mit bis zu 10 % angegeben (Cook et al. 2009, Donegan 2017, Ettl 2003). Da eine verzögerte knöcherne Konsolidierung im Nativröntgen häufig zu beobachten ist, sollte mit einer operativen Revision aber zumindest 6 Monate zugewartet werden, sofern nicht vorher ein Schraubenausriss oder eine eindeutige Instabilität festzustellen ist.

Fehlstellung der Großzehe (Extension, Varus, Valgus)

Die optimale Position der Großzehe ist mit 10° Valgus sowie leichter Dorsalextension definiert. Die häufigste Fehlposition ist eine vermehrte Dorsalextension. Wird die Grundphalanx um etwa 2 mm dorsal des Köpfchenmittelpunkts, aber dafür in flacher Position (parallel zur Bodenebene) fixiert, lässt sich diese Problematik normalerweise vermeiden. Eine genaue Bildwandlerkontrolle ist hierfür ebenfalls unumgänglich.

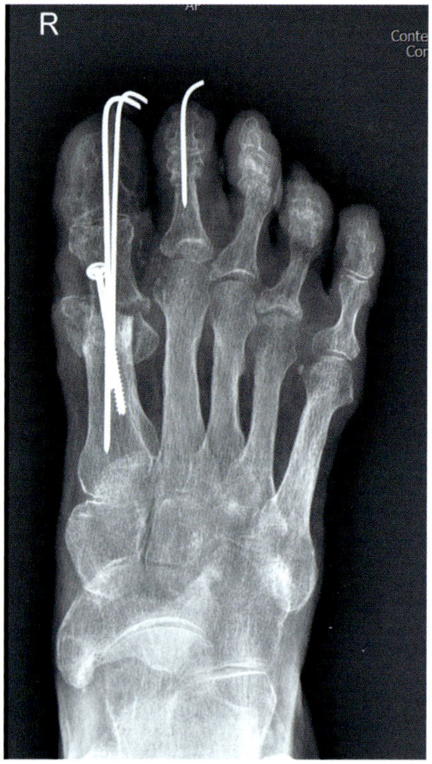

Abb. 3.15 Patientin mit schlechter Knochenqualität mit pAVK, rheumatoider Arthritis und schwerem Raynaud-Syndrom. Daher Stabilisierung mit einer Schraube und 2 zusätzlichen perkutanen Kirschner-Drähten [P1508]

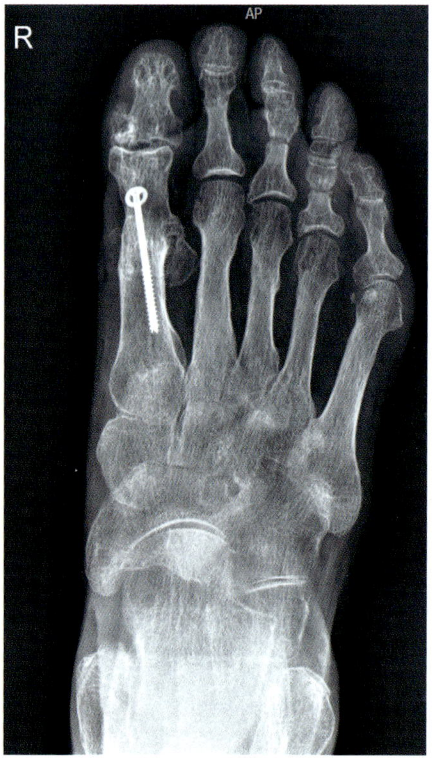

Abb. 3.16 Röntgen derselben Patientin 6 Monate nach Entfernen der perkutanen Kirschner-Drähte [P1508]

Schraubenausriss oder Fehlpositionierung

Gerade bei Patienten mit schlechter Knochenqualität kann es zum Ausreißen der Schrauben kommen. Auch eine Fehlpositionierung von Schrauben ist möglich. Dies sollte jedoch mittels der intraoperativen Bildwandlerkontrolle weitgehend vermeidbar sein. Bei reduzierter Knochenqualität können statt einer der Schrauben auch einer oder mehrere Kirschner-Drähte verwendet werden. Bei sehr schlechter Knochenqualität kann dies auch perkutan durchgeführt werden. Diese Drähte können nach 2–4 Wochen ambulant gezogen werden (➤ Abb. 3.15 und ➤ Abb. 3.16).

3

LITERATUR

Bauer T, Lortat-Jacob A, Hardy P. First metatarsophalangeal joint percutaneous arthrodesis. Orthop Traumatol Surg Res 2010; 96(5): 567–73.

Bauer T. Percutaneous first metatarsophalangeal joint fusion. Open Orthop J 2017; 11: 724–731.

Carro LP, Vallina BB. Arthroscopic-assisted first metatarsophalangeal joint arthrodesis. Arthroscopy 1999; 15: 215–217.

Cook E, et al. Meta-analysis of first metatarsophalangeal joint implant arthroplasty. J Foot Ankle Surg 2009; 48(02): 180–190.

Donegan R J, Blume PA. Functional results and patient satisfaction of first metatarsophalangeal joint arthrodesis using dual crossed screw fixation. J Foot Ankle Surg 2017; 56(02): 291–297.

Ettl V, et al. Arthrodesis in the treatment of hallux rigidus. Int Orthop 2003; 27(6): 382–385.

Fanous RN, Ridgers S, Scott AH. Minimally invasive arthrodesis of the first metatarsophalangeal joint for hallux rigidus. Foot Ankle Surg 2014; 20(3): 170–173.

Giannini S, et al. A minimally invasive technique for surgical treatment of hallux valgus: simple, effective, rapid, inexpensive (SERI). Int Orthop 2013; 37(9): 1805–1813.

Lauge-Pederson H. Percutaneous arthrodesis. Acta Orthop Scand 2002; 73: 186–189.

Kaufmann G. Minimally invasive arthroscopic-assisted arthrodesis of the first metatarsophalangeal joint. Oper Orthop Traumatol 2021; 33(6): 465–470.

Mirmiran R, Wilde B, Nielsen M. Retrospective analysis of the rate and interval to union for joint arthrodesis of the foot and ankle. J Foot Ankle Surg 2014; 53(04): 420–425.

Sott AH. Minimally invasive arthrodesis of 1st metatarsophalangeal joint for hallux rigidus. Foot Ankle Clin 2016; 21(3): 567–576.

Vaseenon T, Phisitkul P. Arthroscopic debridement for first metatarsophalangeal joint arthrodesis with a 2- versus 3-portal technique: a cadaveric study. Arthroscopy 2010; 26(10): 1363–1367.

KAPITEL

4

Jörn Dohle

Metatarsalgie

4.1 Distale metaphysäre metatarsale Osteotomie (DMMO)

Kernaussagen

- Bei einer DMMO wird die Osteotomie des Metatarsale mit einer rotierenden Fräse über eine Stichinzision durchgeführt.
- Die Osteotomie wird im subkapitalen metaphysären Bereich in 45° Inklination zur Längsachse des Metatarsale vorgenommen.
- Typischerweise werden Metatarsale-II, -III und -IV zur Korrektur des metatarsalen Alignments osteotomiert.
- Statt einer Osteosynthese werden die Zehen und damit die Metatarsalia über Redressionsverbände fixiert, die für 4 Wochen postoperativ angelegt werden.
- Der Fuß kann in einem Verbandschuh mit steifer Sohle sofort postoperativ belastet werden.
- Während nach etwa 4 Wochen bereits eine Stabilisierung der Osteotomie durch Kallusbildung unterstellt werden kann, ist ein knöcherne Konsolidierung im Röntgenbild teilweise erst nach 6 Monaten erkennbar.

4.1.1 Einleitung

Die minimalinvasive Osteotomie des distalen Os metatarsale wird vor allem zur Anpassung und Korrektur des metatarsalen Alignments durchgeführt. Es liegt die Vorstellung zugrunde, dass nur durch gleichmäßige Belastung aller Metatarsalia dauerhaft eine uneingeschränkt schmerzfreie Belastbarkeit des Fußes gewährleistet werden kann. Durch eine minimalinvasive Osteotomie des Os metatarsale mit einer rotierenden Fräse im distalen metaphysären Bereich ist eine Verschiebung des Mittelfußköpfchens nach proximal bei gleichzeitiger Elevation möglich. Typischerweise werden Metatarsale II–IV osteotomiert. Postoperativ ist eine sofortige Belastung des Fußes in einem Verbandschuh mit steifer Sohle möglich. Die DMMO ist damit eine Alternative zur Weil-Osteotomie.

4.1.2 Biomechanische Metatarsalgie

Bei der biomechanischen Metatarsalgie steht eine Pathologie der plantaren Platte des Kleinzehengrundgelenks im Zentrum der Pathogenese.

Ätiologie und Pathogenese

Eine Schädigung der plantaren Platte des Kleinzehengrundgelenks entsteht meist durch eine repetitive Mikrotraumatisierung entstehen.

Verschiedene Faktoren konnen zur Überlastung der plantaren Platte führen bzw. beitragen:

- Eine anlagebedingte Überlänge des zentralen Vorfußes
- Eine anlagebedingte oder iatrogene Verkürzung des ersten Metatarsale
- Eine Hallux-valgus-Deformität mit Metatarsus primus varus (➤ Abb. 4.4)
- Ein Metatarsus primus elevatus (➤ Abb. 4.5)
- Eine biomechanische Insuffizienz des ersten Vorfußstrahls
- Eine Belastung des Fußes auf harten Böden
- Eine Belastung des Fußes im Schuh mit Absatz
- Eine Extensionskontraktur der Kleinzehengrundgelenke (fixierter Windlass-Mechanismus)

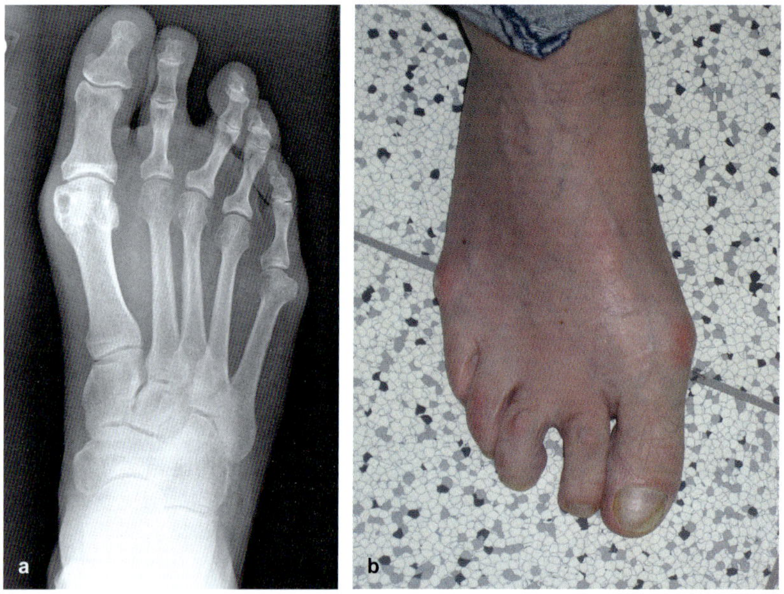

Abb. 4.1 Splay-Toe-Deformität [P1509]
a) Röntgenbild d. p. bei Metatarsalgie und Auseinanderweichen von D2 und D3
b) Korrespondierendes Klinisches Bild

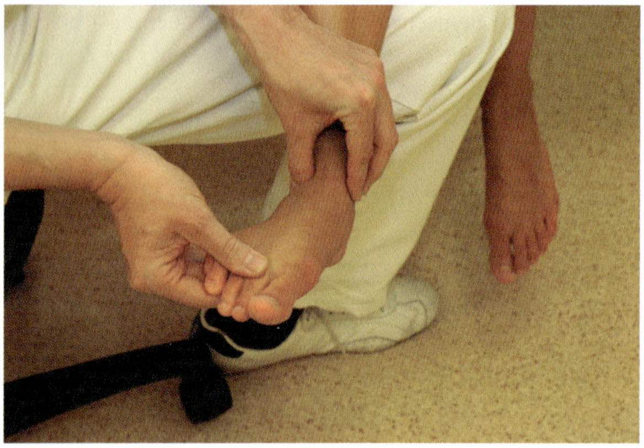

Abb. 4.2 Druckschmerz am MTP-II-Gelenk [P1509]

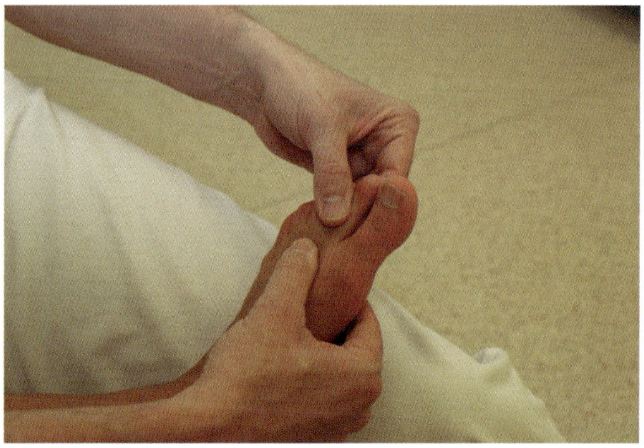

Abb. 4.3 Schubladentest des MTP-II-Gelenks zur Stabilitätsprüfung [P1509]

Klinische Bild

- Belastungsabhängige Schmerzen unter dem zentralen Vorfuß.
- Vermehrte Beschwielung unter dem zentralen Vorfuß.
- Mechanisch induzierte Synovitis eines oder mehrerer Kleinzehengrundgelenke. Instabilität, Subluxation oder Luxation eines oder mehrerer Kleinzehengrundgelenke.

Bei Destruktion der plantaren Platte zweier benachbarter Kleinzehengrundgelenke kann das klinische Bild einer Splay-Toe-Deformität entstehen. Typisch ist das Auseinanderweichen von zwei benachbarten Zehen (➤ Abb. 4.1)

Diagnostisches Vorgehen

Klinische Untersuchung

Der Reizzustand kann zur Synovitis führen. Klinisch lässt sich ein Druckschmerz auslösen (➤ Abb. 4.2). Die Stabilität des Kleinzehengrundgelenks wird mittels Schubladentest überprüft (➤ Abb. 4.3).

Bildgebung

Röntgenuntersuchung des Fußes in 2 Ebenen im Stand (➢ Abb. 4.4, ➢ Abb. 4.5). Optional Pedobarografie

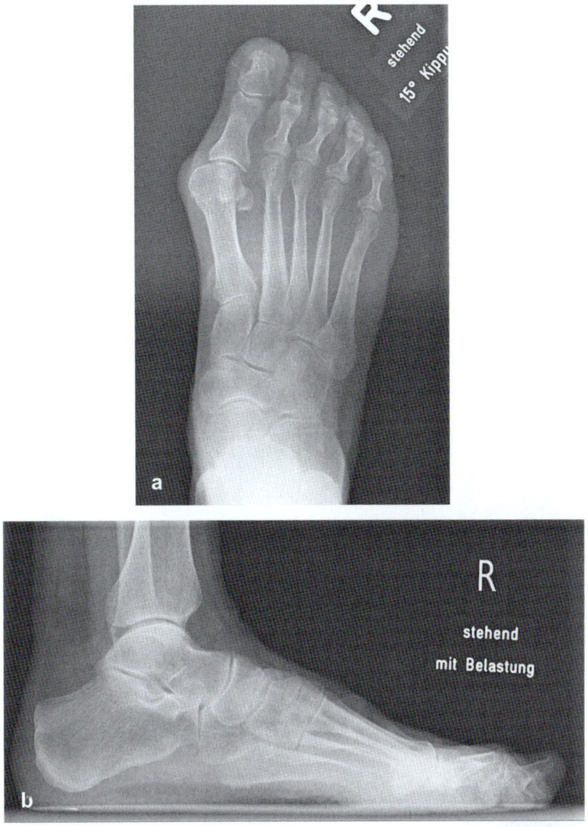

Abb. 4.4 Röntgenaufnahme Fuß in 2 Ebenen im Stand: Überlänge zentraler Vorfuß [P1509]
a) Hallux valgus mit Metatarsalgie und Kleinzehendeformität. Präoperatives d. p. Röntgenbild
b) Hallux valgus mit Metatarsalgie und Kleinzehendeformität. Präoperatives seitliches Röntgenbild

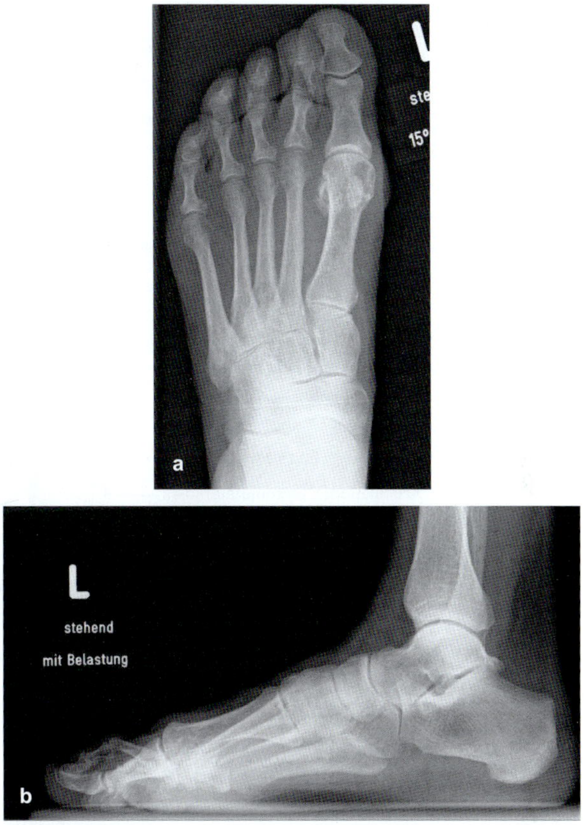

Abb. 4.5 Röntgenaufnahme Metatarsus primus elevatus [P1509]
a) d. p. Röntgenbild: regelhaftes Längenalignment
b) Seitliches Röntgenbild: Transfermetatarsalgie als Folge eines Metatarsus primus elevatus

Differenzialdiagnosen

- Rheumatische Synovitis, avaskuläre Knorpel-Knochen-Nekrose, Morton-Neurom oder Entrapment eines plantaren Nervs.
- Distale Ermüdungsfraktur eines Os metatarsale

4.1.3 Operatives Vorgehen

Anatomie

(➤ Abb. 4.6).

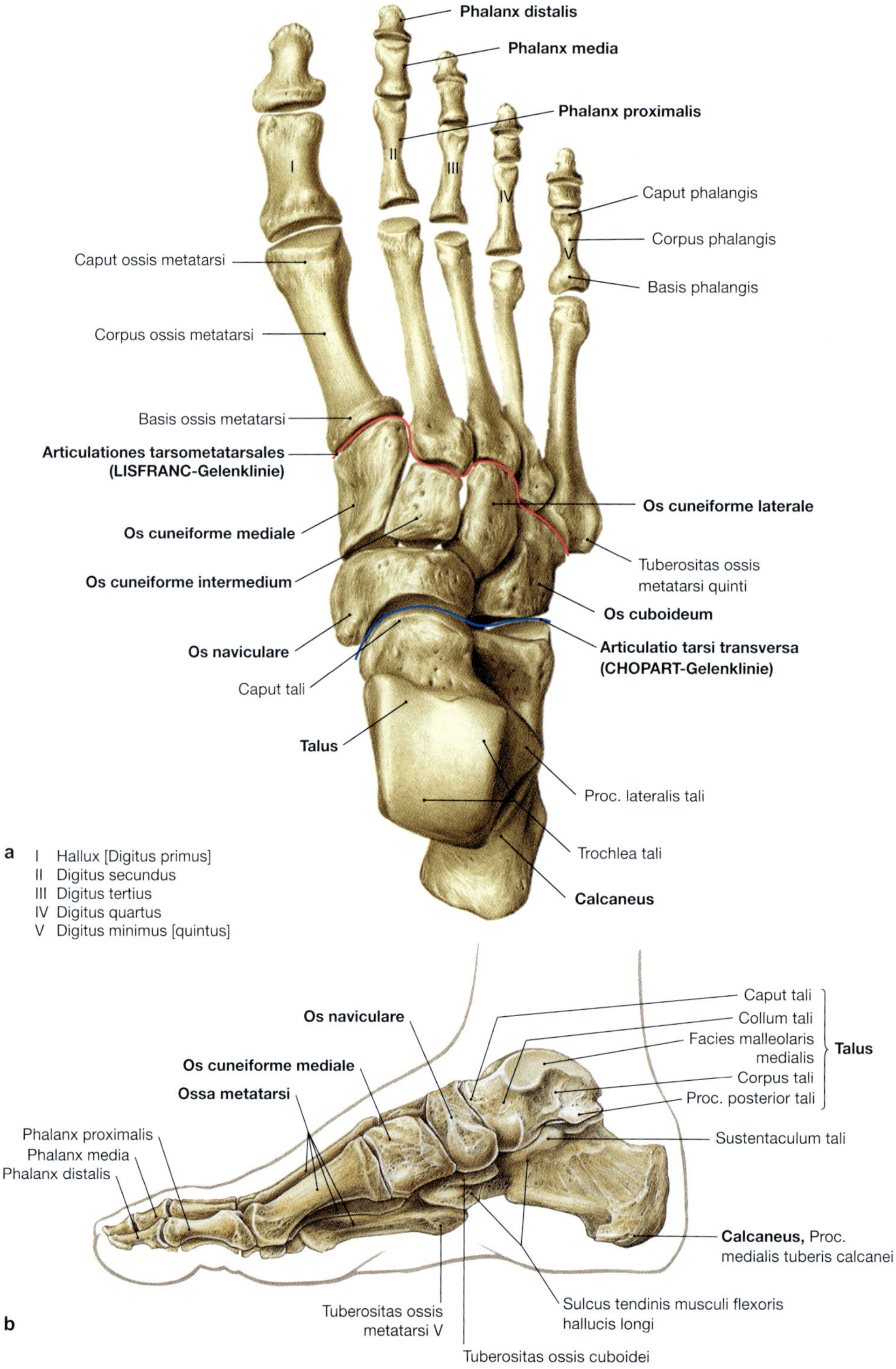

Abb. 4.6 Anatomische Abbildung zentraler Vorfuß [S700]

Operationsprinzip

Durchtrennung des Os metatarsale 2–4 im distalen metaphysären Bereich in ca. 45° Inklination zur Längsachse von proximal-plantar nach distal-dorsal.

Patientenaufklärung

- Unzureichende Knochenheilung (Pseudarthrose)
- Malalignment der Metatarsalia
- Rezidiv-Metatarsalgie
- Persistierende Fehlstellung der Kleinzehen
- Minderung der aktiven Plantarflexion der Kleinzehen
- Reduzierter Bodenkontrakt der Zehenkuppen
- Verletzung von Nerven mit persistierenden Empfindungsstörungen in den Kleinzehen
- Allgemeine Operationsrisiken (Wundinfektion, Thrombose, Embolie, etc.)

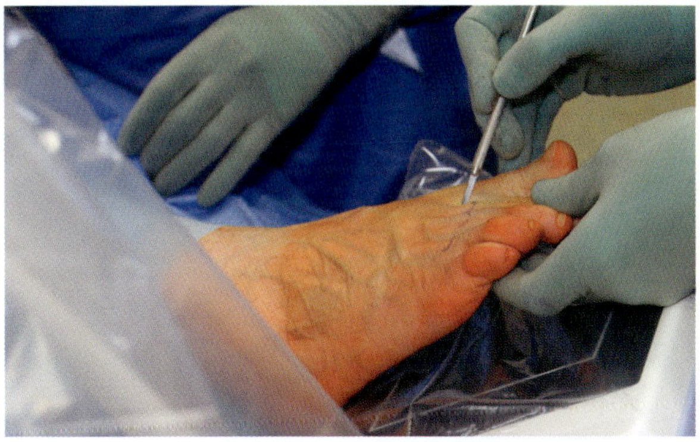

Abb. 4.7 Stichinzision neben dem Os metatarsale [P1509]

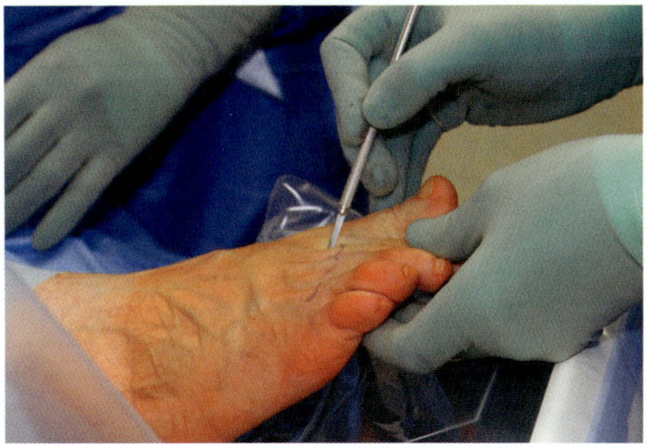

Abb. 4.8 Einführen des Elevatoriums [P1509]

Anästhesie und Lagerung des Patienten

- Rücklage. Fuß sollte über den Operationstisch überhängen.
- Operation in Regionalanästhesie (Fußblock) oder in Narkose.
- Auf eine Blutleere sollte verzichtet werden.

Instrumentarium und Operationsvorbereitung

- Röntgenbildverstärker
- Beaver® Blade
- Rotierende Fräse (Shannon Burr, 2 mm Durchmesser)

Operationsschritte

1. Operationsschritt

Identifikation des Mittelfußköpfchens und des metaphysären Übergangs zum Schaft. Stichinzision medial oder lateral des Mittelfußköpfchens (➤ Abb. 4.7).

2. Operationsschritt

Sondieren des metaphysären Abschnitts mit einem Elevatorium (➤ Abb. 4.8). Abschieben der Weichteile vom metaphysären Abschnitt medial und lateral.

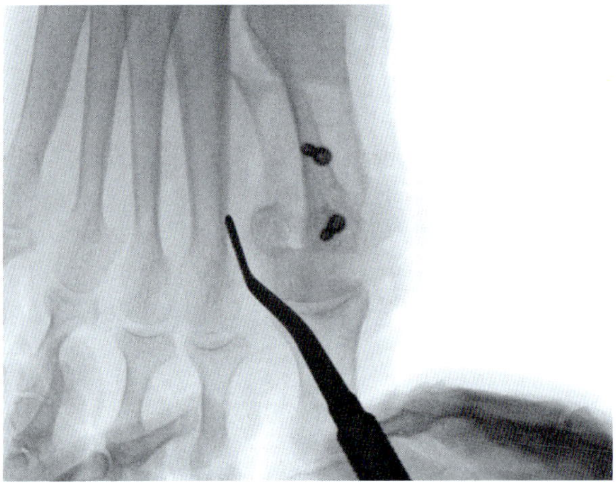

Abb. 4.9 Röntgenbild mit Elevatorium. Nach Hallux-valgus-Korrektur deutliche Überlänge von Metatarsale II–IV. [P1509]

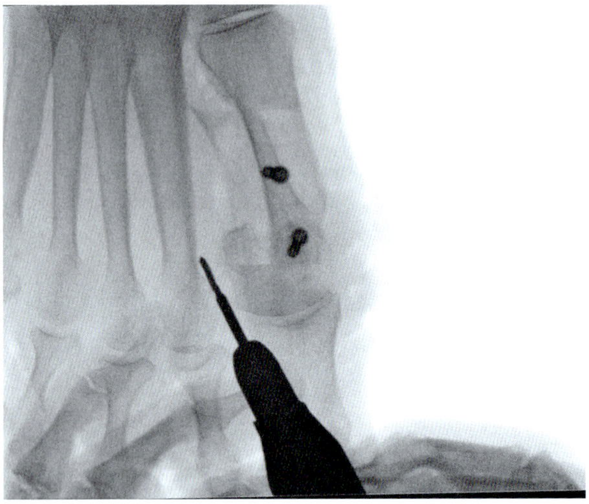

Abb. 4.10 Röntgenbild mit Shannon-Fräse [P1509]

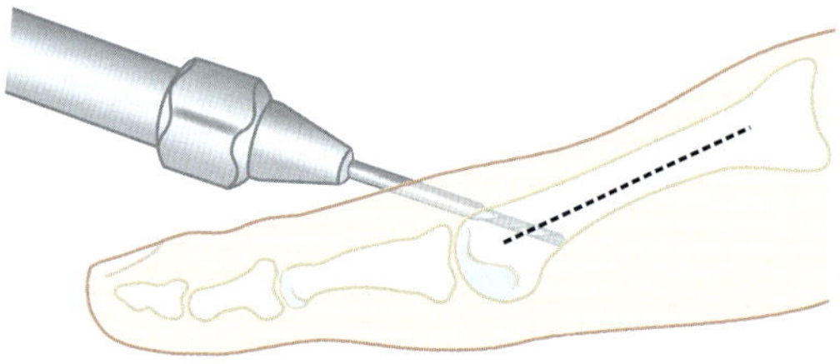

Abb. 4.11 Position der Fräse in Relation zur Längsachse des Os metatarsale: 45°-Neigung der Fräse zur Längsachse (gestrichelte Linie) des Os metatarsale. Osteotomie im distalen metaphysäre Bereich proximal des Metatarsalköpfchens [P1509, L126]

3. Operationsschritt

Intraoperative Kontrolle der Position des Elevatoriums mittels Röntgenbildverstärker (➤ Abb. 4.9).

4. Operationsschritt

Eine Shannon-Fräse wird im metaphysären Übergang positioniert. Kontrolle mittels Röntgenbildverstärker (➤ Abb. 4.10). Osteotomie bei gleichzeitig angulierender Bewegung der Fräse in 45°-Inklination zur Längsachse mit Neigung von dorsal-distal nach proximal-plantar (➤ Abb. 4.11).

5. Operationsschritt

Osteotomie bei gleichzeitig angulierender Bewegung der Fräse. Zunächst wird mit der Fräse eine oberflächliche „Rinne" als Führungsschiene in das Metatarsale gefräst (➤ Abb. 4.12).

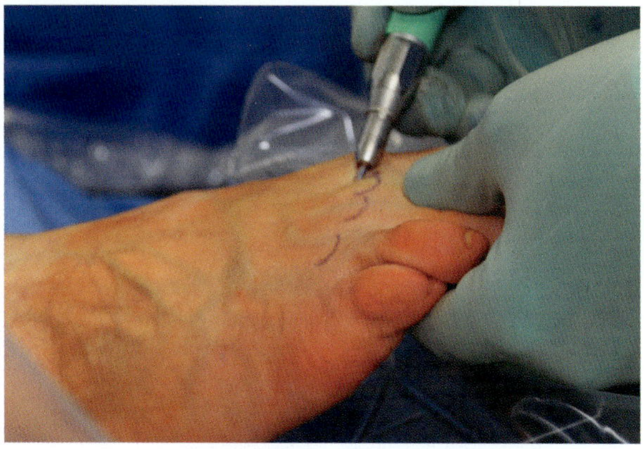

Abb. 4.12 Angulierende Bewegung der Fräse (mittlere Position). [P1509]

6. Operationsschritt

Dann wird die Osteotomie durch angulierende Bewegung vervollständigt (➤ Abb. 4.13). Drehpunkt der Bewegung ist der streckseitige Anlagepunkt der Fräse am Metatarsale (➤ Abb. 4.14).

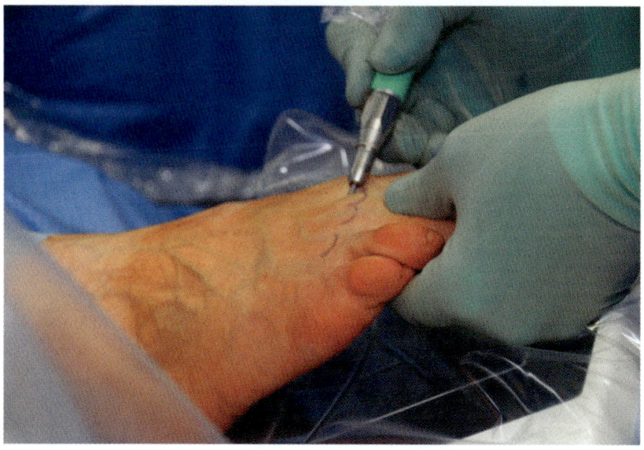

Abb. 4.13 Angulierende Bewegung der Fräse (finale Position) [P1509]

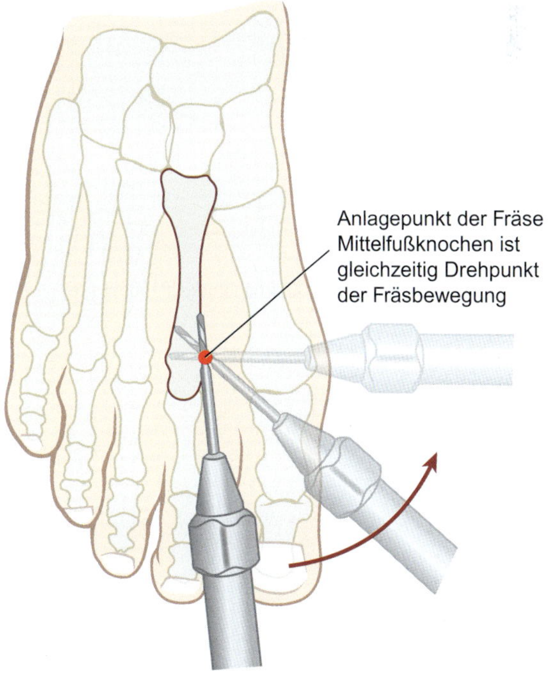

Abb. 4.14 Schematische Darstellung der Bewegung der Fräse [P1509, L126]

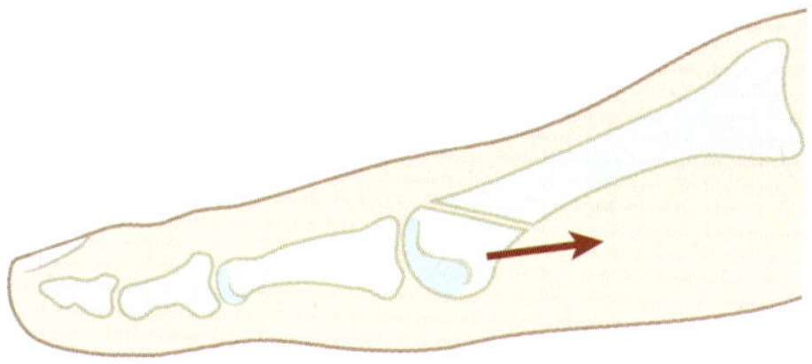

Abb. 4.15 Skizze vollständige Osteotomie. Verschiebung des Metatarsaleköpfchens nach proximal und gleichzeitige Anhebung durch Entnahme von Knochensubstanz durch die Fräse [P1509, L126]

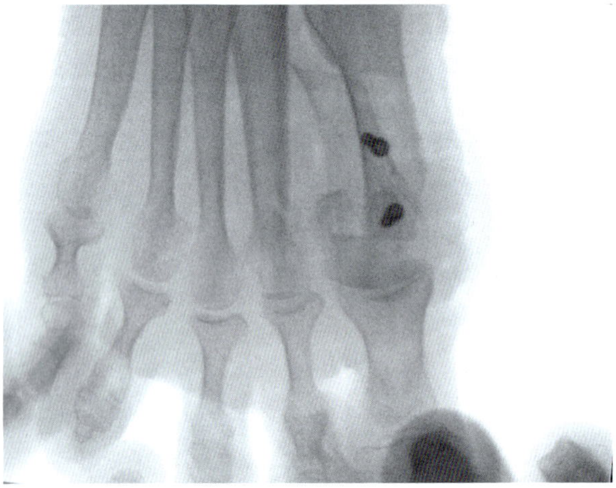

Abb. 4.16 Röntgenbild nach Osteotomie (Veränderung der Länge in Relation zu Metatarsale-III). Radiologische Kontrolle der Verschieblichkeit von Metatarsale II. Metatarsale-III jetzt länger als Metatarsale-II [P1509]

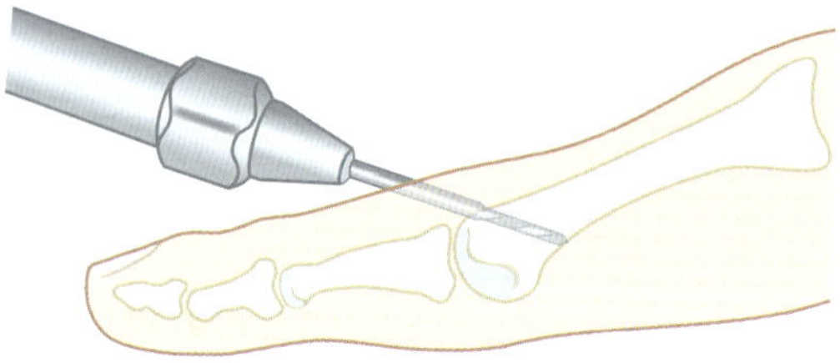

Abb. 4.17 Skizze mit plantarer Knochenbrücke [P1509, L126]

7. Operationsschritt

Üblicherweise Osteotomie von Metatarsale II–IV in identischer Technik mit Vorgehen von medial nach lateral (➤ Abb. 4.15). Schrittweise Kontrolle der Vollständigkeit der Osteotomie mit dem Röntgenbildverstärker (➤ Abb. 4.16). Die Verkürzung kann vor allem gegenüber dem noch nicht osteotomierten benachbarten Metatarsale-I beobachtet werden. Im Zweifelsfall Distraktion und axiales Stauchen unter Bildwandlerkontrolle.

Tipps und Tricks

Wird die Fräse zu flach und nicht tief genug eingeführt, kann plantar eine knöcherne Brücke verbleiben (➤ Abb. 4.17), sodass bei unvollständiger Osteotomie keine Stellungskorrektur möglich ist. Daher muss die Fräse immer tief genug eingeführt werden.

Fräse mit niedriger Drehzahl und hohem Drehmoment benutzen (etwa 6.000 U/min). Eine hohe Drehzahl kann zu Thermonekrosen von Haut und Knochen mit der Gefahr einer Pseudarthrose und von Wundheilungsstörungen führen.

Fräse mit steriler Flüssigkeit kühlen. Wird auf eine Blutleere verzichtet, hat das über die Stichinzision austretende Blut eine kühlende Wirkung, sodass dann meist auf eine zusätzliche Kühlung verzichtet werden kann.

Osteotomie des nächsten Strahls erst, wenn der adressierte Strahl sicher vollständig osteotomiert wurde.

Oberflächliche Thermo-Hautnekrose exzidieren und die Wunde anschließend primär verschließen

Intraoperativer Verband

➢ Abb. 4.18

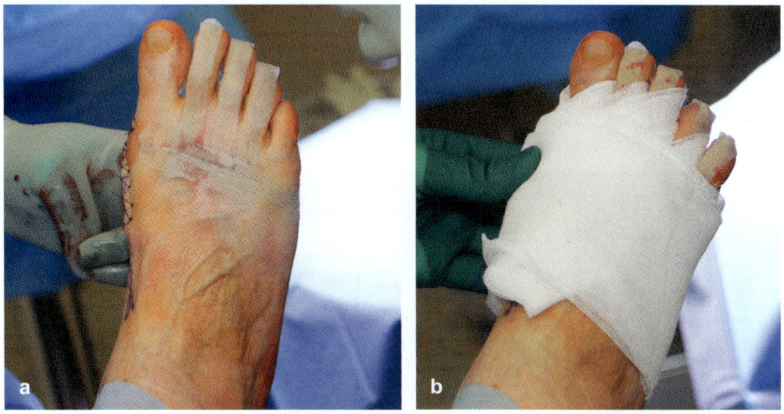

Abb. 4.18 Anlegen des Redressionsverbands im OP [P1509]
a) Stabilisierung der Kleinzehen durch Steri-Strips®
b) Redressierender Verband

4.1.4 Nachbehandlung

Belastung

Sofortige schmerzadaptierte Belastung im Verbandschuh mit steifer Sohle (➢ Abb. 4.19)

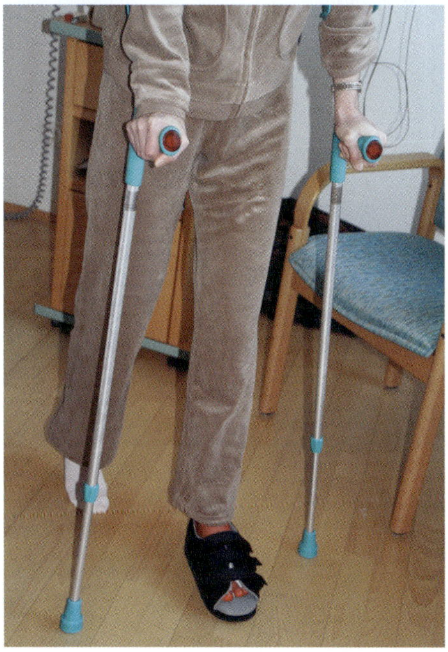

Abb. 4.19 Mobilisation im Verbandschuh mit steifer Sohle [P1509]

Verbandstechnik

Erster Verbandswechsel nach 5–10 Tagen. 4 Wochen Zügelverbände der Kleinzehen nach medial (➢ Abb. 4.20)

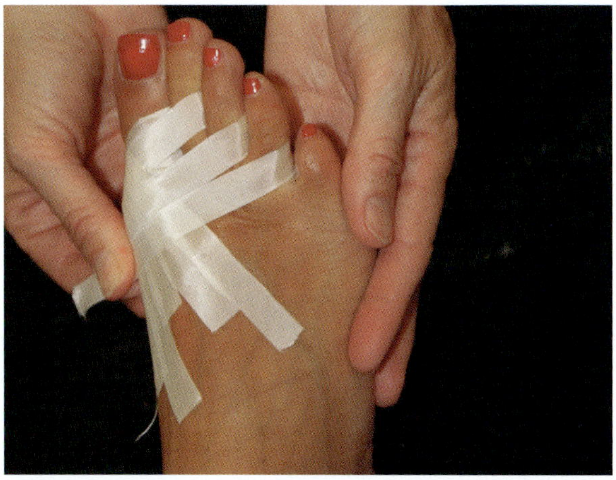

Abb. 4.20 Zügelverband der Kleinzehen nach medial. 4 Wochen Redression der Kleinzehen [P1509]

Röntgenkontrolle

6 Wochen und 6 Monate postoperativ (➢ Abb. 4.21, ➢ Abb. 4.22)

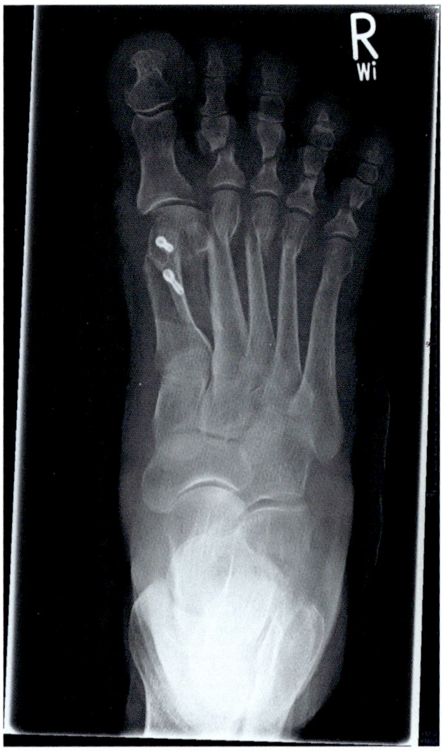

Abb. 4.21 Röntgenbild 2 Tage postoperativ nach Hallux-valgus-Korrektur durch Scarf-Osteotomie und DMMO Metatarsale II–IV. Zusätzlich minimalinvasive verkürzende Umstellungsosteotomie der Grundglieder D2–D5 [P1509]

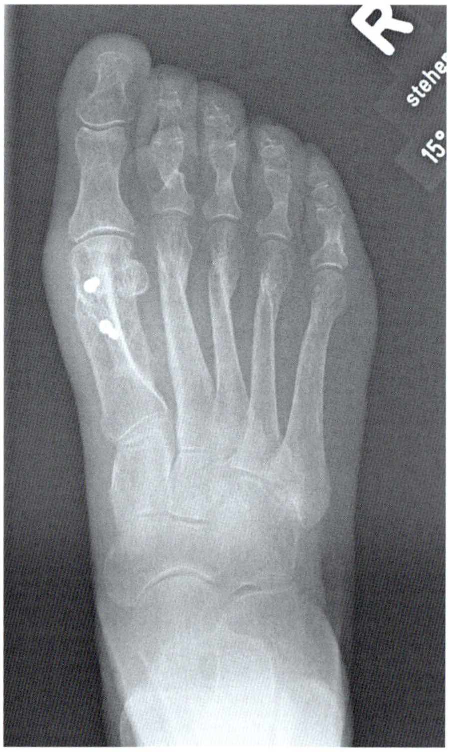

Abb. 4.22 Röntgenbild 6 Monate postoperativ. Korrektur des 1. Strahls durch Scarf-Osteotomie. DMMO Metatarsale II–IV knöchern konsolidiert. Osteotomie der Grundglieder D2–D5 knöchern konsolidiert [P1509]

4.1.5 Komplikationen

Schwellneigung des Fußes

Die prolongierte Schwellneigung des Fußes muss als nahezu regelhafte Begleiterscheinung nach minimalinvasiver DMMO genannt werden (Henry et al. 2011, Johansen, Jordan and Thomas 2018). Trotz der Schwellung ist meist eine schmerzfreie Belastung des Fußes möglich. Spezifische Maßnahmen zur Reduktion der Schwellneigung werden deshalb nur in extremen Ausnahmefällen diskutiert. Der Patient ist im Vorfeld der minimalinvasiven Operation möglichst über prologierte postoperative Schwellungszustände zu informieren.

Hitzenekrose

Durch die rotierende Fräse kann es zur Hitzeentwicklung und thermischen Gewebeschäden kommen. Im Bereich des Knochens kann dies zu einer unzureichenden oder verzögerten knöchernen Konsolidierung führen. Hitzenekrosen können vermieden werden durch

- Operation ohne Blutleere
- Spülen der Fräse beim Fräsvorgang
- Fräsen mit niedriger Umdrehungszahl (< 6.000 U/min)

In der Literatur wird die Häufigkeit von thermischen Schädigungen der Haut nach DMMO mit 1,4 % angegeben (Magnan et al. 2018). Ist direkt am Ende der Operation eine Hitzenekrose der Haut auffällig ist eine Exzision des nekrotischen Areals zu empfehlen.

MERKE
Eine zu hohe Drehzahl der Fräse kann zu thermischen Nekrosen von Haut und Knochen führen

Malalignment

Nach der minimalinvasiven Metatarsale-Osteotomie wird auf eine Fixation bzw. Osteosynthese verzichtet. Durch Belastung des Fußes in einem „Verbandschuh mit steifer Sohle" soll es automatisch zu einer Korrektur des metatarsalen Alignments kommen. Obwohl meistens ein subjektiv zufriedenstellender Zustand erreicht wird, sind „Fehlpositionierungen" einer oder mehrerer Mittelfußköpfchen möglich. Dies kann zu einer erneuten Metatarsalgie führen. Werden z. B. nur 1 oder 2 Metatarsale osteotomiert kann es durchaus zur Entwicklung einer „Transfermetatarsalgie" durch Überlastung des nicht osteotomierten benachbarten Metatarsale kommen.

Sowohl bei knöcherner Konsolidierung in „ungewünschter" Position als auch bei Entwicklung einer Transfermetatarsalgie empfiehlt sich einer erneute DMMO mit Einschluss der überlasteten Metatarsalia.

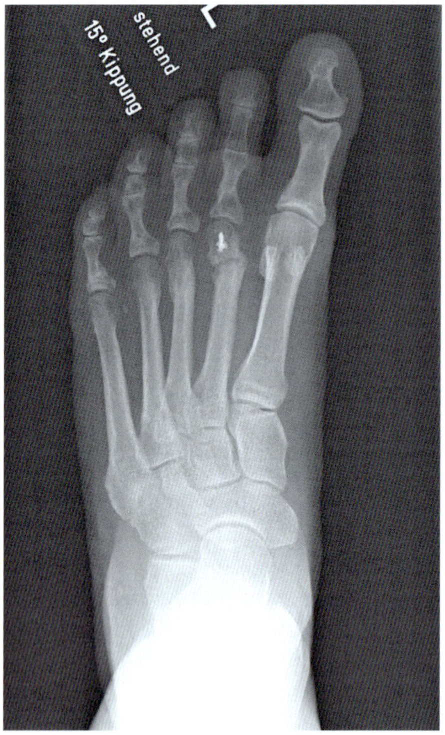

Abb. 4.23 Pseudarthrose. DMMO Metatarsale II–IV, bei Z. n. Weil-Osteotomie Metatarsale-II. Zehn Monate postoperativ noch keine sichere Konsolidierung im Röntgenbild, Patientin aber beschwerdefrei [P1509]

Pseudarthrose

Pseudarthrosen sind vor allem nach isolierten Metatarsalosteotomie zu beobachten (➤ Abb. 4.23). Die Rate an unzureichenden Knochenheilungen wird mit 1,4–3,3 % angegeben (Haque et al. 2015, Magnan et al. 2018).

Bemerkenswert ist das lange Intervall bis eine knöcherne Konsolidierung im Röntgenbild erkennbar ist. Eine operative Revision wird frühestens nach 18 Monaten empfohlen, wenn nicht starke Schmerzen zu einer vorzeigten Operation zwingen (Coillard, Lalevée und Tourné 2021). Daher empfehlen manche Autoren die Osteotomie von allen drei zentralen Metatarsalia (II–IV), um durch die gleichmäßige Belastung auf den Osteotomien die Häufigkeit von Pseudarthrosen zu reduzieren (De Prado, Cuervas-Mons, Golanó and Vaquero 2016, De Prado, Golano and Ripoll 2009).

Einschränkung der Plantarflexion der Zehen (Floating Toes)

Auch wenn es sich bei der DMMO prinzipiell um eine extraartikuläre Osteotomie handelt, kann es zur Einschränkung der Plantarflexion der Zehen mit Ausbildung von „Floating Toes“ kommen (➤ Abb. 4.24). Im Gegensatz zu Floating Toes nach Weil-Osteotomie handelt es sich aber meist nicht um kontrakte Zustände, sondern um eine Insuffizienz der plantarflektierenden Kräfte aufgrund der knöchernen Verkürzung. Die Belastbarkeit des Fußes ist in der Regel nicht eingeschränkt. Eine Funktionsverbesserung kann meist im Laufe des ersten Jahres nach OP beobachtet werden.

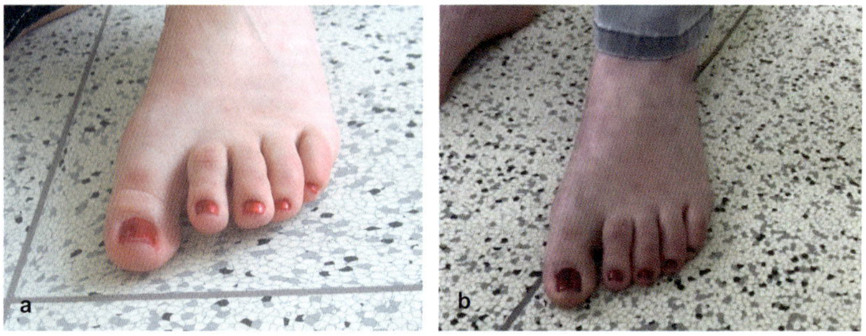

Abb. 4.24 Floating Toes [P1509]
a) Im plantigraden Stand unzureichender Bodenkontakt der Kleinzehen. Patient subjektiv beschwerdefrei
b) Bei aktiver Plantarflexion Bodenkontakt der Kleinzehen möglich

Osteotomie zu distal

Wird die Osteotomie zu distal ausgeführt (➤ Abb. 4.25), handelt es sich um einen technischen Fehler. Die Beweglichkeit der Kleinzehe im Grundgelenk, insbesondere die Dorsalextension, kann durch den entstandenen knöchernen Sporn schmerzhaft eingeschränkt sein. In diesen Fällen empfiehlt sich eine minimalinvasive Abtragung des knöchernen Sporns.

MERKE

Computertomografie zum Ausschluss eines knöchernen Sporns bei schmerzhaft eingeschränkter Beweglichkeit des Zehengrundgelenks.

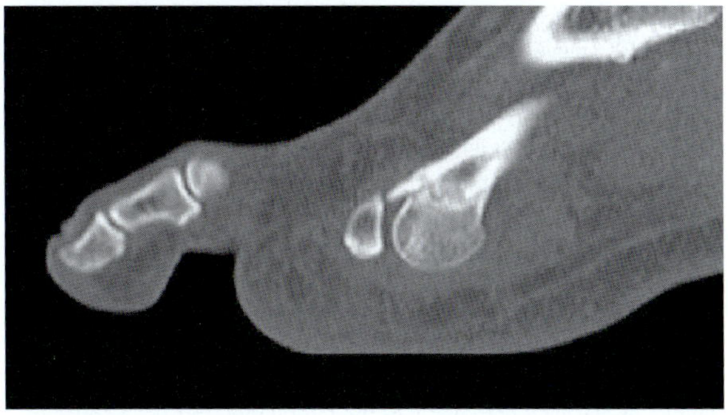

Abb. 4.25 CT nach Osteotomie wegen schmerzhafter Bewegungseinschränkung der Zehe. Osteotomie zu distal und zu flach. Dadurch knöcherner Sporn, der die Dorsalextension des Kleinzehengrundgelenks blockiert. [P1509]

Hypertropher Kallus

In seltenen Fällen kann es zur Ausbildung eines hypertrophen Kallus im Bereich der Osteotomie kommen (➤ Abb. 4.26). Mit einer Remodellierung ist im Laufe der Jahre zu rechnen. In extremen Fällen ist eine operative Reduktion des Kallus erforderlich.

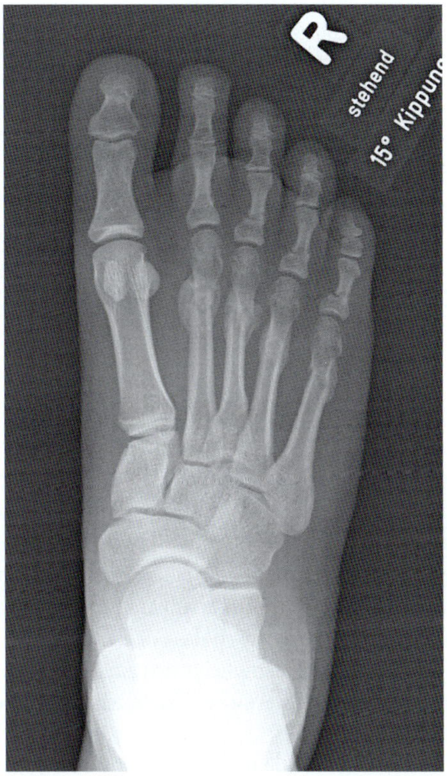

Abb. 4.26 Bildung eines hypertrophen Kallus im Bereich von Metatarsale-II und Metatarsale-III nach DMMO [P1509]

4

LITERATUR

Coillard J-Y, Lalevée M, Tourné Y. Distal metatarsal minimally invasive osteotomy (DMMO): surgical technique, variants, indications, and treatment decision-tree. The Foot 2021; 47: 101801.

De Prado M, et al. Distal metatarsal minimal invasive osteotomy (DMMO) for the treatment of metatarsalgia. Techniques in Foot & Ankle Surgery 2016; 15: 12-18.

De Prado M, Golano P, Ripoll PL. Minimally invasive foot surgery. 1st ed. About Your health Publishers, 2009.

Haque S, et al. Outcome of minimally invasive distal metatarsal metaphyseal osteotomy (DMMO) for lesser toe metatarsalgia. Foot Ankle Int 2016; 37(1): 58-63.

Henry J, et al. Distal osteotomy of the lateral metatarsals: a series of 72 cases comparing the Weil osteotomy and the DMMO percutaneous osteotomy. Orthop Traumatol Surg Res 2011; 97: S57-65.

Johansen JK, Jordan M, Thomas M. Clinical and radiological outcomes after Weil osteotomy compared to distal metatarsal metaphyseal osteotomy in the treatment of metatarsalgia – A prospective study. Foot Ankle Surg 2019; 25(4): 488-494.

Magnan B, et al. Percutaneous distal osteotomy of lesser metatarsals (DMMO) for treatment of metatarsalgia with metatarsophalangeal instability Foot Ankle Surg 2018; 24(5): 400-405.

Palastanga N, Soames R. Untere Extremität, In: Palastanga N, Soames R (Hrsg.): Anatomie und Menschliche Bewegung. München: Urban & Fischer, 2014; 187-368.

4

4.2 Luxation im Kleinzehengrundgelenk

Kernaussagen

- Die Luxation eines Kleinzehengrundgelenks kann als „fortgeschrittenes Endstadium" einer Überlastung und Schädigung der plantaren Platte des Kleinzehengrundgelenks betrachtet werden.
- Die konservative Behandlung eines luxierten Kleinzehengrundgelenks führt nur äußerst selten zur schmerzfreien Belastbarkeit des Fußes.
- Bei jungen Patienten empfiehlt sich eine operative Reposition und Stabilisierung des luxierten Kleinzehengrundgelenks.
- Bei geriatrischen Patienten ist alternativ eine palliative minimalinvasive Behandlung möglich. Diese besteht in einer Tenotomie der Beuge- und Strecksehnen, einem perkutanen Kapselrelease des Kleinzehengrundgelenks mit manueller Reposition und einer DMMO.
- Mit einer Reluxationsrate von etwa 50 % muss gerechnet werden, wobei die Reluxationen in der Regel nicht zu einem Rezidiv der Metatarsalgie führen, sondern meist asymptomatisch sind.

4.2.1 Ätiologie und Pathogenese

Im Rahmen einer „biomechanischen Metatarsalgie" kommt es zur progredienten Schädigung der plantaren Platte des Kleinzehengrundgelenks durch repetitive Mikrotraumatisierung. Verschiedene Faktoren können zu einer mechanischen Überlastung der plantaren Gelenkkapsel des Kleinzehengrundgelenks (im klinischen Jargon häufig „plantare Platte" genannt) führen:

- Eine relative Überlänge des Metatarsale, meist des 2. Metatarsale
- Eine verminderte Belastung des 1. Vorfußstrahls, z. B. durch Hallux valgus oder Metatarsus primus elevatus (Transfermetatarsalgie)
- Eine Belastung des Fußes auf harten Böden in Schuhe mit geringer Dämpfung u. U. mit zusätzlich erhöhtem Anstellwinkel des Metatarsale durch hohe Absätze (z. B. Pumps mit Absatz auf harten Böden)
- Eine Extensionsfehlstellung der Zehe, z. B. durch Verdrängung der 2. Zehe durch einen Hallux valgus
- Eine Verkürzung der Wadenmuskulatur

MERKE

Eine gegenseitige Verstärkung der o. g. Faktoren ist möglich und im klinischen Alltag häufig zu beobachten.

Die „pathologische Sequenz" der Schädigung der plantaren Platte besteht aus:

- Ausdünnung und Elongation der plantaren Platte
- Instabilität des Kleinzehengrundgelenks
- Subluxation des Kleinzehengrundgelenks
- Luxation des Kleinzehengrundgelenk
- Sekundärem knöchernem Defekt der plantaren Basis des Kleinzehengrundglieds und korrespondierendem Schaden des streckseitigen Metatarsale-Köpfchens

4.2.2 Klinisches Bild

Luxierte Kleinzehengrundgelenke führen zu einer fixierten Plantarisierung des Mittelfußköpfchens durch Druck der luxierten Zehe von oben. Neben erheblichen Schmerzen und einer Hammerzehe kann es bis zu einem „Malum perforans" unter dem Mittelfußköpfchen kommen. Eine mechanische Entlastung durch eine schuhtechnische Versorgung (Einlage mit Hohllegung, Sohlenversteifung, Ballenrolle) ist nur selten ausreichend.

4.2.3 Diagnostische Verfahren

Das luxierte Kleinzehengrundgelenk lässt sich meist bei der klinischen Untersuchung mit hinreichender Sicherheit feststellen (➤ Abb. 4.27). Die Luxation wird im Röntgenbild bestätigt (➤ Abb. 4.28).

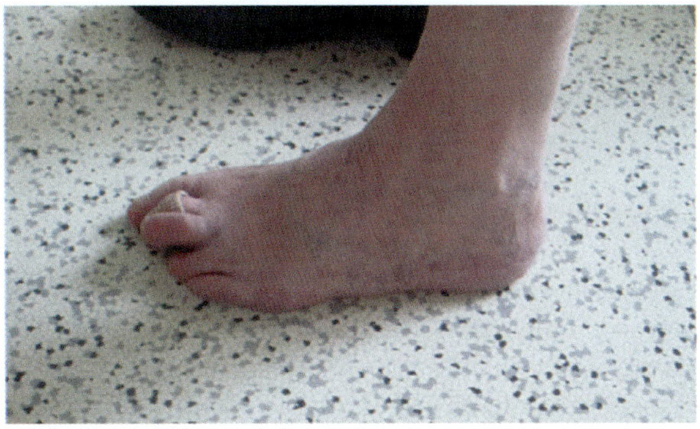

Abb. 4.27 74-jährige Patientin, Hammerzehe D3 mit luxiertem Grundgelenk D3, Zustand nach komplexer Vorfußoperation vor etwa 2 Jahren [P1509]

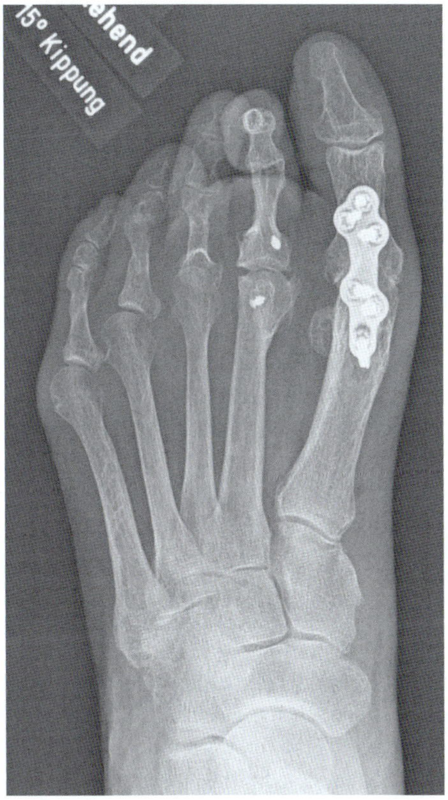

Abb. 4.28 Dorsoplantares Röntgenbild linker Fuß. Luxation MTP-III-Gelenk. Zustand nach Vorfußoperation mit MTP-I-Arthrodese und Naht plantare Platte MTP-II-Gelenk [P1509]

4

4.2.4 Operatives Vorgehen

Hinsichtlich der anatomischen Gegebenheiten ➤ Abb. 4.6

Operationsprinzip

Eine operative Rekonstruktion der plantaren Platte in minimalinvasiver Technik ist nicht möglich und wird auch nicht angestrebt! Das minimalinvasive Verfahren ist eher als palliative Strategie zu verstehen und eignet sich deshalb vor allem für „geriatrische Patienten".

In einem ersten Schritt muss durch ein perkutanes Kapselrelease mit dem Beaver® Blade eine Reposition des Kleinzehengrundgelenks erreicht werden. Danach ist eine DMMO möglich. Das Kapselrelease wird mit einer perkutanen Tenotomie der Strecksehnen und der Beugesehnen kombiniert. Insbesondere durch die Tenotomie der Strecksehnen wird der Druck der luxierten Grundgliedbasis auf das Mittelfußköpfchen reduziert, sodass selbst bei einer postoperativen Reluxation des Kleinzehengrundgelenks kein Rezidiv der Metatarsalgie zu erwarten ist.

Nach der Reposition wird die DMMO in typischer Technik durchgeführt, d. h.

- Stichinzision neben dem Mittelfußköpfchen
- Abschieben der Weichteile vom distalen metatarsalen Abschnitt des Mittelfußköpfchens mit einem Raspatorium
- Einführen der 2 mm Shannon-Fräse
- Osteotomie in 45° Inklination zur Längsachse des Metatarsale (löffelartige Bewegung, ➤ Kap. 4.1.3)

MERKE
Die Tenotomie der Streck- und Beugesehnen sollte vor der DMMO durchgeführt werden.

Während zur Anpassung des metatarsalen Alignments meist die Mittelfußknochen 2, 3 und 4 osteotomiert werden, wird bei Luxation eines Kleinzehengrundgelenks oft nur der betroffene Strahl osteotomiert. Eine Verlagerung der Belastung auf einen benachbarten Strahl bzw. die beiden benachbarten Strahlen ist in diesem Fall sogar erwünscht. Liegen allerdings gleichzeitig Hammer- oder Krallenzehen vor, sollte die Tenotomie der Streck- und Beugesehnen an sämtlichen Kleinzehenstrahlen vorgenommen werden.

Die Funktion der Kleinzehe ist nach einer Tenotomie der Streck- und Beugesehnen reduziert. Eine „Restbeweglichkeit" wird häufig durch die noch erhaltene intrinsische Fußmuskulatur aufrechterhalten.

Patientenaufklärung

- Unzureichende Knochenheilung (Pseudarthrose)
- Malalignment der Metatarsalia
- Rezidiv-Metatarsalgie
- Persistierende Fehlstellung der Kleinzehen
- Minderung der aktiven Plantarflexion der Kleinzehen
- Reduzierter Bodenkontrakt der Zehenkuppen
- Reluxation des Kleinzehengrundgelenks
- Verletzung von Nerven mit persistierenden Empfindungsstörungen in den Kleinzehen
- Allgemeine Operationsrisiken (Wundinfektion, Thrombose, Embolie, etc.)

Anästhesie und Lagerung des Patienten

- Rücklage. Der Fuß sollte über den Operationstisch überhängen.
- Operation in Regionalanästhesie (Fußblock) oder Allgemeinanästhesie.
- Auf eine Blutleere kann verzichtet werden.

Instrumentarium und Operationsvorbereitung

Röntgenbildverstärker. Beaver® Blade. Rotierende Fräse (Shannon Burr 2 mm Durchmesser)

Operationsschritte

1. Operationsschritt

Perkutane Durchtrennung der langen und kurzen Beugesehnen.

2. Operationsschritt

Perkutane Durchtrennung der Strecksehnen auf Höhe der Streckerhaube (➤ Abb. 4.29)

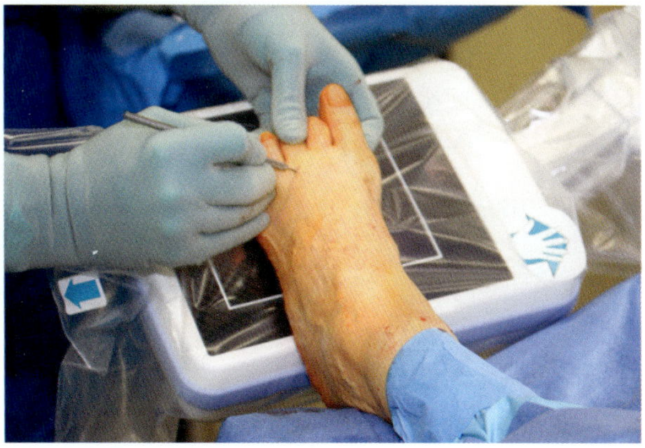

Abb. 4.29 Perkutane Tenotomie der Strecksehnen auf Höhe der Gelenkkapsel [P1509]

3. Operationsschritt

Perkutanes Kapselrelease medial und lateral, bis eine Reposition des Kleinzehengrundgelenks möglich ist (➤ Abb. 4.30).

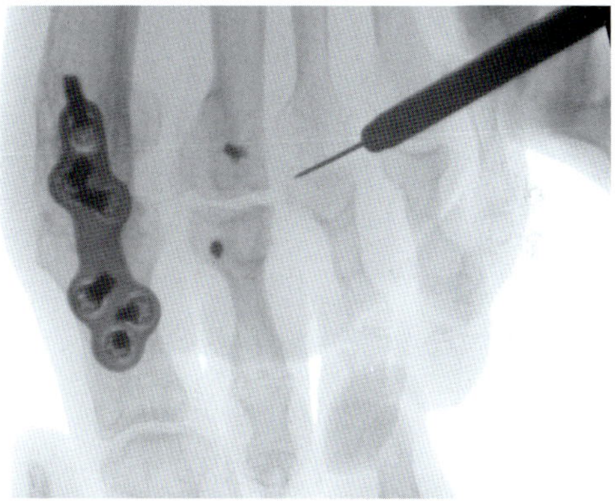

Abb. 4.30 Perkutane Durchtrennung der streckseitigen Gelenkkapsel, der Strecksehnen sowie der medialen und lateralen Kollateralbänder [P1509]

4. Operationsschritt

Reposition des Kleinzehengrundgelenks nach Kapselrelease (➤ Abb. 4.31)

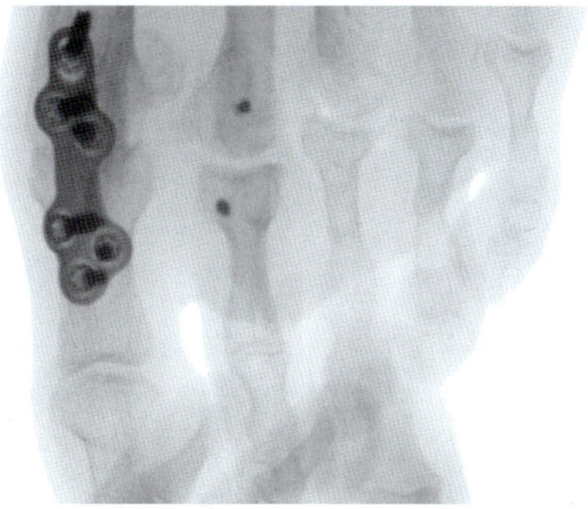

Abb. 4.31 Reposition durch manuelle Distraktion nach Kapselrelease [P1509]

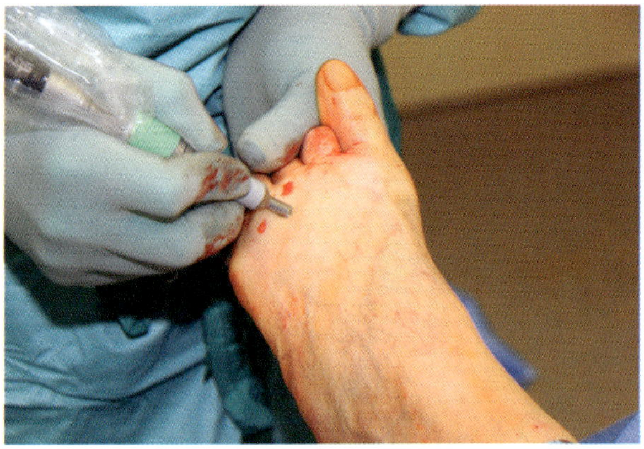

Abb. 4.32 Plantarisierung der Zehe und DMMO in typischer Technik [P1509]

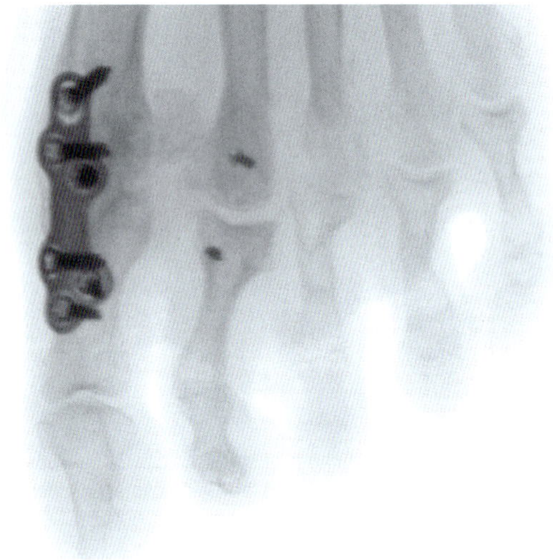

Abb. 4.33 Intraoperatives Röntgenbild nach Reposition und DMMO [P1509]

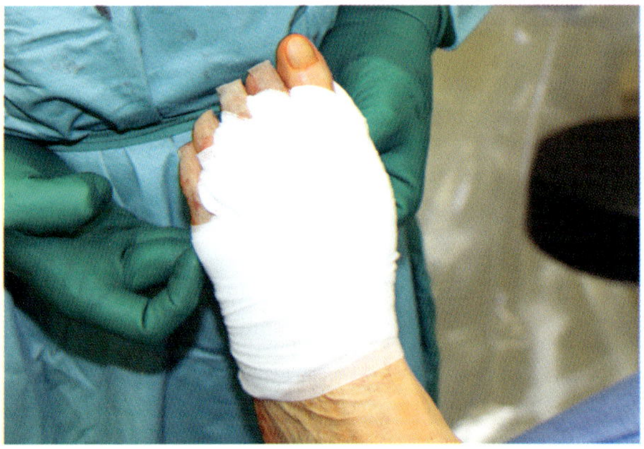

Abb. 4.34 Postoperativer Redressionsverband [P1509]

5. Operationsschritt

DMMO des betroffenen Strahls. ggf. ergänzende Korrekturen der benachbarten Strahlen, jeweils Tenotomie der Streck- und Beugesehnen bzw. ggf. DMMO (➤ Abb. 4.32). Intraoperatives Röntgenbild nach Reposition und DMMO (➤ Abb. 4.33)

6. Operationsschritt

Wundverschluss und Verband (➤ Abb. 4.34)

Tipps und Tricks

Release der Kollateralbänder des luxierten Kleinzehengrundgelenks von intraartikulär nach medial und lateral mit dem Beaver® Blade, d. h. unter Kontrolle durch den Röntgenbildverstärker wird das Beaver® Blade von streckseitig unter Durchtrennung der dorsalen Kapsel nach intraartikulär vorgebracht. Dann Kapsulotomie und Durchtrennung der Kollateralbänder bei gleichzeitiger Distraktion durch Zug an der Zehe.

Tenotomie der Beugesehnen vor Durchführung der DMMO.

4.2.5 Nachbehandlung

- 4 Wochen Schmerzadaptierte Belastung im Verbandschuh mit steifer Sohle
- 4 Wochen Redressionsverbände. Redression der ehemals luxierten Zehe nach plantar

4.2.6 Komplikationen

Komplikationen wie nach DMMO und minimalinvasiver Korrektur der Kleinzehe (➤ Kapitel 5)

Zusätzlich Risiko der Re-Luxation des Kleinzehengrundgelenks. (Laut De Prado in 50 % der Fälle zu erwarten, dann aber in der Regel asymptomatisch aufgrund der DMMO und Tenotomie der Streck- und Beugesehnen.)

Funktionsverlust der Zehe. Im günstigen Fall bleibt die Zehe taktiles Organ mit Bodenkontakt der Zehenkuppe. Eine mechanische Funktion der Kleinzehe ist nicht zu erwarten.

MERKE

Die minimalinvasive Behandlung eines luxierten Kleinzehengrundgelenks ist eine palliative Operation. Im günstigen Fall ist eine taktile Restfunktion mit Bodenkontakt der Zehenkuppe zu erwarten.
In 50 % der Fälle kommt es zu einer Re-Luxation der Zehe, die aber meistens asymptomatisch ist.

4.2.7 Ergebnisse in der Literatur

In der Literatur wird zu Instabilitäten, Subluxationen und Dislokationen der MTP-Gelenke in Zusammenhang mit einer DMMO Stellung genommen.

Instabilität des Kleinzehengrundgelenks

Eine Instabilität wird allgemein als gute Indikation für eine DMMO gesehen:

Biz et al. (2018) fanden bei der Nachuntersuchung von 93 Patienten (93 Füßen), bei denen eine DMMO durchgeführt worden war, eine signifikante Reduktion der Quote an Instabilitäten (von 41,9 % präoperativ auf 19,4 % postoperativ) und eine signifikante Reduktion von Subluxationen (von 15,1 % präoperativ auf 6,5 % postoperativ) zum Zeitpunkt der Nachuntersuchung. Das mittlere Follow-up lag bei 59 Monaten.

Nach **Magnan et al. (2018)** besteht eine Indikation zur DMMO bei Metatarsalgie mit Instabilität Grad I oder II nach der Coughlin-Klassifikation.

Laffenetre und Perera (2015) beschreiben eine Modifikation der DMMO in Form einer intraartikulären Osteotomie, die von den Autoren als DICMO bezeichnet wird, zur Behandlung von Instabilitäten des Kleinzehengrundgelenks.

Subluxation

Eine Subluxation kann ebenfalls durch eine DMMO behandelt werden (Bauer 2014, Biz et al. 2018, Malhotra et al. 2019).

Biz et al. (2018) fanden (wie bereits oben zitiert) eine signifikante Reduktion von Subluxationen (von 15,1 % präoperativ auf 6,5 % postoperativ) nach Durchführung einer DMMO im weiteren postoperativen Verlauf.

Malhotra et al (2019) berichteten über 106 DMMO, die bei 43 Füßen durchgeführt worden waren. Bei 11 von 43 Patienten (26 %) bestand die Indikation zur DMMO in einer Subluxation des Kleinzehengrundgelenks.

Dislokation

In der Literatur besteht weitgehend Konsens, dass die minimalinvasive Behandlung der Luxation eines Kleinzehengrundgelenks keinen kurativen Ansatz verfolgt, also keine dauerhafte Reposition des Kleinzehengrundgelenks zur erwarten ist (de Prado et al. 2016). Nach de Prado kommt es in 50 % der Fälle nach Kapselrelease, Reposition und DMMO zur Behandlung eines dislozierten MTP-Gelenks zur erneuten Dislokation (persönliche Kommunikation).

Manche Autoren betrachten daher die Dislokation des Kleinzehengrundgelenks als Kontraindikation der DMMO (Botezatu, Marinescu und Laptoiu 2015, De Prado et al. 2016, Laffenetre und Perera 2019, Magnan et al. 2018, Thomas und Jordan 2018, Tournemine et al. 2021). Eine palliative Behandlung ist allerdings möglich (De Prado et al. 2016).

In diesen Fällen sollte ein perkutanes Kapselrelease durchgeführt werden. Von Redfern et. al. wird darauf hingewiesen, dass ein Kapselrelease nur bei Dislokationen, nicht jedoch bei Instabilitäten empfehlenswert ist, da es zusätzlich destabilisiert und somit eine sekundäre Luxation bei initial vorhandener Instabilität entstehen kann (Redfern, Vernois and Legre 2015).

4

4.2.8 Fazit

Bei Instabilität oder Subluxation eines Kleinzehengrundgelenks ist eine DMMO zur Behandlung möglich und empfehlenswert. Liegt eine Dislokation vor, muss präoperativ entschieden werden, ob ein kurativer Ansatz mit dem Ziel einer dauerhaften Reposition und Stabilisierung des Kleinzehengrundgelenks angestrebt wird. In diesen Fällen sollte eine Weil-Osteotomie mit einer Stabilisierung durch eine Naht der plantaren Gelenkkapsel oder mit einem Beugesehnentransfer durchgeführt werden. Als palliatives Verfahren bei geriatrischen Patienten ist eine Reposition nach perkutanem Kapselrelease in Kombination mit einer Tenotomie von Streck- und Beugesehnen sowie einer DMMO möglich.

LITERATUR

Bauer T. Percutaneous forefoot surgery. Orthop Traumatol Surg Res 2014; 100(1 Suppl): S191-204.

Biz C, et al. Medium-long-term clinical and radiographic outcomes of minimally invasive distal metatarsal metaphyseal osteotomy (DMMO) for central primary metatarsalgia: do maestro criteria have a predictive value in the preoperative planning for this percutaneous technique? Biomed Res Int 2018; (2018): 1947024.

Botezatu I, et al. Minimally invasive-percutaneous surgery – recent developments of the foot surgery techniques. J Med Life 2015; 8 (Spec Issue): 87-93.

De Prado M, et al. Distal metatarsal minimal invasive osteotomy (DMMO) for the treatment of metatarsalgia. Techniques in Foot & Ankle Surgery 2016; 15: 12-18.

Laffenêtre O, Perera A. Distal minimally invasive metatarsal osteotomy („DMMO" Procedure). Foot Ankle Clin 2019; 24(4): 615-625.

Magnan B, et al. Percutaneous distal osteotomy of lesser metatarsals (DMMO) for treatment of metatarsalgia with metatarsophalangeal instability. Foot Ankle Surg 2018; 24(5): 400-405.

Malhotra K, et al. Minimally invasive distal metaphyseal metatarsal osteotomy (DMMO) for symptomatic forefoot pathology – Short to medium term outcomes from a retrospective case series. Foot 2019; 38: 43-49.

Redfern D, et al. Percutaneous surgery of the forefoot. Clin Podiatr Med Surg 2015; 32(3): 291-332.

Thomas M, Jordan M. [Minimally invasive correction of lesser toe deformities and treatment of metatarsalgia] Oper Orthop Traumatol 2018; 30(3): 171-183.

Tournemine S, et al. Shortening effect influence of distal minimally invasive metatarsal osteotomy in primary metatarsalgia. Int Orthop 2022; 46(5): 983-988.

4.3 Morton-Neurom

Kernaussagen

- Das Morton-Neurom entsteht als Folge einer repetitiven Überlastung durch eine reaktive Hypertrophie des Endoneuriums unter dem Lig. transversum profundum.
- Die minimalinvasive Operationsstrategie besteht aus eine perkutanen Durchtrennung des Lig. transversum profundum in Kombination mit einer DMMO der benachbarten Metatarsalia.
- Die klinischen Ergebnisse sind mit denen der klassisch offenen Operation vergleichbar.

4.3.1 Ätiologie und Pathogenese

Das Morton-Neurom ist eine „tumorähnliche" Verdickung eines plantaren Nervs des Vorfußes (Civinini 1835, Morton 1876). Im Gegensatz zum Neurinom besteht kein autonomes Wachstum, sondern eine reaktive Verdickung des Endoneurons als Folge einer repetitiven Nervenüberlastung unter dem Lig. transversum profundum (Bhatia und Thomson 2020).

Die häufigste Lokalisation ist unter dem Lig. transversum profundum zwischen den Mittelfußköpfchen 3 und 4, die zweithäufigste Lokalisation unter dem Zwischenraum 2/3 (➤ Abb. 4.35, ➤ Abb. 4.36) (Bhatia und Thomson 2020). Ob ein Morton-Neurom unter dem Zwischenraum 1/2 oder 4/5 beobachtet werden kann, wird in der Literatur strittig diskutiert.

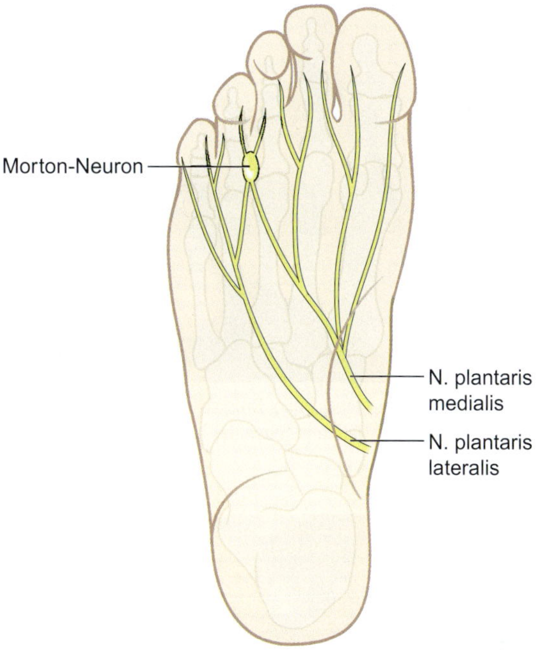

Abb. 4.35 Plantare Nerven und Lokalisation des Morton-Neuroms [P1509, L 126]

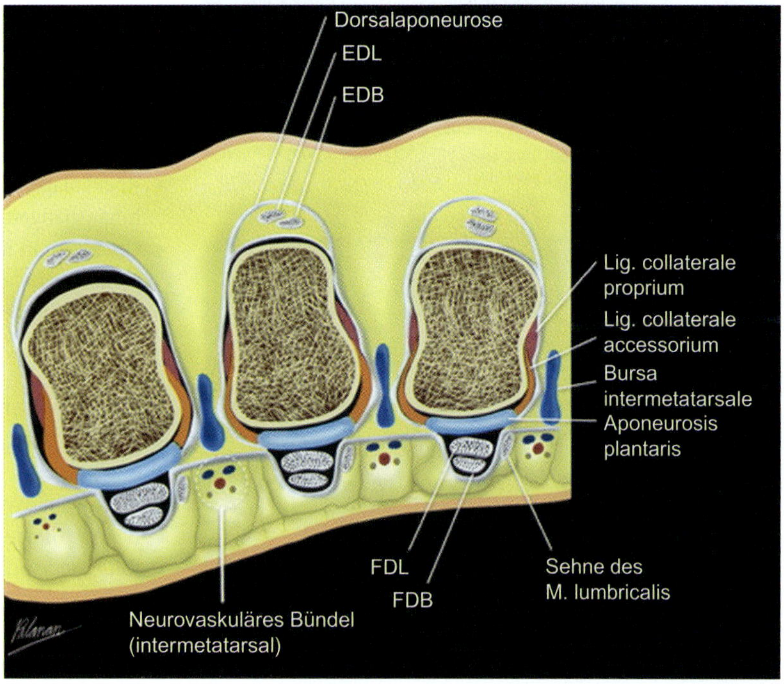

Abb. 4.36 Lokalisation des intermetatarsalen neurovaskulären Bündels und insbesondere des plantaren Nervs unter dem Ligamentum transversum profundum zwischen 2 benachbarten Mittelfußköpfchen. EDB = M. extensor digitorum brevis, EDL = M. extensor digitorum longus, FDB = M. flexor digitorum brevis, FDL = M. flexor digitorum longus [E1385]

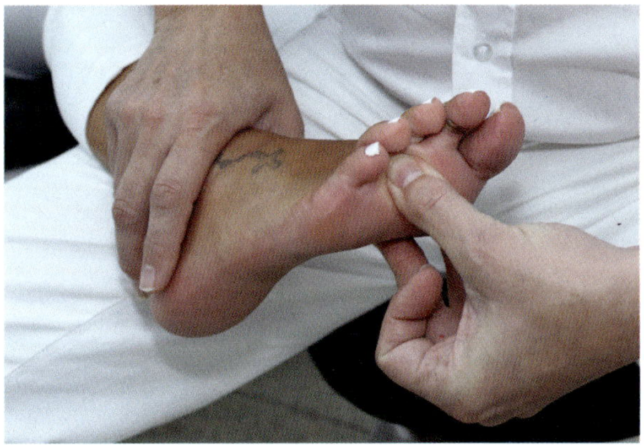

Abb. 4.37 Klinische Untersuchung, Druckschmerz von plantar. Kompression des Nervs/des Neuroms gegen das Lig. transversum profundum [P1509]

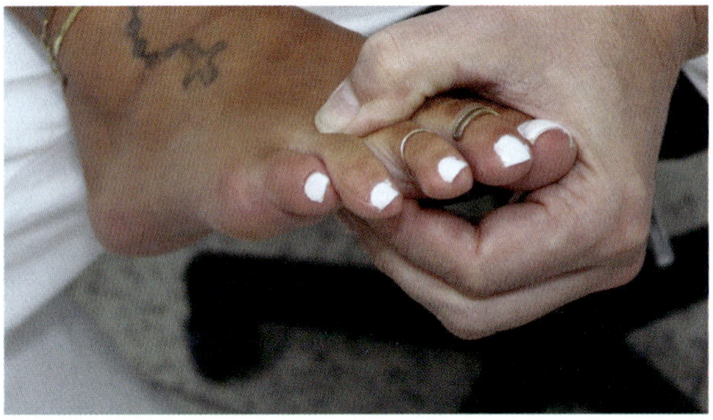

Abb. 4.38 Kompression des Nervs zwischen Daumen und Zeigefinger. Bei gleichzeitiger Kompression des Vorfußes in querer Richtung durch die andere Hand des Untersuchers, kann ein „Schnappen" des Nerven getastet werden (Mulder-Klick) [P1509]

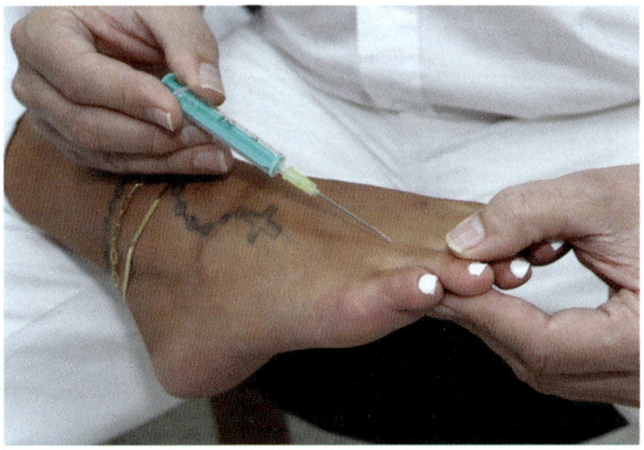

Abb. 4.39 Testinfiltration zwischen die Mittelfußköpfchen mit einer geringen Menge eines schnell wirksamen Lokalanästhetikums (z. B. 1 ml Lidocain 2 %). Anschließender Belastungstest des Fußes nach Wirkungseintritt des Lokalanästhetikums [P1509]

4.3.2 Klinisches Bild

Leitsymptom eines Morton-Neuroms ist der plantare Schmerz, der häufig in die benachbarten Kleinzehen ausstrahlt. Meist sind die Beschwerden belastungsabhängig, d. h. entstehen erst bei Belastung oder nehmen bei Belastung zu. Ein Ruheschmerz ist untypisch und sollte an der Diagnose eines Morton-Neurom zweifeln lassen (Adams 2010, Owens et al. 2011). Selten kommt es zu Sensibilitätsstörungen im Zehenzwischenraum.

4.3.3 Diagnostische Verfahren

Die Verdachtsdiagnose eines Morton-Neuroms kann in der Regel anhand der Anamnese und der klinischen Untersuchung gestellt werden (➤ Abb. 4.37). Typisch ist eine Provokation der Beschwerden durch manuellen Druck auf den Nerv an seiner vulnerablen Stelle unter dem Lig. transversum profundum (➤ Abb. 4.38) (Dohle 2021, Owens 2011). Außerdem kann nach der Testinfiltration zwischen den Mittelfußköpfchen mit einer geringen Menge eines schnell wirksamen Lokalanästhetikums (z. B. 1 ml Lidocain 2 %) ein Belastungstest des Fußes nach Wirkungseintritt des Lokalanästhetikums erfolgen (➤ Abb. 4.39).

4.3.4 Operatives Vorgehen

Anästhesie und Lagerung des Patienten

- Rückenlage. Der Fuß sollte über den Operationstisch hinaushängen.
- Operation in Regionalanästhesie (Fußblock) oder Allgemeinanästhesie.
- Auf eine Blutleere sollte verzichtet werden.

Instrumentarium und Operationsvorbereitung

- Röntgenbildverstärker
- Beaver® Blade
- Rotierende Fräse (Shannon Burr 2 mm Durchmesser)

Operationsprinzip

Perkutane Durchtrennung des Lig. transversum profundum mit dem Beaver® Blade. DMMO der benachbarten Mittelfußknochen.

Operationsschritte

1. Operationsschritt

Identifikation des Mittelfußköpfchens und des metaphysären Übergangs zum Schaft. Stichinzision medial oder lateral des Mittelfußköpfchens auf Höhe des distalen Spatium interosseum. Lokalisation direkt streckseitig über dem Lig. transversum profundum (➤ Abb. 4.40, ➤ Kap. 4.1).

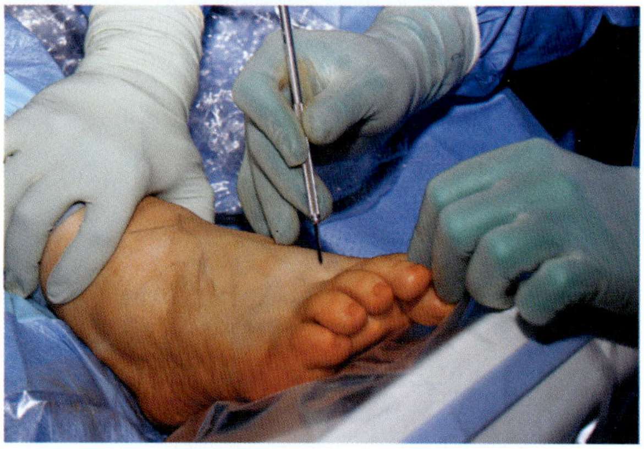

Abb. 4.40 Stichinzision [P1509]

2. Operationsschritt

Vorschieben des Beaver® Blade nach plantar bis unmittelbar proximal des Lig. transversum profundum (➤ Abb. 4.41). Achtung: Das Lig. transversum profundum ist plantar lokalisiert. Das Beaver® Blade muss bis in die Tiefe eingeführt werden.

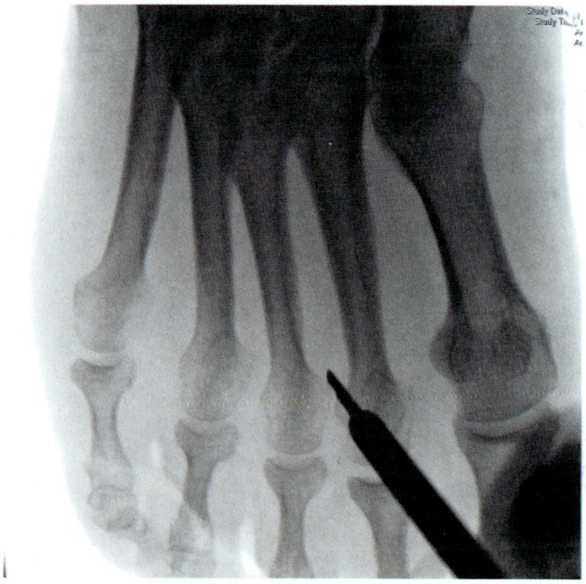

Abb. 4.41 Röntgenbild mit Beaver® Blade [P1509]

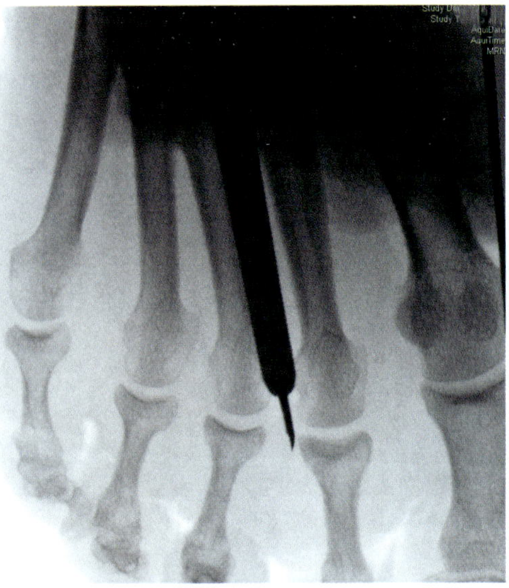

Abb. 4.42 Röntgenbild mit Beaver® Blade distal [P1509]

3. Operationsschritt

Der Widerstand des Ligamentums kann bei der Durchtrennung durch Distalisierung des Beaver® Blade gespürt werden (➤ Abb. 4.42).

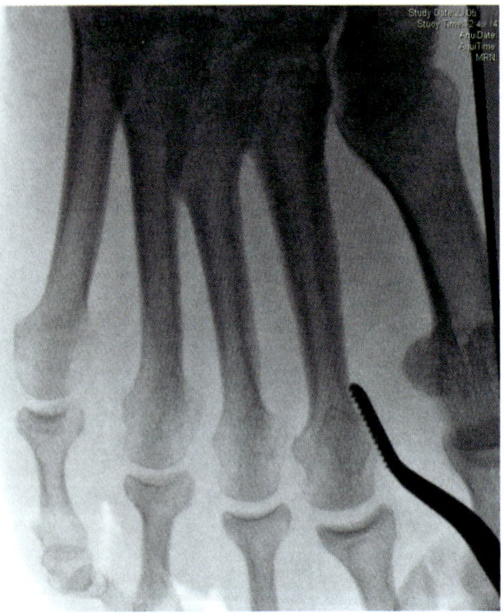

Abb. 4.43 Einführen des Elevatoriums [P1509]

4. Operationsschritt

Sondieren des metaphysären Abschnitts mit einem Elevatorium (➤ Abb. 4.43). Abschieben der Weichteile medial und lateral vom metaphysären Aspekt des distalen Metatarsale zur Vorbereitung der DMMO.

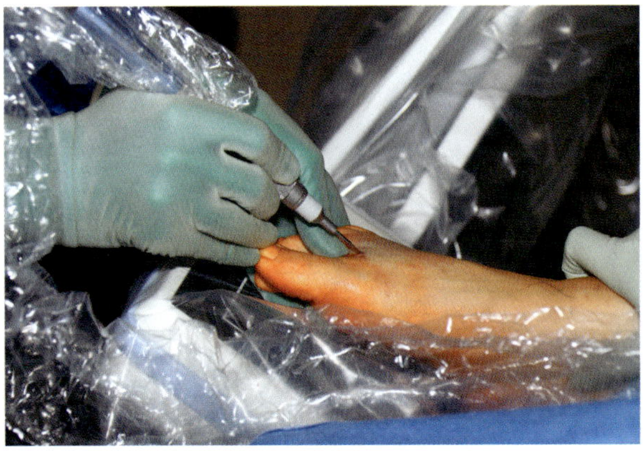

Abb. 4.44 Einführen der Fräse [P1509]

5. Operationsschritt

Einführen der Shannon-Fräse und Osteotomie in 45°-Neigung zur Längsachse des Os metatarsale (➤ Abb. 4.44).

6. Operationsschritt

Kontrolle der Lokalisation der Shannon-Fräse und damit der Osteotomie unter Röntgenbildverstärker (➤ Abb. 4.45).

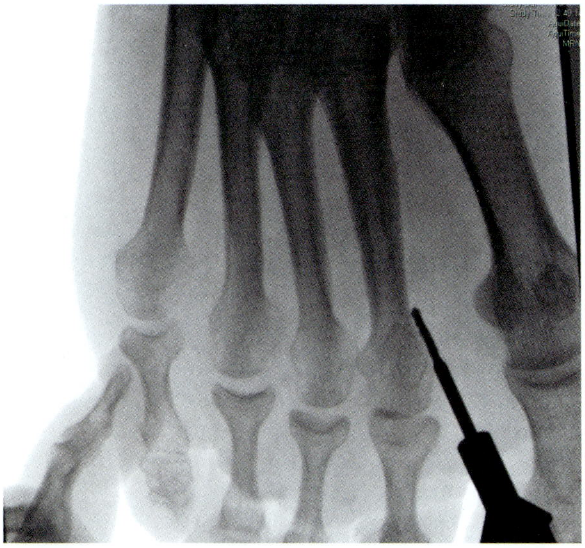

Abb. 4.45 Röntgenbild mit Shannon Burr [P1509]

7. Operationsschritt

Zunächst wird mit der Fräse eine oberflächliche „Rinne" als Führungsschiene in das Metatarsale gefräst. Dann wird die Osteotomie durch eine angulierende Bewegung vervollständigt (➤ Abb. 4.46, ➤ Kap. 4.1.3). Drehpunkt der Bewegung ist der streckseitige Anlagepunkt der Fräse am Metatarsale. Üblicherweise Osteotomie von Metatarsale II–IV in identischer Technik mit Vorgehen von medial nach lateral.

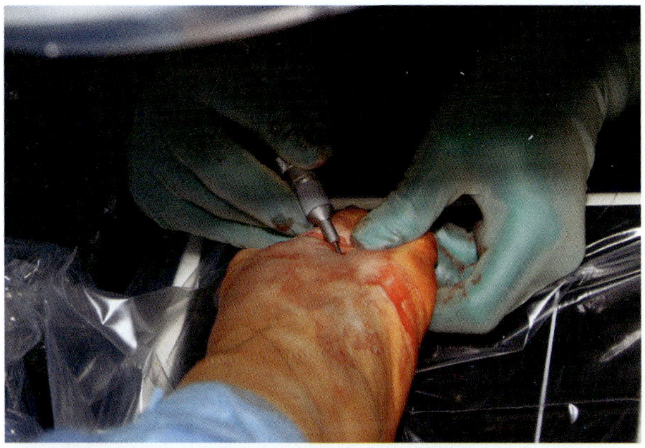

Abb. 4.46 Angulierende Bewegung (mittlere Position) [P1509]

8. Operationsschritt

Finale Position der Shannon-Fräse (➤ Abb. 4.47): Durchtrennung des streckseitigen Anteils des distalen Metatarsale.

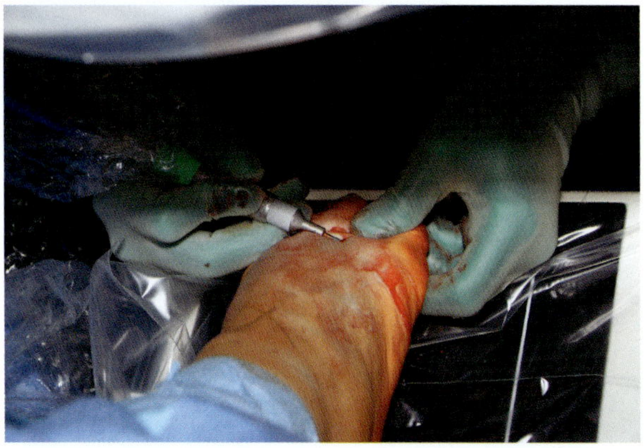

Abb. 4.47 Angulierende Bewegung (finale Position) [P1509]

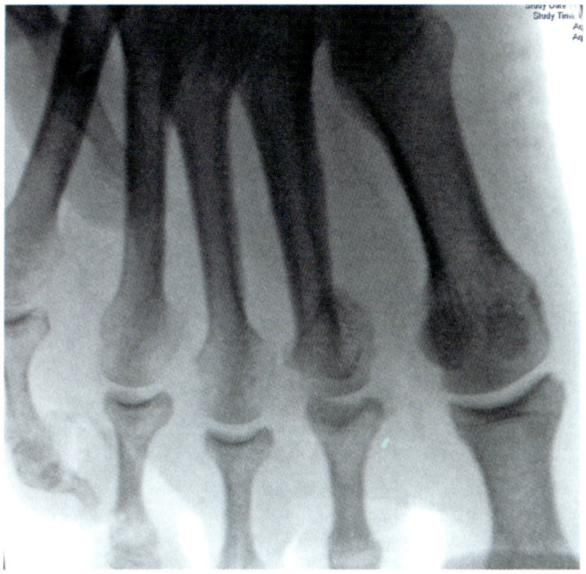

Abb. 4.48 Röntgenbild nach Osteotomie (Veränderung der Länge in Relation zum Metatarsale-II) [P1509]

9. Operationsschritt

Schrittweise Kontrolle der Vollständigkeit der Osteotomie im Röntgenbildverstärker (➤ Abb. 4.48). Durch axiales Einstauchen kann das Metatarsale-II bei vollständiger Osteotomie deutlich verkürzt werden und ist dann in der Regel kürzer als das nicht osteotomierte benachbarte Metatarsale. Die Verkürzung kann vor allem gegenüber dem noch nicht osteotomierten benachbarten Metatarsale-I beobachtet werden. Im Zweifelsfall Distraktion und axiales Stauchen unter Bildwandlerkontrolle.

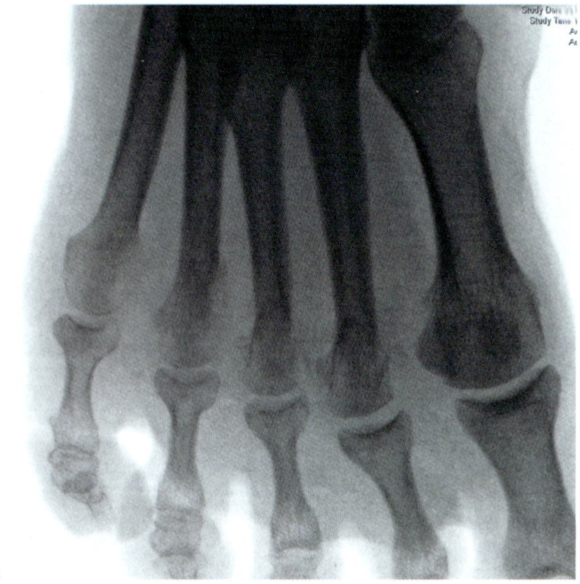

Abb. 4.49 Radiologisches Alignment nach DMMO der Metatarsalia II, III und IV [P1509]

10. Operationsschritt

Harmonisches metatarsale Alignment nach DMMO der Metatarsalia II, III und IV (➤ Abb. 4.49).

Tipps und Tricks

Osteotomie des nächsten Strahls erst, wenn der adressierte Strahl sicher vollständig osteotomiert wurde.

Achtung: Fräse mit niedriger Drehzahl und hohem Drehmoment benutzen (< 6.000 U/min). Eine hohe Drehzahl kann zu Thermonekrosen der Haut und des Knochens führen. Dadurch Gefahr von Pseudarthrose und Wundheilungsstörungen.

Fräse mit steriler Flüssigkeit kühlen. Wird auf eine Blutleere verzichtet, hat das über die Stichinzision austretende Blut eine kühlende Wirkung, sodass dann meist auf eine zusätzliche Kühlung verzichtet werden kann.

Oberflächliche Thermo-Hautnekrose exzidieren und die Wunde anschließend primär verschließen

4.3.5 Nachbehandlung

Belastung: sofortige schmerzadaptierte Belastung im Verbandschuh mit steifer Sohle

Verbandstechnik:

- Erster Verbandswechsel nach 5–10 Tagen.
- 4 Wochen Zügelverbände der Kleinzehen nach medial

4.3.6 Komplikationen

Identische Komplikationen wie bei der DMMO (➤ Kap. 4.1.5). Zusätzlich kann es zu einer Transfermetatarsalgie durch Überlänge eines benachbarten „nicht osteotomierten" Mittelfußköpfchens kommen. Sollte sich z. B. intraoperativ nach DMMO von Metatarsale-II und Metatarsale-III zur Behandlung eines Morton-Neuroms II/III eine Überlänge von Metatarsale-IV gegenüber Metatarsale-III zeigen, empfiehlt sich eine ergänzende DMMO von Metatarsale-IV.

4.3.7 Ergebnisse laut Literatur

In einer vergleichende Untersuchung von 26 Patienten, bei denen eine „klassische offene" Resektion des Morton-Neuroms durchgeführt worden war, mit weiteren 26 Patienten, die in minimalinvasiver Technik operiert worden waren (DMMO plus Durchtrennung des Lig. transversum profundum) fanden Bauer et. al. nach 2 Jahren vergleichbar gute Ergebnisse (Bauer et al. 2015). Die klinisch guten Ergebnisse konnten von Sato et al. 2022 durch die Verlaufsbeobachtung von 27 Patienten bestätigt werden. In beiden Studien wurde eine perkutane Durchtrennung des Lig. transversum profundum mit einer DMMO von Metatarsale-II, Metatarsale-III und Metatarsale-IV durchgeführt.

Demgegenüber empfiehlt De Prado eine „Limitierung" der DMMOs auf die benachbarten Strahlen, also z. B. Metatarsale-II und Metatarsale-III bei Morton-Neurom II/III (DePrado, persönliche Mitteilung).

Zusammenfassend ist die minimalinvasive Behandlung des Morton-Neuroms inzwischen eine etablierte Alternative zur klassisch offenen Resektion. Vorteile bietet das minimalinvasive Vorgehen vor allem, wenn

- ein Morton-Neurom in zwei benachbarten Zwischenräumen vermutet wird,
- Unsicherheit besteht, ob die Beschwerden tatsächlich durch ein Morton-Neurom verursacht werden oder ob eine biomechanische Metatarsalgie vorliegt.

LITERATUR

Adams WR 2nd. Morton's neuroma. Clin Podiatr Med Surg 2010; 27(4): 535-545.

Bauer T, et al. Metatarsalgia and Morton's disease: comparison of outcomes between open procedure and neurectomy versus percutaneous metatarsal osteotomies and ligament release with a minimum of 2 years of follow-up. J Foot Ankle Surg 2015; 54(3): 373-377.

Bhatia M, Thomson L. Morton's neuroma – Current concepts review. J Clin Orthop Trauma 2020; 11(3): 406-409.

Civinini F. Su d'un nervoso gangliare rigonfiamento alla pianta del piede. Lettera anatomica, Pistoia (1835).

Dohle J. Metarsalgie. In: Dohle J, Rammelt S (Hrsg.): Expertise Orthopädie und Unfallchirurgie – Fuß und Sprunggelenk. 1. Aufl. Stuttgart, NewYork: Georg Thieme Verlag, 2021; 368-383.

Morton TA. A peculiar and painful affection of the fourth metatarsophalangeal articulation. Am J Med Sci 1876; 71: 37-45.

Owens R, et al. Morton's neuroma: clinical testing and imaging in 76 feet, compared to a control group. Foot Ankle Surg 2011; 17(3): 197-200.

Sato G, et al. Treatment of Morton's neuroma with minimally invasive distal metatarsal metaphyseal osteotomy (DMMO) and percutaneous release of the deep transverse metatarsal ligament (DTML): a case series with minimum two-year follow-up. Int Orthop 2022; 46(12): 2829-2835.

4

KAPITEL

5 Kleinzehendeformitäten

Hans-Jörg Trnka und Paul Trnka

5.1 Einleitung

Bei der Korrektur der Kleinzehendeformitäten unterscheidet man zwischen Eingriffen an den Weichteilen und knöchernen Eingriffen (Cordier und Nunhes 2020).

Eingriffe an den Weichteilen sind entweder Tenolysen oder Arthrolysen. Die in Frage kommenden Sehnen gehören zu M. extensor digitorum longus (EDL), M. flexor digitorum longus (FDL) und M. flexor digitorum brevis (FDB). Kapsulotomien werden am MTP-Gelenk dorsal, am PIP-Gelenk plantar und am DIP-Gelenk durchgeführt.

Knöcherne Eingriffe umfassen extraartikuläre partielle oder durchgehende Osteotomien an den Gliedern (Grundglied, Mittelglied, Endglied) der Zehen sowie artikuläre Eingriffe wie Abschleifungen der Kondylen, Resektionsarthroplastik oder Arthrodesen. Abhängig von der Fehlstellung werden die Osteotomien von plantar, dorsal, lateral oder medial durchgeführt

5.2 Osteotomien der Phalangen

Kernaussagen

- Bei minimalinvasiven Umstellungsosteotomien an den Zehen wird die Osteotomie mit einer rotierenden Fräse über eine Stichinzision durchgeführt.
- Die Osteotomie wird partiell oder komplett durchgeführt.
- Statt mit einer Osteosynthese werden die Zehen meist über Redressionsverbände fixiert, die für 4 Wochen postoperativ angelegt werden. Teils erfolgt die Fixation mittels temporärer Kirschner-Drähte.
- Der Fuß kann in einem Verbandschuh mit steifer Sohle sofort postoperativ belastet werden.
- Die fibröse Stabilisierung reicht nach 4 Wochen aus, um auf weitere externe Stabilisierungsmethoden zu verzichten. Der radiologische Durchbau ist erst viel später zu erkennen.
- Minimal-invasive Eingriffe an den Zehen benötigen ein ausreichendes und intensives Training.

5.2.1 Einleitung

Bei den Kleinzehendeformitäten unterscheidet man Fehlstellungen in der Sagittalebene (Hammerzehe, Krallenzehe, Endgelenkhammerzehe), in der Transversalebene (Gelenkflächendeviation, posttraumatische Fehlstellung) und Rotationsfehlstellungen (Curly Toe).

Unter einer **Hammerzehe** wird bei neutralem bis leicht hyperextendiertem Metatarsophalangealgelenk eine Beugefehlstellung des proximalen Interphalangealgelenks und Neutralstellung bzw. Hyperextensionsstellung des distalen Interphalangealgelenks verstanden.

Bei einer **Krallenzehe** besteht eine Hyperextensionsstellung im Metatarsophalangealgelenk und eine Beugestellung im proximalen und distalen Interphalangealgelenk (Arnold et al. 2016, De Prado und Golano 2009).

Bei einer Mallet-Zehe liegt eine Beugekontraktur im distalen Interphalangealgelenk vor (Arnold et al. 2016).

Entscheidend für den Eingriff ist auch, ob es sich um flexible oder fixierte Fehlstellungen handelt. Vor allem bei flexiblen Fehlstellungen ist zusätzlich noch eine Tenotomie an den deformierenden Sehnen notwendig.

Ätiologie und Pathogenese

Hammer-, Krallen- und Mallet-Zehendeformität entstehen durch eine vermehrte Spannung der Sehne des M. flexor digitorum longus, zu der verschiedene Faktoren beitragen können:

- Zu enge und kurze Schuhe
- Atrophie der intrinsischen Muskulatur
- Ruptur der plantaren Platte
- Hallux valgus
- Überlänge der 2. Zehe (griechischer Fuß)
- Neurologische Erkrankung
- Rheumatoide Arthritis
- Psoriasis

Klinisches Bild

Als erstes Symptom fällt vor allem der Druck im Schuh mit gleichzeitiger Clavusbildung auf:

- Bei Hammerzehen bestehen Rötung und Clavusbildung vor allem dorsal über dem proximalen Interphalangealgelenk.
- Bei Krallenzehen bestehen Rötung und Clavusbildung ebenfalls über dem proximalen Interphalangealgelenk, aber auch an der Zehenspitze.
- Bei Mallet-Zehen treten Clavusbildung und Schmerz an der Zehenspitze auf.

Posttraumatische bzw. angeborene Fehlstellungen in der Transversalebene verursachen intraartikuläre Schmerzen im PIP- bzw. DIP-Gelenk. Zusätzlich entstehen interdigitale Clavusbildungen.

Isolierte Überlängen einzelner Zehen führen einerseits zu Clavusbildungen an der Zehenspitze, aber auch zu Druck und zunehmender Beugung im proximalen oder distalen Interphalangealgelenk.

Diagnostisches Vorgehen

Röntgen Vorfuß dorsoplantar und seitlich im Stehen (➤ Abb. 5.1). Klinische Untersuchung, Evaluierung der Gelenkbeweglichkeit.

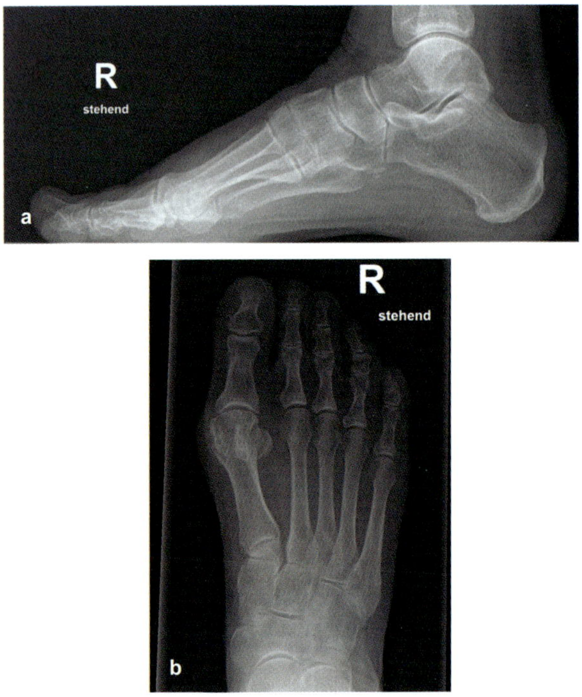

Abb. 5.1 Röntgen Vorfuß seitlich stehend und dorsoplantar [P1505]

5.2.2 Operationsvorbereitung

Patientenaufklärung

- Unzureichende Knochenheilung (Pseudarthrose)
- Malalignment der Zehe
- Rezidiv-Hammerzehe
- Persistierende Fehlstellung der Kleinzehen
- Minderung der aktiven Bewegung der Kleinzehen
- Verletzung von Nerven mit persistierenden Empfindungsstörungen in den Kleinzehen
- Allgemeine Operationsrisiken (z. B. Wundinfektion, Thrombose, Embolie)

Anästhesie und Lagerung des Patienten

- Rückenlage. Der Fuß sollte über den Operationstisch hängen.
- Operation in Regionalanästhesie (Fußblock) mit oder ohne Sedierung.
- Auf eine Blutleere sollte verzichtet werden.

Instrumentarium

- Röntgenbildverstärker
- Beaver® Blade
- Rotierende Fräse (Shannon Burr 2 mm Durchmesser)

5.2.3 Proximale-Phalanx-Osteotomie

Die Entscheidung, an welcher Phalanx die Osteotomie notwendig ist, hängt von der Flexibilität der Interphalangealgelenke ab. Bei noch flexiblen Interphalangealgelenken wird eine proximale Flexionsosteotomie der Grundphalanx in Kombination mit einer Tenotomie der Beugesehnen durchgeführt.

Die proximale Osteotomie der Phalanx wird entweder von seitlich oder von plantar durchgeführt.

Operationsschritte

1. Operationsschritt

Nach der Bestimmung der korrekten Höhe der Osteotomie mittels Bildwandler erfolgt von plantar oder seitlich eine 3 mm lange Miniinzision (➤ Abb. 5.2) über der Metaphyse des proximalen Grundglieds (De Prado und Golano 2009).

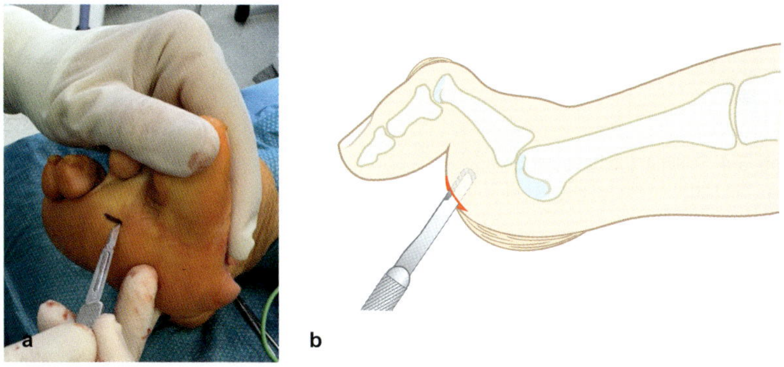

Abb. 5.2 Stichinzision von plantar in Höhe der Basis der Grundphalanx
a) Intraoperatives Bild [P1505]
b) Schema [P1505, L126]

2. Operationsschritt

Sondieren des Knochens mit einem Elevatorium und Abschieben der Weichteile nach medial und lateral. Einbringen der Shannon-Fräse mit einem Durchmesser von 2,0 mm und 12-mm-Fräskopf (➤ Abb. 5.3).

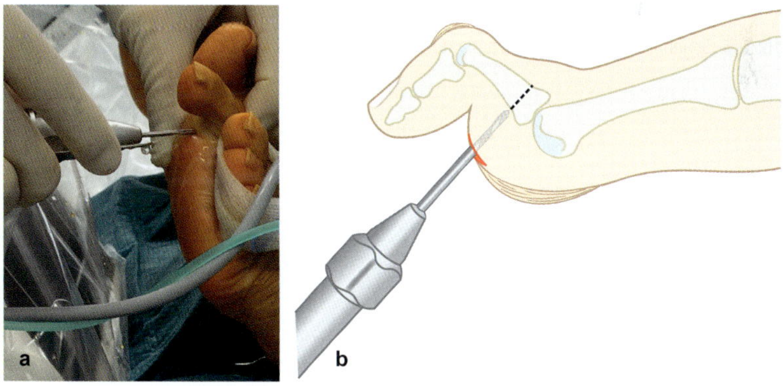

Abb. 5.3 Die Shannon-Fräse wird von plantar zum Knochen vorgeführt.
a) Intraoperatives Bild [P1505]
b) Schema [P1505, L126]

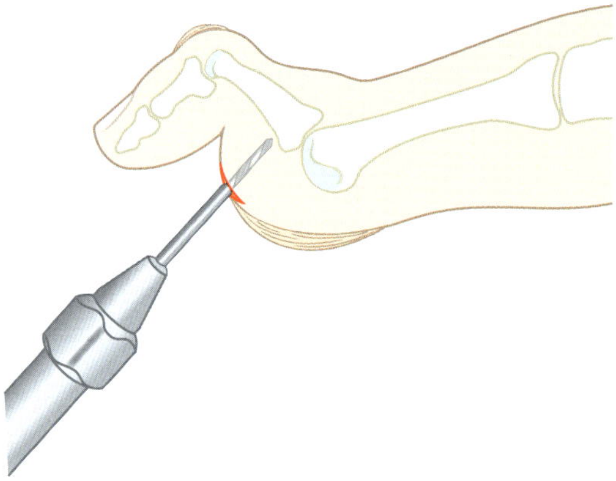

Abb. 5.4 Schema: Die Basis der Grundphalanx wird von plantar angefräst, die Kortikalis dorsal erhalten [P1505, L126].

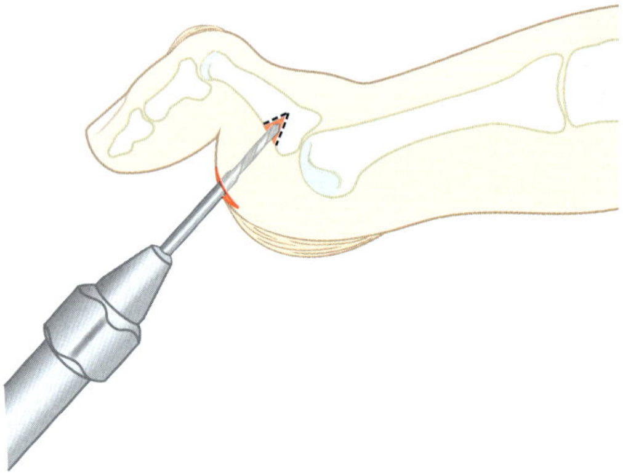

Abb. 5.5 Schema: Ein Keil wurde von plantar entfernt [P1505, L126].

3. Operationsschritt

Von plantar wird die Kortikalis durchtrennt und ein Keil gefräst (➤ Abb. 5.4). Eine kleine dorsale Brücke sollte erhalten werden (Cordier und Nunhes 2020) (➤ Abb. 5.5).

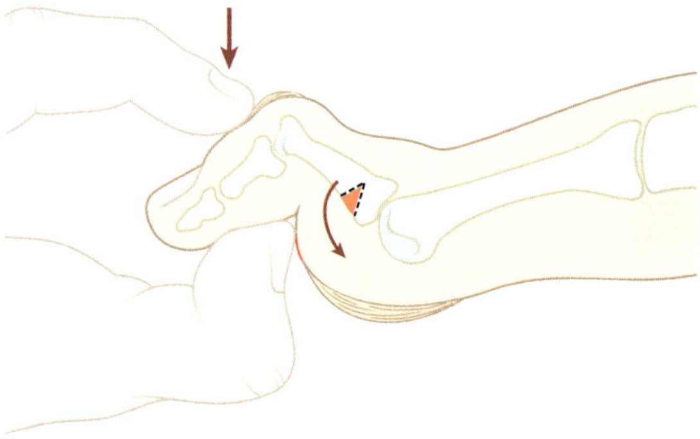

Abb. 5.6 Schema: Die Zehe wird nach plantar flektiert. [P1505, L126]

4. Operationsschritt

Nach Entfernen der Fräse erfolgt die Korrektur der Dorsalextensionsfehlstellung mittels manuellem Brechen der dorsalen Knochenbrücke durch Redressement der Zehe nach plantar und Schließen der Osteotomie (➤ Abb. 5.6).

MERKE

- Fräse mit steriler Flüssigkeit kühlen. Wird auf eine Blutleere verzichtet, hat das über die Stichinzision austretende Blut eine kühlende Wirkung, sodass dann meist auf eine zusätzliche Kühlung verzichtet werden kann.
- Oberflächliche Thermo-Hautnekrose exzidieren und die Wunde anschließend primär verschließen.

5.2.4 Mittelphalanx-Osteotomie

Bei kontraktem proximalen Interphalangealgelenk erfolgt zur Streckung der Zehe nach erfolgter Plantarflexionsosteotomie eine distale Extensionsosteotomie an der Mittelphalanx.

Operationsschritte

1. Operationsschritt

Nach der Bestimmung der korrekten Höhe der Osteotomie mittels Bildwandler erfolgt von dorsal eine 3 mm langen Miniinzision über der Diaphyse des Mittelglieds (➤ Abb. 5.7).

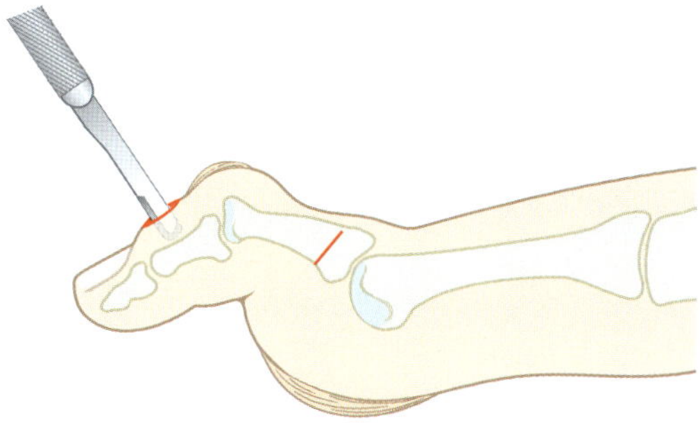

Abb. 5.7 Schema: Stichinzision dorsal über der Mittelphalanx [P1505, L126]

2. Operationsschritt

Der Knochen wird mit einem Elevatorium ertastet und die Weichteile werden nach medial und lateral abgeschoben. Eine Shannon-Fräse mit einem Durchmesser von 2,0 mm und 12-mm-Fräskopf wird eingebracht (➤ Abb. 5.8).

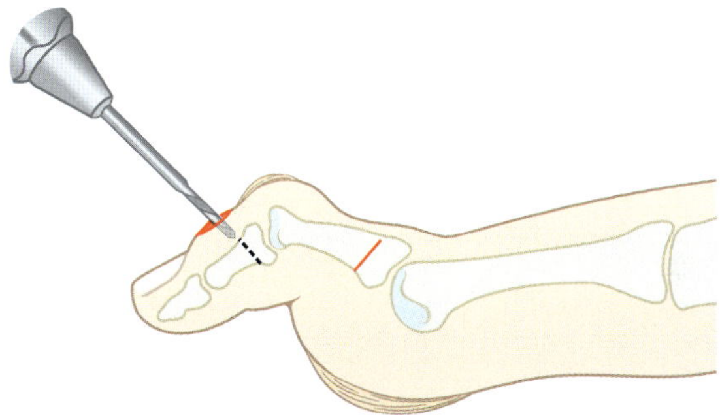

Abb. 5.8 Schema: Die Shannon-Fräse wird von dorsal an den Knochen geführt [P1505, L126].

3. Operationsschritt

Von dorsal wird die Kortikalis durchtrennt und ein Keil gefräst. Eine kleine plantare Brücke sollte erhalten werden (Cordier und Nunhes 2020) (➤ Abb. 5.9).

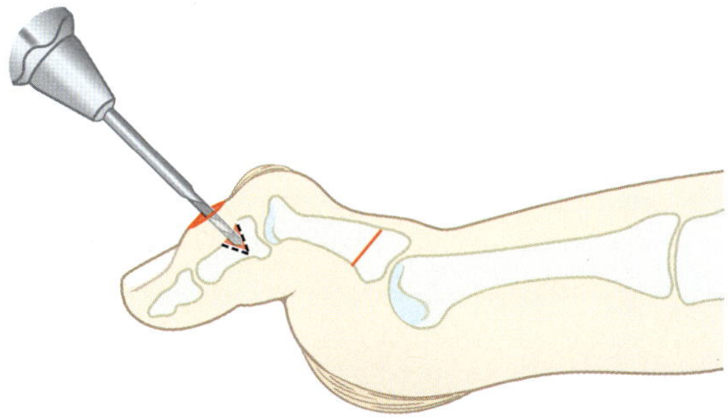

Abb. 5.9 Schema: Mit der Shannon Fräse wird von dorsal ein Keil unter Erhaltung der plantaren Kortikalis entfernt [P1505, L126].

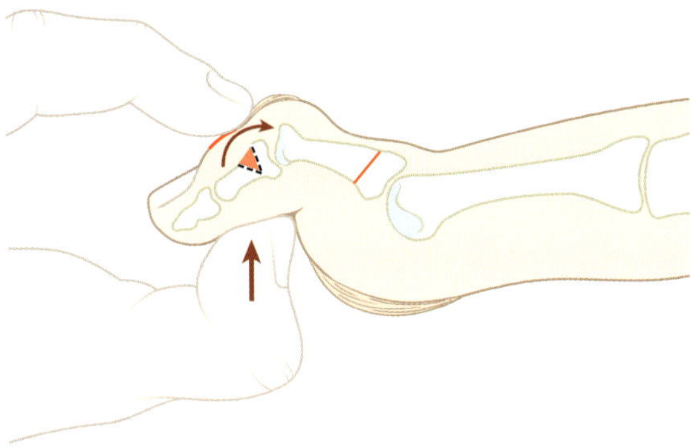

Abb. 5.10 Schema: Durch Dorsalflexion der distalen Zehe wird die Osteotomie an der Mittelphalanx geschlossen. [P1505, L126]

4. Operationsschritt

Nach dem Entfernen der Fräse erfolgt die Korrektur der Plantarflexionsfehlstellung mittels manuellem Brechen der plantaren Knochenbrücke durch Redressement der Zehe nach dorsal und Schließen der Osteotomie (➤ Abb. 5.10).

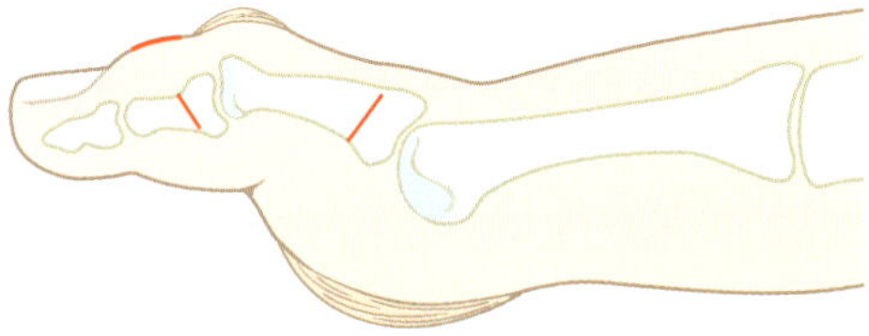

Abb. 5.11 Schema: Situation nach Schluss der proximalen und distalen Osteotomie [P1505, L126]

5. Operationsschritt

Bei noch persistierender dorsaler knöcherner Prominenz am proximalen Interphalangealgelenk kann zusätzlich eine minimalinvasive Abschleifung erfolgen (➤ Abb. 5.11).

Nach Miniinzision wird die Strecksehne mit einem Elevatorium abgehoben (➤ Abb. 5.12).

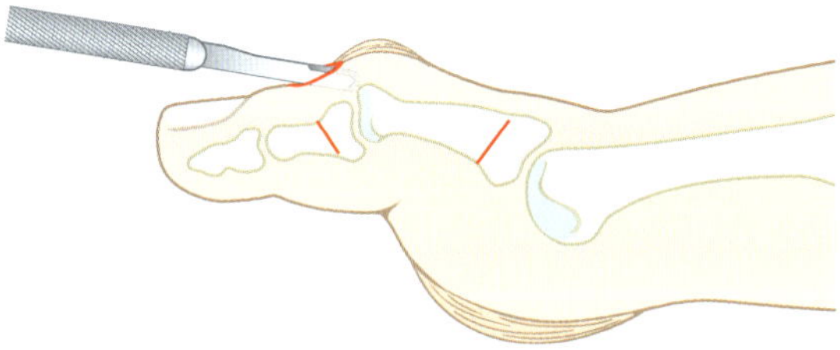

Abb. 5.12 Schema: Bei noch bestehender dorsaler Prominenz erfolgt dorsal an der Basis der Mittelphalanx eine Inzision. [P1505, L126]

6. Operationsschritt

Die Begradigung erfolgt mit einer Shannon-Fräse mit einem Durchmesser von 2,0 mm und 12-mm-Fräskopf (➤ Abb. 5.13, ➤ Abb. 5.14).

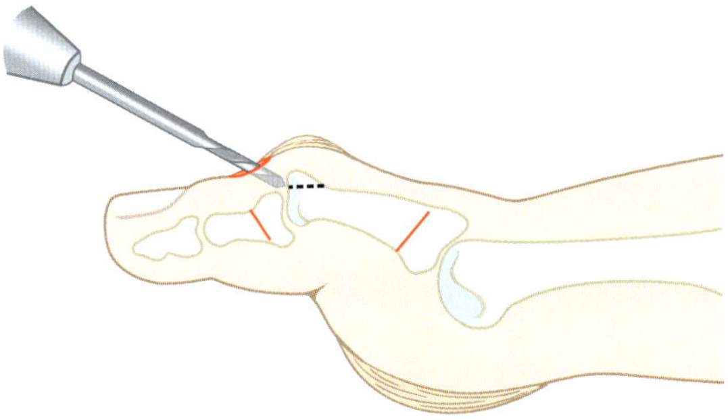

Abb. 5.13 Schema: Mit der Shannon Fräse wird die dorsale Prominenz an der Trochlea entfernt. [P1505, L126]

MERKE

- Fräse mit steriler Flüssigkeit kühlen. Wird auf eine Blutleere verzichtet, hat das über die Stichinzision austretende Blut eine kühlende Wirkung, sodass dann meist auf eine zusätzliche Kühlung verzichtet werden kann.
- Oberflächliche Thermo-Hautnekrose exzidieren und die Wunde anschließend primär verschließen.

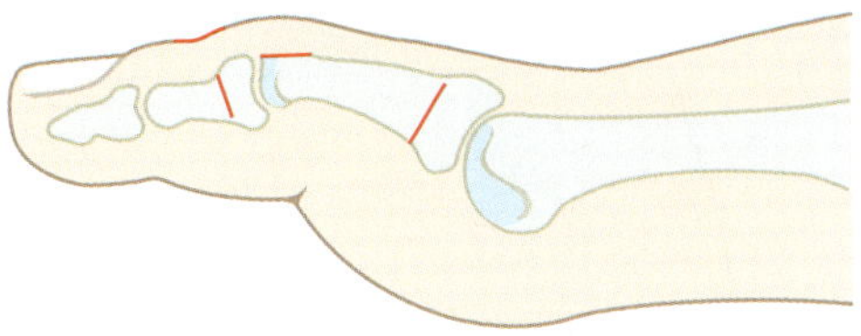

Abb. 5.14 Schema: Endresultat nach minimalinvasiver Korrektur der Hammerzehe [P1505, L126]

5.2.5 Diaphysäre Verkürzungsosteotomie

Oft besteht eine isolierte Überlänge der 2. Zehe (➤ Abb. 5.15). Meist handelt es sich um einen griechischen Fuß. Klinisch kommt es durch den Druck von distal im Schuh zu Schmerzen im Bereich der Zehe. Falls die Interphalangealgelenke frei beweglich sind, bietet sich hier eine extraartikuläre diagonale diaphysäre Verkürzungsosteotomie des Grundglieds an.

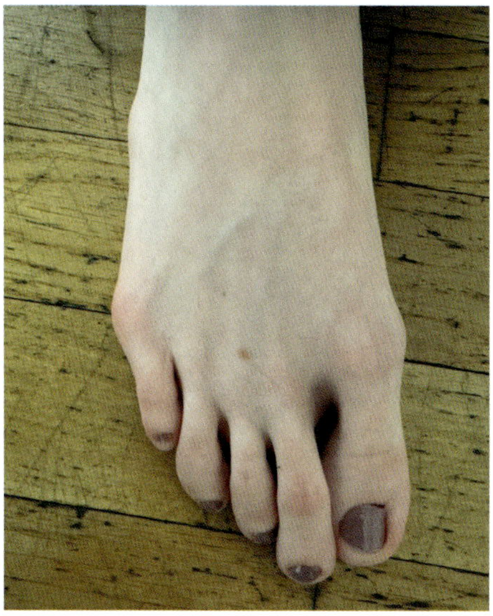

Abb. 5.15 Klinisches Bild der Überlänge der 2. Zehe [P1505]

Operationsschritte

1. Operationsschritt

In Höhe der Trochlea der Grundphalanx erfolgt von medial bzw. lateral eine Miniinzision (➤ Abb. 5.16). Mit dem Elevatorium wird das Weichteilgewebe dorsal und plantar mobilisiert.

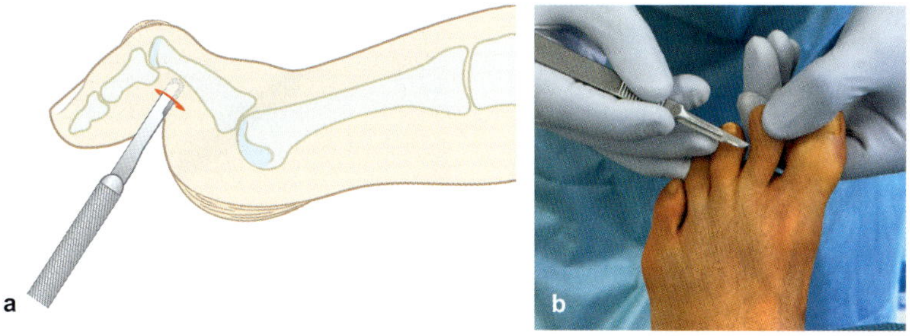

Abb. 5.16 Stichinzision in Höhe des PIP-Gelenks
a) Schema [P1505, L126]
b) Intraoperatives Bild [P1505]

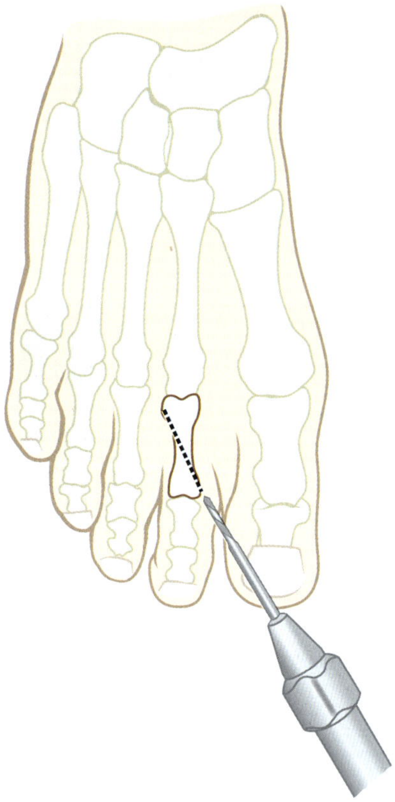

Abb. 5.17 Schema: Die Shannon-Fräse wird knapp proximal der Trochlea an den Knochen geführt. [P1505, L126]

2. Operationsschritt

Die Shannon-Fräse wird angesetzt (➤ Abb. 5.17). Dann erfolgt eine möglichst lange schräge Osteotomie (➤ Abb. 5.18).

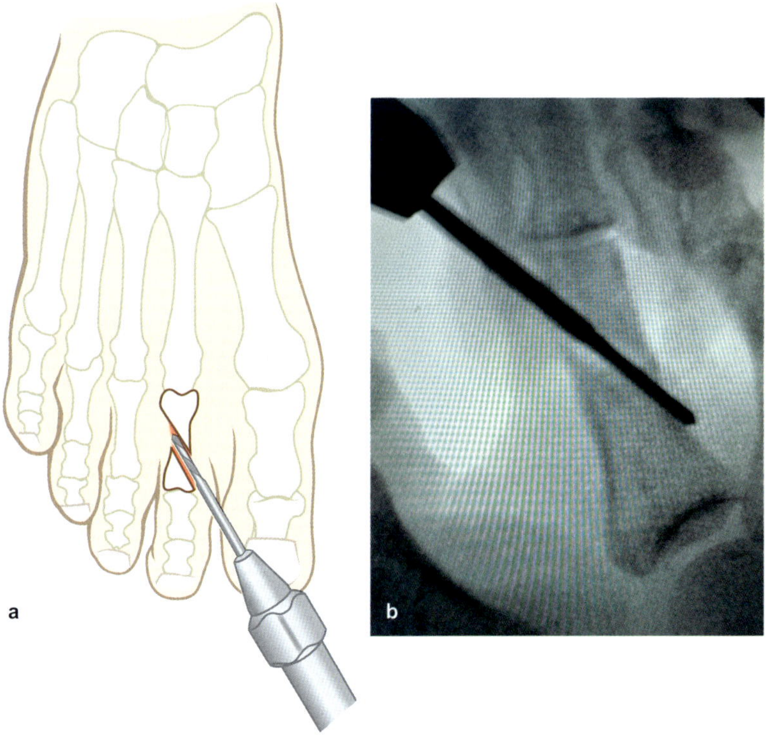

Abb. 5.18 Diagonale Osteotomie
a) Schema: Mit der Shannon Fräse erfolgt eine schräge diagonale Osteotomie der Grundphalanx der Zehe. [P1505, L126]
b) Intraoperatives Röntgen: diagonale Osteotomie [P1505]

3. Operationsschritt

Nach vollständiger Durchtrennung der Diaphyse wird das Grundglied durch Druck von distal zusammengestaucht und damit die Zehe verkürzt (➤ Abb. 5.19).

MERKE

- Fräse mit steriler Flüssigkeit kühlen. Wird auf eine Blutleere verzichtet, hat das über die Stichinzision austretende Blut eine kühlende Wirkung, sodass dann meist auf eine zusätzliche Kühlung verzichtet werden kann.
- Oberflächliche Thermo-Hautnekrose exzidieren und die Wunde anschließend primär verschließen.

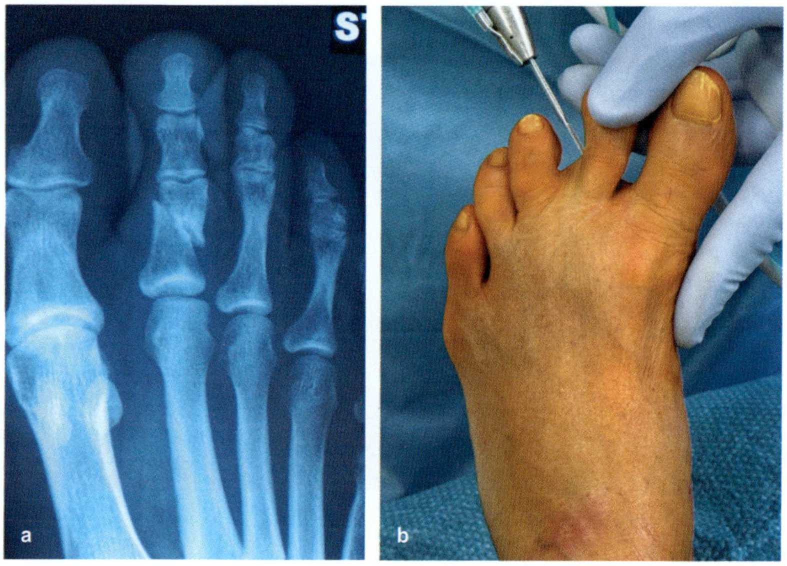

Abb. 5.19 MIS-Zehenverkürzung
a) Intraoperative Röntgenkontrolle [P1505]
b) Intraoperatives klinisches Bild [P1505]

5.2.6 Valgisierende und varisierende Osteotomie

Fehlstellungen in der Transversalebene (➤ Abb. 5.20) entstehen entweder posttraumatisch oder durch ein Malalignement der Gelenkfläche (häufig im distalen Interphalangealgelenk) bei Wachstumsverzögerungen.

Operationsschritte

1. Operationsschritt

Bei posttraumatischen Fehlstellungen erfolgt von medial bzw. lateral eine Miniinzision in Höhe der Fehlstellung (➤ Abb. 5.21). Mit dem Elevatorium wird das Weichgewebe dorsal und plantar mobilisiert.

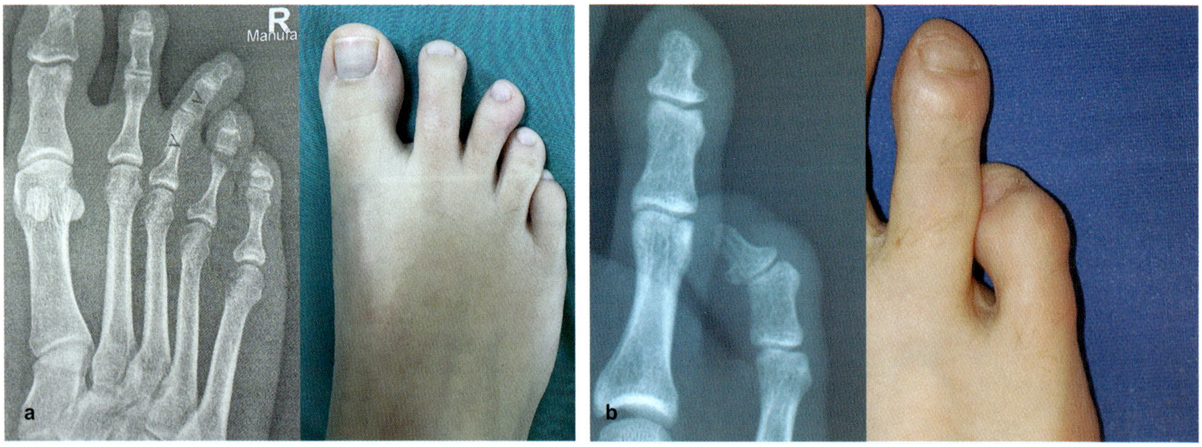

Abb. 5.20 Fehlstellungen der Zehen
a) Posttraumatische Fehlstellung der 3. Zehe [P1505]
b) Angeborene Fehlstellung der 5. Zehe [P1505]

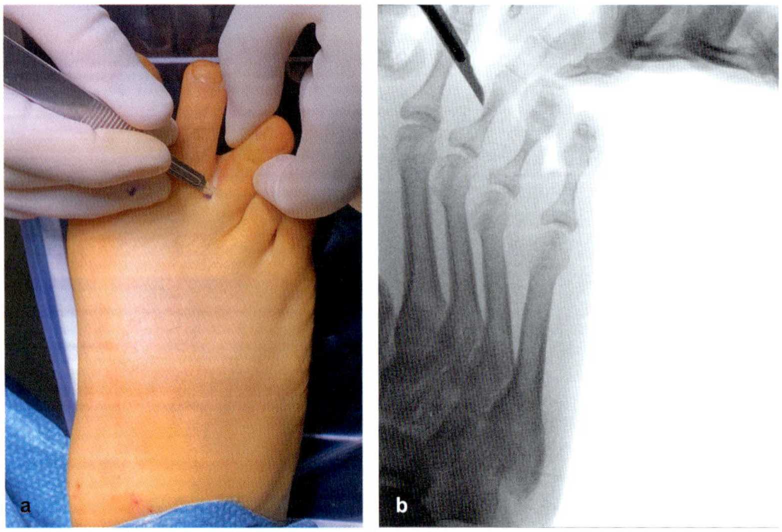

Abb. 5.21 Stichinzision [P1505]
a) Klinisches Bild
b) Radiologisches Bild

2. Operationsschritt

Die Shannon-Fräse wird angesetzt (➢ Abb. 5.22).

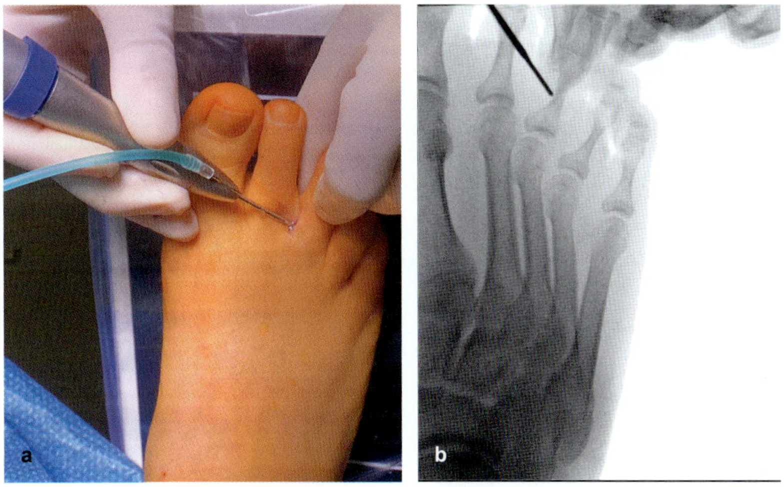

Abb. 5.22 Ansetzen der Fräse am Knochen [P1505]
a) Intraoperatives klinisches Bild
b) Intraoperatives Röntgen

3. Operationsschritt

Bei der nachfolgenden Keilentnahme soll die Gegenkortikalis erhalten bleiben (➢ Abb. 5.23).

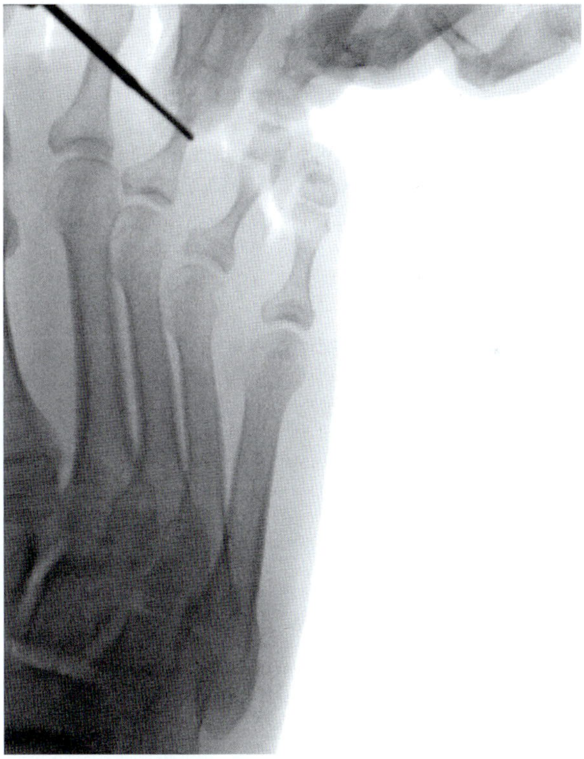

Abb. 5.23 Intraoperatives Röntgen: Durchführen der Osteotomie mit der Fräse [P1505]

4. Operationsschritt

Anschließend wird die Osteotomie geschlossen (➤ Abb. 5.24) und damit die Fehlstellung korrigiert.

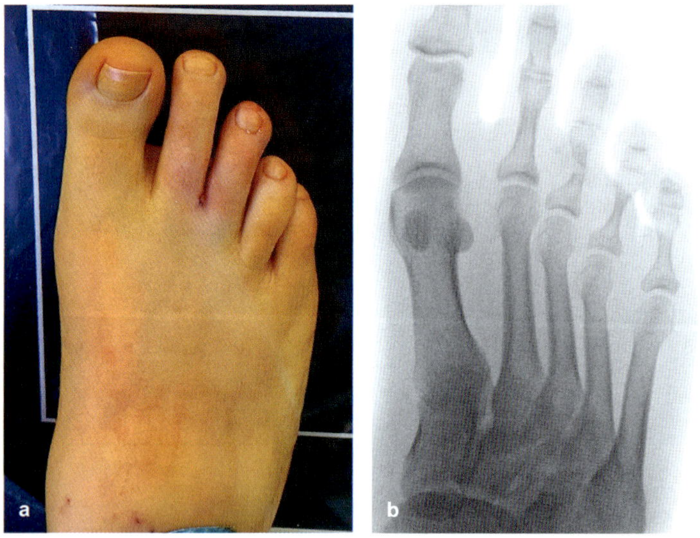

Abb. 5.24 Kontrolle nach Schließen der Osteotomie [P1505]
a) Klinisches Bild
b) Radiologisches Bild

Röntgenkontrolle

Präoperative Röntgenkontrolle (➤ Abb. 5.25a) und klinischer Befund 4 Wochen postoperativ (➤ Abb. 5.25b).

MERKE
- Fräse mit steriler Flüssigkeit kühlen. Wird auf eine Blutleere verzichtet, hat das über die Stichinzision austretende Blut eine kühlende Wirkung, sodass dann meist auf eine zusätzliche Kühlung verzichtet werden kann.
- Oberflächliche Thermo-Hautnekrose exzidieren und die Wunde anschließend primär verschließen.

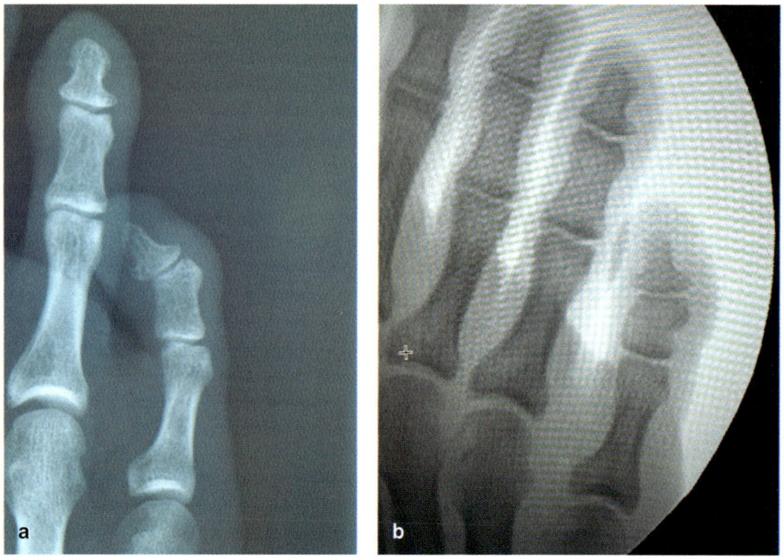

Abb. 5.25 Angeborene Varusstellung der 5. Zehe [P1505]
a) Präoperatives Röntgen
b) Kontrollröntgen der erfolgreichen Closing-Wedge-Osteotomie

5.3 Perkutane Tenotomie der Sehnen und perkutane Arthrotomie

Kernaussagen

- Die perkutanen Tenotomien und Arthrotomien werden in Kombination mit knöchernen Eingriffen durchgeführt.
- Die Weichteileingriffe werden vor der knöchernen Korrektur durchgeführt.
- Isolierte perkutane Tenotomien und Arthrolysen sind bei diabetischen Füßen zur Prävention von Ulzera hilfreich
- Die Stabilisierung erfolgt meist mit Redressionsverbänden. Eine temporäre Kirschner-Drahtfixation ist nur selten notwendig.

5.3.1 Einleitung

De Prado, Ripoll und Golano (2009) empfehlen zur Behandlung von Hammer- und Krallenzehen eine Tenotomie der Streck- und Beugesehnen. Diese werden in Kombination mit den schon früher genannten Osteotomien an den Phalangen durchgeführt.

5.3.2 Operatives Vorgehen

Extensor-digitorum-longus-Tenotomie

1. Operationsschritt

Der Zugang zur Tenotomie der Sehne des M. extensor digotorum longus erfolgt dorsal proximal des MTP-Gelenks mit einem Hautschnitt parallel zur Strecksehne (➤ Abb. 5.26).

2. Operationsschritt

Die Klinge wird horizontal eingebracht, und unter der Strecksehne 90° gegen die Sehne gedreht (Cordier und Nunes 2020, De Prado, Ripoll und Golano 2009). Mit dosierter Streckung der Zehe wird die Klinge gegen die Sehne gedrückt. Dadurch wird die Sehne durchtrennt. Bei dorsal kontraktem MTP-Gelenk wird die Klinge um 180° gedreht. Damit wird die Kapsel durchtrennt.

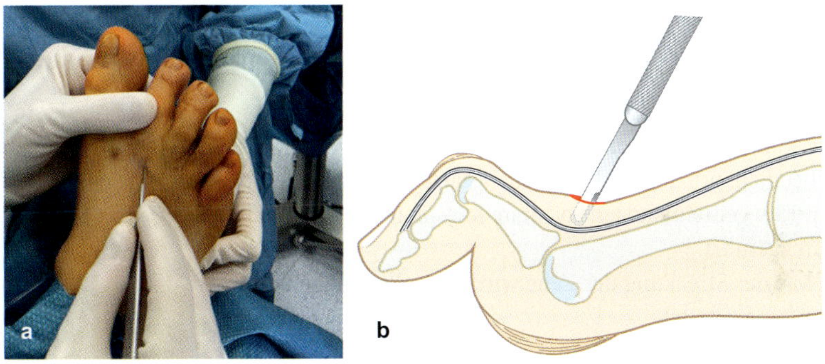

Abb. 5.26 Inzision bei perkutaner Durchtrennung der Sehne des M. extensor digitorum longus
a) Klinisches Bild [P1505]
b) Schema [P1505, L126]

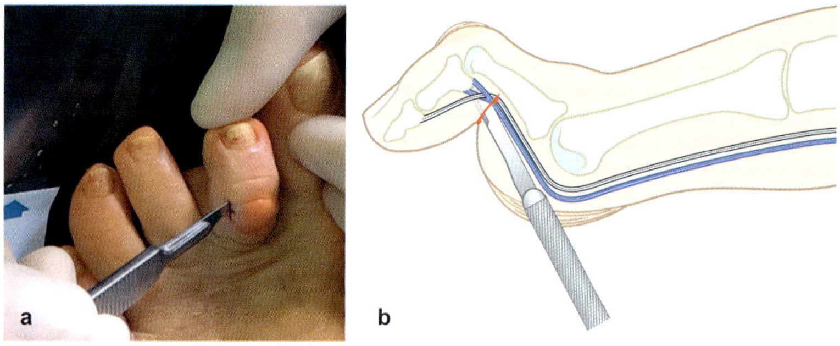

Abb. 5.27 FDB-Tenotomie und PIP-Kapsulotomie
a) Klinisches Bild der Hautinzision [P1505]
b) Schema [P1505, L126]

Flexor-digitorum-brevis-Tenotomie und Kapsulotomie

1. Operationsschritt

Bei gebeugtem proximalem Interphalangealgelenk erfolgt ein seitlicher Zugang zwischen Knochen und Zügel der Sehne des M. flexor digitorum brevis (De Prado, Ripoll und Golano P 2009, Frey et al. 2018, Thomas und Jordan 2018) (➤ Abb. 5.27).

Um eine Verletzung des Gefäß-Nerven-Bündels zu verhindern, sollte die Beugung des PIP-Gelenks während des Eingriffs durchgehend beibehalten werden.

2. Operationsschritt

Die Klinge wird horizontal eingebracht und dann um 90° gedreht. Mit dosierter Streckung der Zehe wird die Sehne gegen die Klinge gedrückt und damit durchtrennt. Bei kontraktem gebeugtem proximalen Interphalangealgelenk wird die Klinge um 180° gedreht und eine plantare Kapsulotomie des Gelenks durchgeführt.

Mit der Streckung der Zehe wird die vollständige Durchtrennung getestet.

Flexor-digitorum-longus-Tenotomie und Kapsulotomie

1. Operationsschritt

Bei einer Mallet-Zehe wird die Sehne des M. flexor digitorum longus auf Höhe des DIP-Gelenks durchtrennt (Cordier und Nunes 2020, De Prado M, Frey et al. 2018, Ripoll PL und Golano 2009). Bei gebeugtem DIP-Gelenk erfolgt der seitliche Zugang zwischen dem Knochen und der Sehne des M. flexor digitorum longus (➤ Abb. 5.28).

Um eine Verletzung des Gefäß-Nerven-Bündels zu verhindern, sollte die Beugung des DIP-Gelenks während des Eingriffs durchgehend beibehalten werden.

2. Operationsschritt

Bei kontraktem gebeugtem distalem Interphalangealgelenk wird die Klinge um 180° gedreht und eine plantare Kapsulotomie des Gelenks durchgeführt.

Mit der Streckung der Zehe wird die vollständige Durchtrennung getestet.

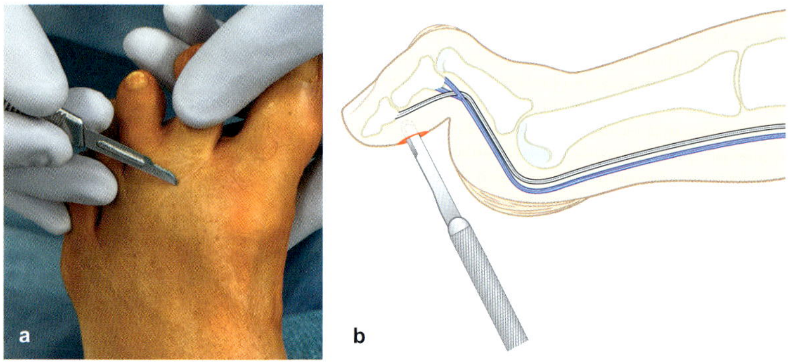

Abb. 5.28 FDL-Tenotomie und DIP-Kapsulotomie
a) Klinisches Bild der Hautinzision [P1505]
b) Schema [P1505, L126]

5.3.3 Intraoperativer Verband

Mit Steri-Strips® erfolgt ein Redressionsverband der Zehe in Streckstellung. Ein Zügel wird von medial nach lateral gelegt (➤ Abb. 5.29a), ein zweiter zirkulär um die Zehe angebracht (➤ Abb. 5.29b) und ein dritter von plantar nach dorsal (➤ Abb. 5.29c).

Mit Feuchtverbänden wird die Zehe nach plantar flektiert.

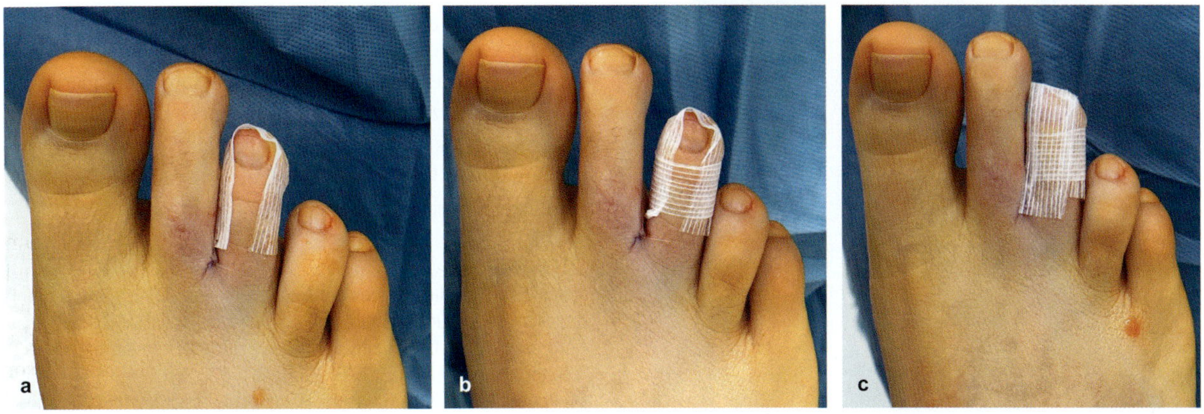

Abb. 5.29 Redressionsverband mit Steri Strips® [P1505]
a) Steri-Strip®-Zügel von medial nach lateral
b) Steri-Strip®-Zügel zirkulär
c) Steri-Strip®-Zügel von plantar nach dorsal

5.3.4 Nachbehandlung

Belastung

Sofortige schmerzadaptierte Belastung im Verbandschuh mit steifer Sohle (➤ Abb. 5.30).

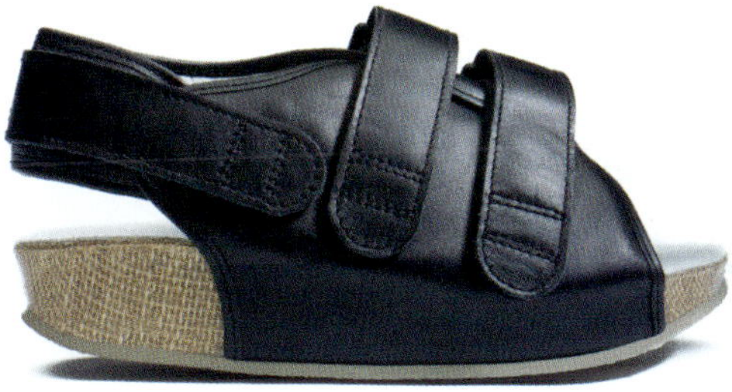

Abb. 5.30 Postoperativer Schuh [V1068]

Verbandstechnik

Ab dem ersten Verbandswechsel erfolgt die weitere Redression der Zehe mit Kinesiotape-Zügeln für weitere 4 Wochen (➤ Abb. 5.31).

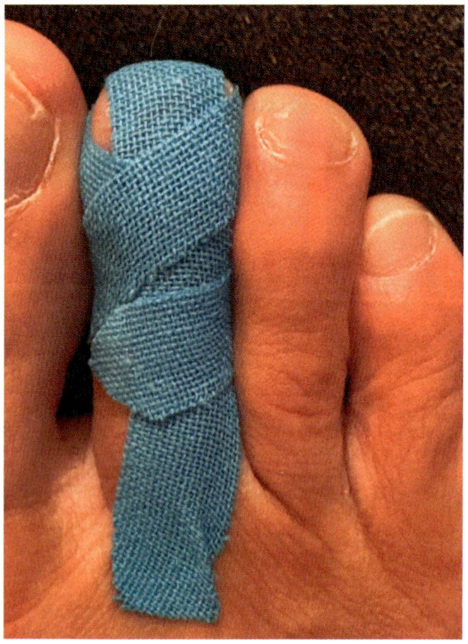

Abb. 5.31 Stabilisierung der Osteotomie mit Kinesiotape [P1505]

5.3.5 Komplikationen

Schwellneigung der Zehen

Die prolongierte Schwellneigung der Zehen kann für bis zu 3 Monaten als normal bezeichnet werden.

Hitzenekrose

Durch die rotierende Fräse kann es zu Hitzeentwicklung und thermischen Gewebeschäden kommen. Im Bereich des Knochens kann dies zu einer unzureichenden oder verzögerten knöchernen Konsolidierung führen. Hitzenekrosen können vermieden werden durch:

- Operation ohne Blutleere
- Spülen der Fräse beim Fräsvorgang
- Fräsen mit niedriger Umdrehungszahl (< 6.000 U/min)

In der Literatur wird die Häufigkeit von thermischen Schädigungen der Haut nach DMMO mit 1,4 % angegeben (Magnan et al. 2018).

Ist direkt am Ende der Operation eine Hitzenekrose der Haut auffällig, ist eine Exzision des nekrotischen Areals zu empfehlen.

Malalignment

Nach der minimalinvasiven Kleinzehenkorrektur wird auf eine innere Fixation größtenteils verzichtet. Daher ist die Mobilisierung im Verbandschuh notwendig, um Druck auf die Zehen zu vermeiden. In der Abheilungsphase kann durch Veränderungen der Redressionszügel die Zehenstellung noch korrigiert werden.

Wenn nach knöchernem Durchbau eine Fehlstellung vorhanden ist, so kann diese durch einen erneuten minimalinvasiven Eingriff nachkorrigiert werden.

LITERATUR

Arnold HK, et al. Klassifikation der Kleinzehendeformitäten sowie der Fehlstellungen am fünften Strahl. Fuß & Sprunggelenk 2016; 14: 130–136.

Cordier G, Nunes GA. Minimally invasive advances: lesser toe deformities. Foot Ankle Clin 2020; 25(3): 461–78.

De Prado M, Ripoll PL, Golano P. Hammertoe syndrom. In: De Prado M, Ripoll PL, Golano P (eds.): Minimally invasive foot surgery. Barcelona: About Your Health Publishers; 2009: 219–238.

Frey-Ollivier S, et al. Treatment of flexible lesser toe deformities. Foot Ankle Clin 2018; 23(1): 69–90.

Magnan B, et al. Percutaneous distal osteotomy of lesser metatarsals (DMMO) for treatment of metatarsalgia with metatarsophalangeal instability Foot Ankle Surg 2018; 24(5): 400–405.

Thomas M, Jordan M. [Minimally invasive correction of lesser toe deformities and treatment of metatarsalgia]. Oper Orthop Traumatol 2018; 30(3): 171–83.

KAPITEL

6

Dariusch Arbab, Jörn Dohle

Fehlstellungen des 5. Vorfußstrahls

Kernaussagen

- Pathologien des V. Strahls können Fehlstellungen des Metatarsale und/oder der Zehe in allen drei Ebenen umfassen. Zu differenzieren sind die Lokalisation und die Ausprägung der Fehlstellung. Für die Korrektur stehen unterschiedliche Operationstechniken zur Verfügung, die isoliert oder in Kombination angewandt werden können.
- Die DMMO am V. Strahl wird analog zu den Strahlen II–IV mit einer rotierenden Fräse über eine Stichinzision durchgeführt. Typischerweise erfolgt die Osteotomie isoliert am V. Strahl. Die Chevron-Operation am V. Strahl ist ebenfalls ein distales Verfahren, bei dem der Metatarsale-Kopf um maximal 50 % der Schaftbreite nach medial verschoben wird. Bei beiden Verfahren ist keine Osteosynthese erforderlich und die Nachbehandlung erfolgt vollbelastend im redressierenden Verband und Verbandschuh.
- Proximale Osteotomien des Metatarsale-V können als medial-zuklappende (Closing-Wedge-)Prozedur unter Erhalt der lateralen Gegenkortikalis durchgeführt werden. Sie haben ein erhöhtes Korrekturpotenzial gegenüber den distalen Verfahren. Abhängig von der Höhe der Osteotomie kann eine Teilbelastung mit redressierendem Verband und Verbandschuh erforderlich sein.
- Isoliert oder additiv sind eine laterale Exostosenabtragung, eine Teno- und Kapsulotomie auf Höhe des dorsalen Zehengrundgelenks oder auch Osteotomien der V. Zehe anzuwenden.

6.1 Metatarsus quintus valgus

6.1.1 Einleitung

MERKE

Synonym wird die Fehlstellung auch als Schneiderballen, Kleinzehenballen, Bunionette oder Tailor's Bunion bezeichnet.

Der Metatarsus quintus valgus ist eine Fehlstellung des V. Strahls in der transversalen Ebene. Er beschreibt eine valgische (laterale) Abweichung des Metatarsale-V und kann mit einer varischen Fehlstellung der Kleinzehe (Digitus quintus varus) einhergehen. Die Patienten geben häufig einen Schuhkonflikt mit Drucksituation im Bereich des Metatarsale-V-Kopfes an. In der Literatur werden drei Formen unterschieden (➤ Abb. 6.1).

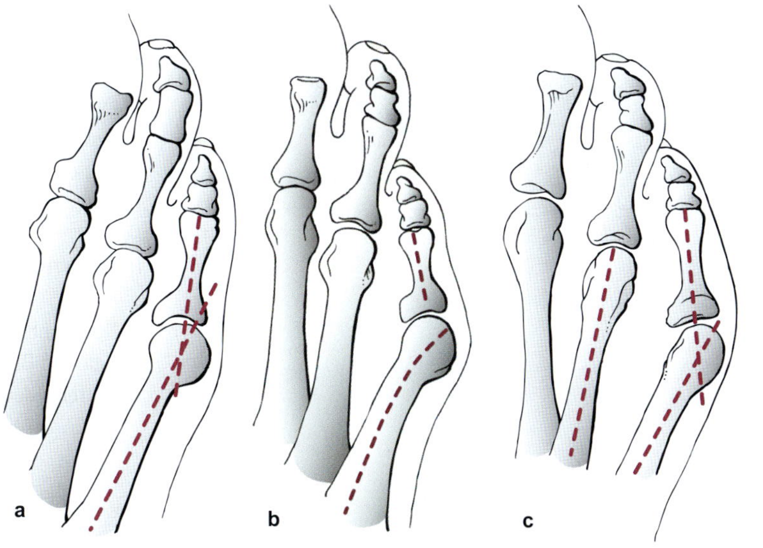

Abb. 6.1 Metatarsus quintus valgus [E382-003]
a) Typ I geht mit einem prominentem lateralen Kondylus einher.
b) Typ II weist eine laterale Deviation des Metatarsale auf.
c) Typ III hat einen vergrößerten Intermetatarsalwinkel.

Die minimalinvasive operative Therapie strebt eine Korrektur der Fehlstellung und Reduktion der Drucksituation im Schuh an. Abhängig von der Ausprägung der Deformität können eine laterale Kondylenabtragung, eine Verschiebung des Metatarsale-Kopfs mittels minimalinvasiver Osteotomie des distalen Metatarsale (DMMO), eine proximale Umstellungsosteotomie des Metatarsale, eine Chevron-Osteotomie und/oder Teno- und Kapsulotomien durchgeführt werden.

Ätiologie und Pathogenese

Die Ätiologie ist letztendlich unklar. Angenommen wird eine anlagebedingte Veränderung des V. Metatarsale, die mit einer Verbreiterung des Kopfes, einer lateralen Deviation des Mittelfußknochens oder einer IMA-Vergrößerung einhergehen kann. Die Veränderungen können auch in Kombination auftreten. Da die (Normal-)Verteilung des Intermetatarsalwinkels IV/V stark variiert, ist in der Literatur kein einheitlicher pathologischer Wert definiert (Arbab et al. 2016).

Abhängig von der vorliegenden Deformität besteht eine Verbreiterung des Vorfußes mit prominentem lateralen Metatarsalekopf. Dieses führt zu einer Drucksituation im Schuhwerk mit Schmerzausprägung und vermehrter Beschwielung über dem lateralen MTP-V-Gelenk (➤ Abb. 6.2). Langjährige Fehlbelastung und Drucksituation im Schuhwerk können zudem eine Abweichung in der sagittalen Ebene bedingen, die sich als überreitende Zehe V über IV darstellt.

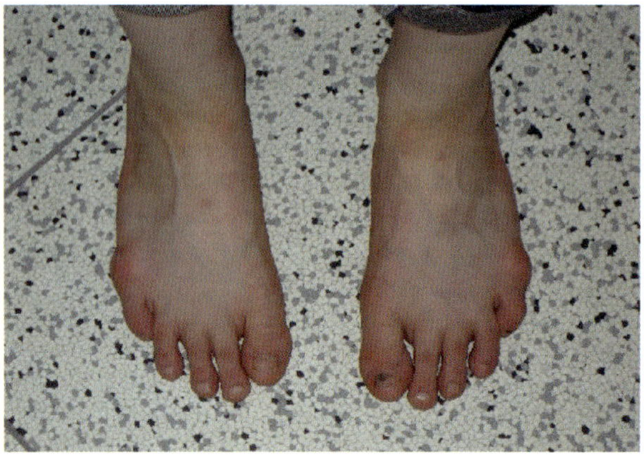

Abb. 6.2 Digitus quintus varus. Deviation der V. Zehe nach medial durch Abweichen des Mittelfußknochens nach lateral [P1509]

Diagnostisches Vorgehen

Klinische Untersuchung mit Inspektion, Palpation und Funktionstestung. Häufig laterale Beschwielung und Druckschmerz am lateralen MTP-V-Gelenk.

Röntgenuntersuchung des Fußes in 2 Ebenen im Stand (optional Pedobarografie).

6.1.2 Minimalinvasive DMMO

Operationsprinzip

Analog der Durchführung an den Metatarsalia II–IV Durchtrennung des Metatarsale-V im distalen metaphysären Bereich in etwa 45° Inklination zur Längsachse von proximal-plantar nach distal-dorsal. Je nach Fehlstellung kann die DMMO im Bereich des Metatarsale-V auch weiter proximal durchgeführt werden, z. B. bei einer „bogenförmigen" Konfiguration des Metatarsale-V.

Patientenaufklärung

- Unzureichende Knochenheilung (Pseudarthrose)
- Malalignment der Metatarsalia
- Persistierende Fehlstellung der Kleinzehe
- Minderung der aktiven Plantarflexion der Kleinzehe
- Reduzierter Bodenkontrakt der Zehenkuppe
- Verletzung von Nerven mit persistierenden Empfindungsstörungen in der Kleinzehe
- Allgemeine Operationsrisiken (z. B. Wundinfektion, Thrombose, Embolie)

Anästhesie und Lagerung des Patienten

- Rückenlage. Der Fuß sollte über den Operationstisch hängen.
- Operation in Regionalanästhesie (Fußblock) oder Allgemeinanästhesie.
- Auf eine Blutleere sollte verzichtet werden.

Instrumentarium

- Röntgenbildverstärker
- Beaver® Blade
- Rotierende Fräse (Shannon Burr, 2 mm Durchmesser)

Operationsschritte

1. Operationsschritt

Identifikation des Mittelfußkopfes 5 und des metaphysären Übergangs zum Schaft. Stichinzision medial oder lateral des Mittelfußkopfes (➤ Abb. 6.3).

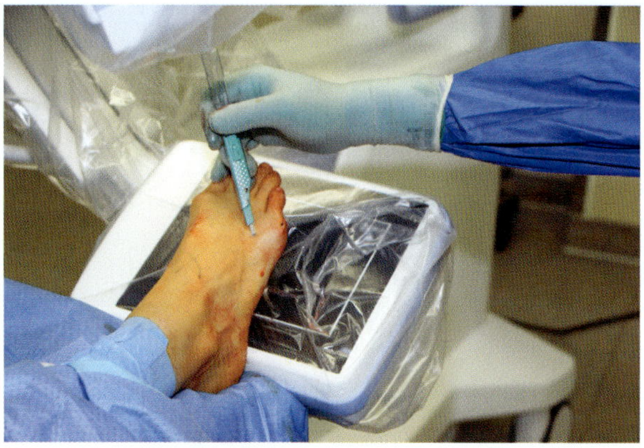

Abb. 6.3 Intraoperatives Bild der Stichinzision medial des distalen Metatarsale-V [P1509]

2. Operationsschritt

Sondierung des meta-diaphysären Übergangs am distalen Metatarsale-IV mit einem Elevatorium (➤ Abb. 6.4). Abschieben der Weichteile von der Metaphyse.

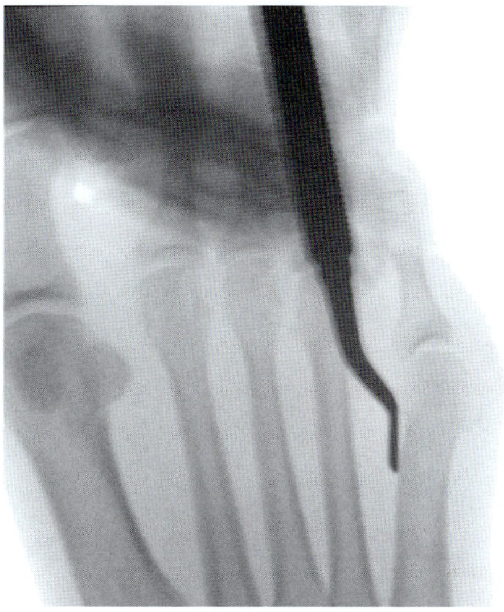

Abb. 6.4 Röntgenbild mit Elevatorium [P1509]

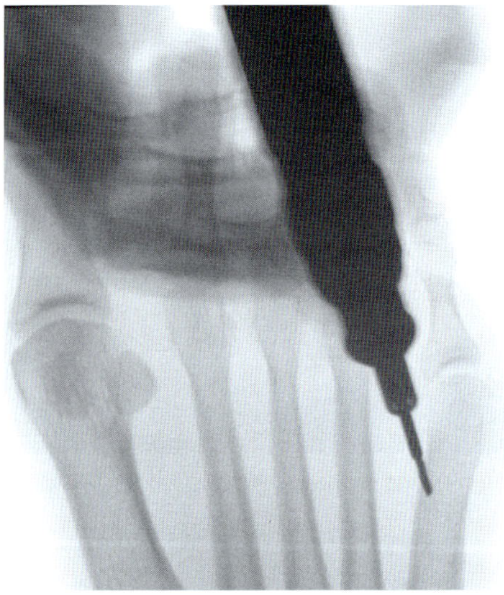

Abb. 6.5 Röntgenbild mit Shannon-Fräse [P1509]

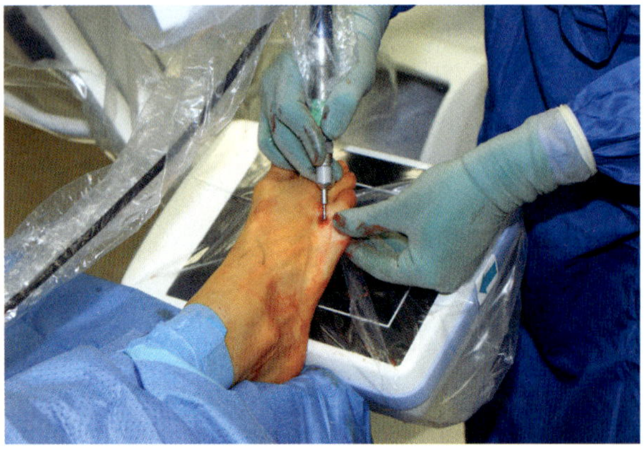

Abb. 6.6 Lokalisation der Shannon-Fräse [P1509]

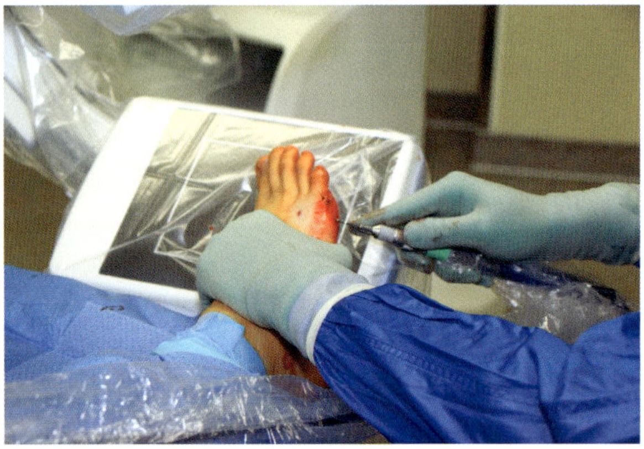

Abb. 6.7 Einführen der Shannon Fräse von plantar [P1509]

3. Operationsschritt

Einführen der Shannon-Fräse (➤ Abb. 6.5) und DMMO in typischer Technik sowie Lokalisation (➤ Abb. 6.6).

Fräsen einer oberflächlichen Führungsrinne am metadiaphysären Übergang. Über diese erfolgt die Osteotomie in 45°-Inklination zur Längsachse mit Neigung von dorsal-distal nach proximal-plantar. Vervollständigung der Osteotomie durch eine angulierende Bewegung am Drehpunkt (streckseitiger Anlagepunkt der Fräse) durch eine Supinationsbewegung des Handgelenks.

Analog der Durchführung an Metatarsalia II–IV Überprüfung der vollständigen Osteotomie unter radiologischer Kontrolle durch Distraktion und Stauchung der Zehe.

4. Operationsschritt

Abtragen des distalen lateralen Anteils des proximalen Fragments zur Vermeidung einer Pseudoexostose (➤ Abb. 6.7)

5. Operationsschritt

Abtragen des distalen lateralen Anteils des proximalen Fragments zur Vermeidung einer Pseudoexostose (➤ Abb. 6.8)

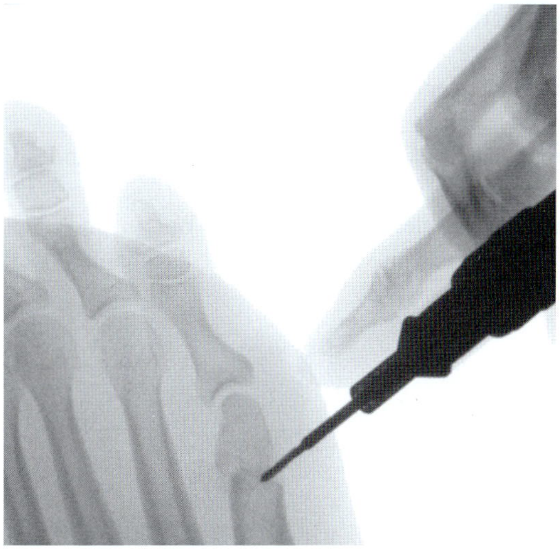

Abb. 6.8 Intraoperatives Röntgenbild der von plantar eingeführten Shannon-Fräse [P1509]

Tipps und Tricks

Beachtung des korrekten Inklinationswinkels zur Längsachse. Ein zu flacher Winkel kann zu einer Spornbildung des proximalen-dorsalen Metatarsale führen. Ein zu steiler Winkel verringert die knöcherne Konsoliderungsfläche und kann eine ausreichende Plantarisierung verhindern.

Intraoperativer Verband

Intraoperative Anlage eines stabilisierenden Steri-Strip-Verbands (➤ Abb. 6.9). Dabei wird eine übermäßige Lateraldeviation des Kopfes durch entsprechende Fixation verhindert.

Zusätzliche externe Stabilisierung der Korrektur (➤ Abb. 6.10).

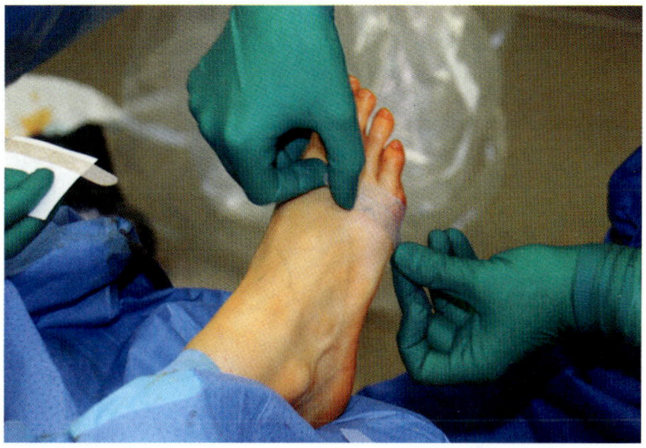

Abb. 6.9 Fixation der Korrektur durch redressierende Steri-Strips [P1509]

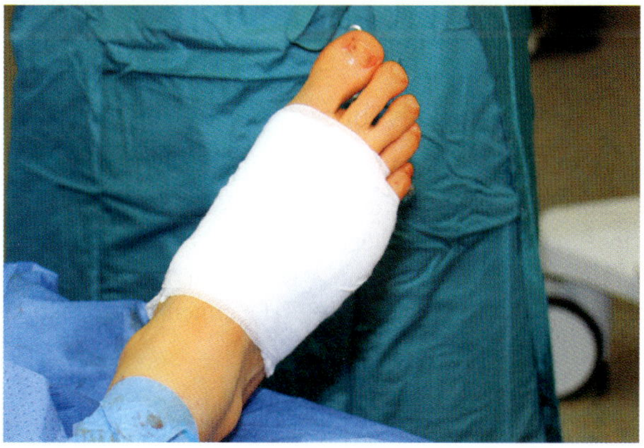

Abb. 6.10 Redressierender Verband [P1509]

Nachbehandlung

Belastung: schmerzadaptierte Vollbelastung im Verbandschuh mit steifer Sohle
Verbandstechnik: Belassen des Steri Strip Verbandes für 6 Wochen
Röntgenkontrolle: Röntgenkontrolle 6 Wochen und 6 Monate postoperativ. Fuß im Stand d. p. und seitlich (➤ Abb. 6.11)

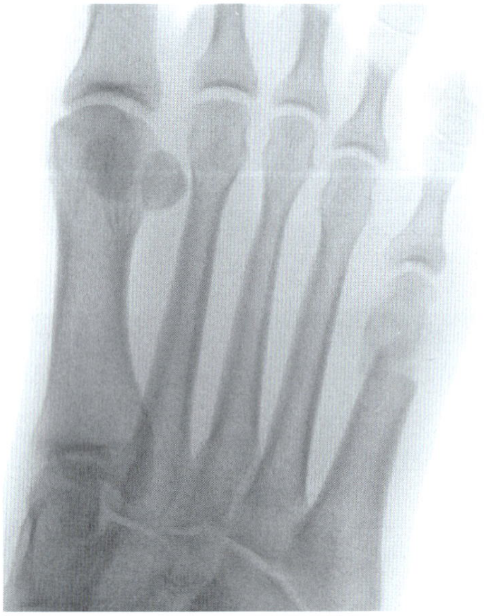

Abb. 6.11 Deutliche Korrektur mit Verschiebung des Metatarsale-V-Köpfchens nach medial [P1509]

Komplikationen

Vergleichbar den Komplikationen nach DMMO der Strahlen II-IV.

Schwellneigung des Fußes

Die prolongierte Schwellneigung des Fußes muss als nahezu regelhafte Begleiterscheinung nach DMMO genannt werden (Johansen, Jordan und Thomas 2019).

Trotz der Schwellung ist meist eine schmerzfreie Belastung des Fußes möglich. Spezifische Maßnahmen zur Reduktion der Schwellneigung werden deshalb nur in extremen Ausnahmefällen diskutiert. Der Patient ist im Vorfeld der minimalinvasiven Operation möglichst über prolongierte postoperative Schwellungszustände zu informieren.

Hitzenekrose

Durch die rotierende Fräse kann es zur Hitzeentwicklung und thermischen Gewebeschäden kommen. Im Bereich des Knochens kann dies zu einer unzureichenden oder verzögerten knöchernen Konsolidierung führen. Hitzenekrosen können vermieden werden durch

- Operation ohne Blutleere
- Spülen der Fräse beim Fräsvorgang
- Fräsen mit niedriger Umdrehungszahl (< 6.000 U/min)

In der Literatur wird die Häufigkeit von thermischen Schädigungen der Haut nach DMMO mit 1,4 % angegeben (Magnan et al. 2018).

Ist direkt am Ende der Operation eine Hitzenekrose der Haut auffällig, ist eine Exzision des nekrotischen Areals zu empfehlen.

Malalignment

Nach der minimalinvasiven DMMO wird auf eine Fixation bzw. Osteosynthese verzichtet. Durch Belastung des Fußes in einem „Verbandschuh mit steifer Sohle“ soll es automatisch zu einer Korrektur des metatarsalen Alignments kommen.

Obwohl meistens ein subjektiv zufriedenstellender Zustand erreicht wird, sind „Fehlpositionierungen“ des Mittelfußkopfes möglich. Dies kann zu einer erneuten Metatarsalgie oder Transfermetatarsalgie durch Überlastung des oder der benachbarten nicht osteotomierten Metatarsale führen.

Pseudarthrose

Pseudarthrosen sind nach minimalinvasiven Metatarsale-Osteotomie zu beobachten. Für die Strahlen II-IV wird eine Pseudarthrosenrate von 1,4–3,3 % angegeben (Haque et al. 2018).

Vergleichbar dem Vorgehen bei DMMO der Strahlen II-IV ist eine radiologische Konsolidierung häufig verzögert und eine operative Revision frühestens nach 18 Monaten und entsprechender Klinik indiziert.

Einschränkung der Plantarflexion der Zehen (Floating Toe)

Vergleichbar der DMMO der Strahlen II–IV kann es auch am V. Strahl zur Einschränkung der Plantarflexion der Zehen mit Ausbildung von Floating Toes kommen. Als Ursache kann auch hier eine Insuffizienz der plantarflektierenden Kräfte durch die knöcherne Verkürzung angenommen werden. Häufig weist diese schmerzfreie Komplikation eine Funktionsverbesserung im Laufe des ersten postoperativen Jahres auf.

Hypertropher Kallus

Dieser kann zu einem erneuten Schuhkonflikt führen und wird in Studien mit einer Rate von bis zu 10 % angegeben (Martijn et al. 2018). Ein Remodelling mit Verkleinerung sollte im Verlauf der erst 18 Monate abgewartet werden. Bei persistierenden Beschwerden ist eine operative Revision zu erwägen.

Falsche Osteotomieebene

Ein zu flacher Winkel kann zur Spornbildung des proximalen-dorsalen Metatarsale führen.

Ein zu steiler Winkel verringert die knöcherne Konsolidierungsfläche und kann eine ausreichende Verschiebung und Plantarisierung verhindern.

6.1.3 Minimalinvasive Chevron-Osteotomie Metatarsale-V

Operationsprinzip

Mediale Translation des Metatarsale-V-Kopfs nach v-förmiger Osteotomie in einem Winkel von 60–80°.

Patientenaufklärung

- Unzureichende Knochenheilung (Pseudarthrose) und Abkippen des Kopfes
- Unzureichende Achskorrektur
- Verletzung von Nerven mit persistierenden Empfindungsstörungen in den Kleinzehen
- Allgemeine Operationsrisiken (z. B. Wundinfektion, Thrombose, Embolie)

Anästhesie und Lagerung des Patienten

- Rückenlage. Der Fuß sollte über den Operationstisch überhängen.
- Operation in Regionalanästhesie (Fußblock) oder Allgemeinanästhesie.
- Auf eine Blutleere sollte verzichtet werden.

Instrumentarium

- Röntgenbildverstärker
- Beaver® Blade
- Rotierende Fräse (Shannon Burr, 2 mm Durchmesser)

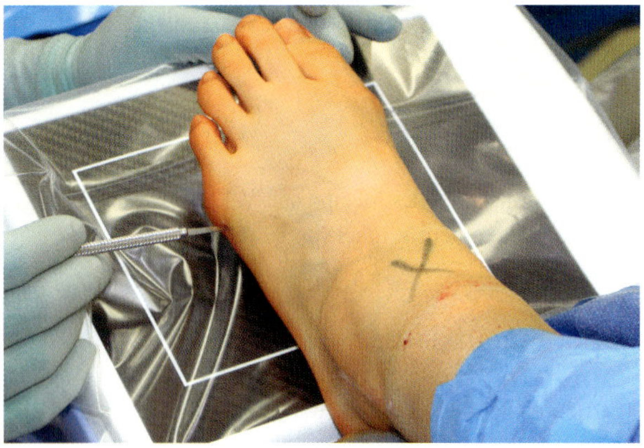

Abb. 6.12 Stichinzision lateral über dem Metatarsale-V-Köpfchen [P1509]

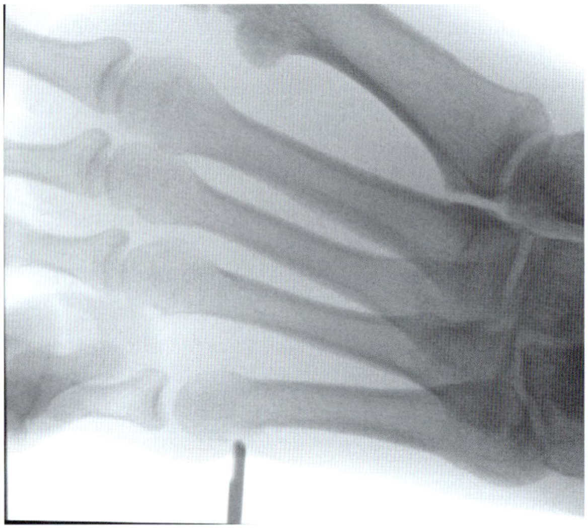

Abb. 6.13 Lokalisation der Stichinzision unter Röntgenbildverstärker [P1509]

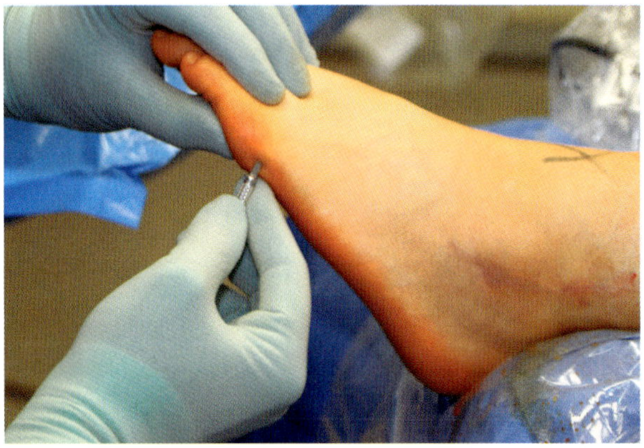

Abb. 6.14 Präparation des lateralen Metatarsale-V-Köpfchens [P1509]

Operationsschritte

1. Operationsschritt

Identifikation des Metatarsale-V-Kopfs. Stichinzision lateral des Kopfs (> Abb. 6.12).

Lokalisation der Stichinzision lateral im Übergang zwischen Metaphyse und MFK-V-Köpfchen (> Abb. 6.13).

2. Operationsschritt

Sondieren mit dem Elevatorium und Abschieben der Weichteile und der Kapsel vom Mittelfußkopf (> Abb. 6.14). Abschieben der Weichteile von der lateralen Pseudoexostose, ggf. zusätzliche Abtragung der lateralen Pseudoexostose mit der Shannon-Fräse.

3. Operationsschritt

Unter radiologischer Kontrolle Bestimmung des Eintrittspunkts der Fräse. Dieser ist proximal des Kopfmittelpunkts zu wählen. Einbringen in der Mitte zwischen dorsaler und plantarer Kortikalis. Zunächst Lokalisation der Shannon-Fräse im Übergang zwischen Metaphyse und Metatarsale-V-Köpfchen rechtwinklig auf der Längsachse Metatarsale-V-Köpfchens (➤ Abb. 6.15).

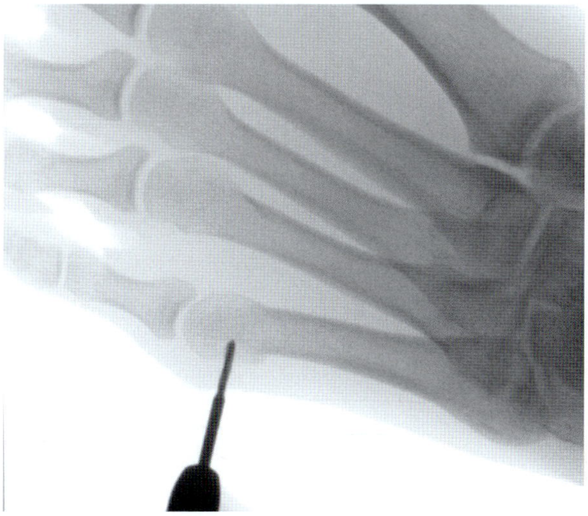

Abb. 6.15 Positionierung der Shannon-Fräse [P1509]

4. Operationsschritt

Vorbringen der Shannon-Fräse bis zur Durchtrennung der medialen Gegenkortikalis (➤ Abb. 6.16), dann v-förmige Osteotomie nach dorsal/proximal und nach plantar/proximal in einem Winkel zwischen 60 und 80 Grad (➤ Abb. 6.17).

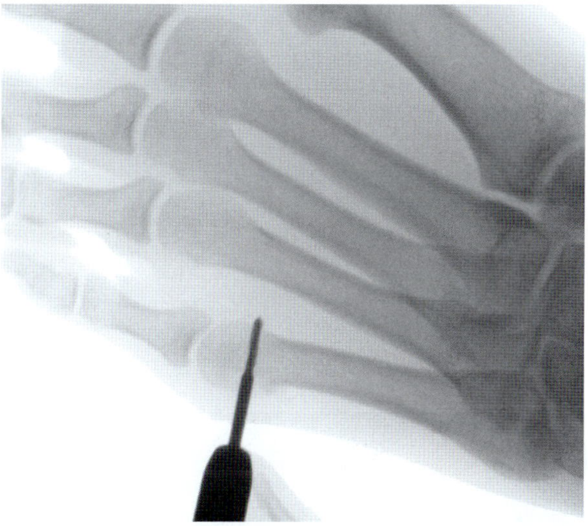

Abb. 6.16 Tiefes Einbringen der Shannon-Fräse [P1509]

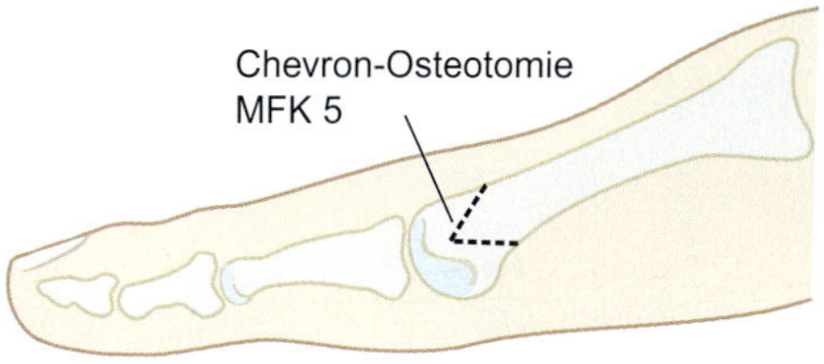

Abb. 6.17 Form der Chevron-Osteotomie im Metatarsale-V. Winkel zwischen den Schenkeln der Chevron-Osteotomie ca. 60° [P1509, L126]

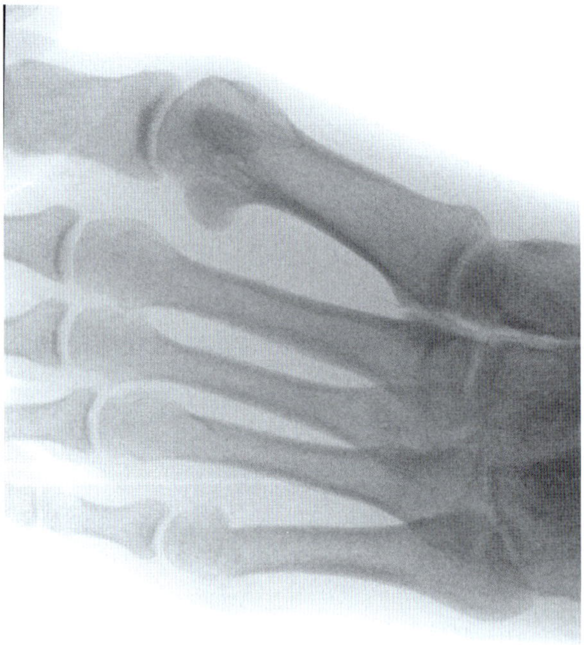

Abb. 6.18 Korrektur von Metatarsale-V unter Röntgenbildverstärker. Manuelles Verschieben des Metatarsale-V-Köpfchen möglichst weit nach medial [P1509]

5. Operationsschritt

Mobilisation der Osteotomie durch Zug an der Kleinzehe. Mediale Translation um bis zu 50 % der Schaftbreite (➤ Abb. 6.18). Optional erneutes Eingehen mit der Fräse und zusätzliche Abtragung des distalen lateralen knöchernen Anteils des proximalen Fragments und des lateralen Überstands der Schaftdiaphyse, um eine sekundäre Pseudoexostose zu vermeiden.

Tipps und Tricks

Der optimale Eintrittspunkt der Fräse befindet sich im metadiaphysären Übergang. Mit einer Ahle kann der Eintrittspunkt an der lateralen Kortikalis vorpräpariert werden. Das erleichtert den Eintritt der Fräse ohne relevanten Positionsverlust.

Falls sich die mediale Translation des Kopfes erschwert gestaltet, kann mit einem Elevatorium oder der Mosquito-Klemme von distal in die Diaphyse eingegangen und der Kopf nach medial gehebelt werden.

Soll eine Veränderung in der sagittalen Ebene erfolgen, kann die Osteotomie aufsteigend oder abfallend durchgeführt werden.

Die Fräse ist ständig mit steriler Flüssigkeit zu kühlen. Wird auf eine Blutleere verzichtet, hat das über die Stichinzision austretende Blut eine kühlende Wirkung, sodass dann meist auf eine zusätzliche Kühlung verzichtet werden kann.

Oberflächliche Thermo-Hautnekrose exzidieren und die Wunde anschließend primär verschließen

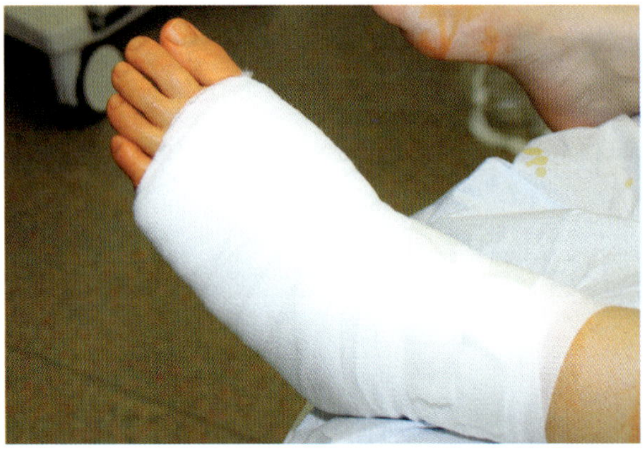

Abb. 6.19 Redressierender Verband [P1509]

Intraoperativer Verband

Anlage eines nach medial komprimierenden Steri-Strip®- Verbands mit lateralem Gegenzug der Kleinzehe. Dieser sollte auf Höhe des Metatarsalekopfs angebracht werden. Darüber Anlage eines redressierenden Verbands zur Fixation der Korrektur (➤ Abb. 6.19).

Nachbehandlung

- Belastung
- Schmerzadaptierte Vollbelastung im Verbandschuh mit steifer Sohle
- Verbandstechnik
- Belassen des Steri-Strip®-Verbands für 6 Wochen
- Röntgenkontrolle nach 6 Wochen und 6 Monate nach Operation Fuß im Stand d. p. und seitlich

Komplikationen

Schwellneigung des Fußes

Da nach minimalinvasiver Operation regelhaft eine prolongierte Schwellneigung des Vorfußes zu beobachten ist, sollte der Patient im Vorfeld der minimalinvasiven Operation möglichst über prolongierte postoperative Schwellungszustände informiert werden.

Hitzenekrose

Durch die rotierende Fräse kann es zur Hitzeentwicklung und thermischen Gewebeschäden kommen. Im Bereich des Knochens kann dies zu einer unzureichenden oder verzögerten knöchernen Konsolidierung führen. Hitzenekrosen können vermieden werden durch

- Operation ohne Blutleere
- Spülen der Fräse beim Fräsvorgang
- Fräsen mit niedriger Umdrehungszahl (< 6.000 U/min)

Ist direkt am Ende der Operation eine Hitzenekrose der Haut auffällig, ist eine Exzision des nekrotischen Areals zu empfehlen.

Pseudarthrose

Pseudarthrosen sind wie bei allen minimalinvasiven Osteotomien möglich. Bemerkenswert ist das lange Intervall bis eine knöcherne Konsolidierung im Röntgenbild erkennbar ist.

Im intraoperativen Abschlussbild ist auf einen sicheren Knochenkontakt zu achten. Die mediale Translation sollte bei der osteosynthesefreien Technik 50 % der Schaftbreite nicht überschreiten (Arbab et al. 2016, Benavente Valdivia und Thull 2022).

Eine operative Revision sollte bei Beschwerden und frühestens nach 12 Monaten erwogen werden.

Hypertropher Kallus

Dieser kann zu einem erneuten Schuhkonflikt führen. Ein Remodelling mit Verkleinerung sollte im Verlauf der erst 18 Monate abgewartet werden. Bei persistierenden Beschwerden ist eine operative Revision zu erwägen.

6.1.4 Proximale Umstellungsosteotomie Metatarsale-V

Operationsprinzip

Proximale Umstellungsosteotomien des Metatarsale-V können als medial-schließende (Closing-Wedge-) Osteotomien unter Erhalt der lateralen Gegenkortikalis durchgeführt werden. Abhängig von der zugrundeliegenden Pathologie kann die Osteotomieebene auf unterschiedlicher Höhe des Metatarsale erfolgen. Der Korrektureffekt erhöht sich bei weiter proximalem Vorgehen.

Patientenaufklärung

- Unzureichende Knochenheilung (Pseudarthrose)
- Unterkorrektur mit persistierender Fehlstellung
- Überkorrektur mit Valgisierung der Zehe
- Verletzung von Nerven mit persistierenden Empfindungsstörungen in den Kleinzehen
- Allgemeine Operationsrisiken (z. B. Wundinfektion, Thrombose, Embolie)

Anästhesie und Lagerung des Patienten

- Rückenlage. Der Fuß sollte über den Operationstisch überhängen.
- Operation in Regionalanästhesie (Fußblock) oder Allgemeinanästhesie.
- Auf eine Blutleere sollte verzichtet werden.

Instrumentarium

- Röntgenbildverstärker
- Beaver® Blade
- Rotierende Fräse (Shannon 2 mm und ggf. Wedge Burr 2,9 mm Durchmesser)

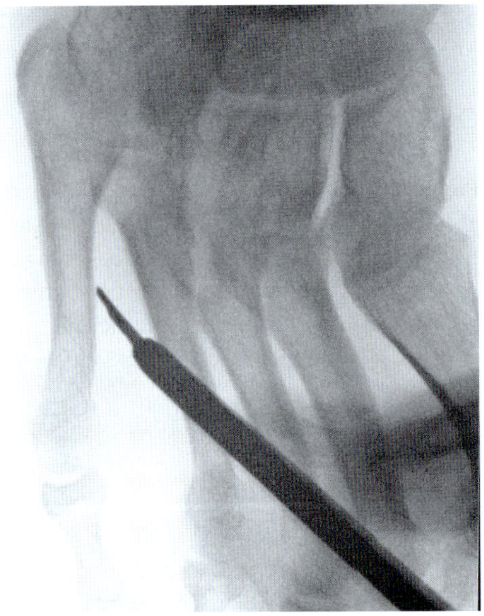

Abb. 6.20 Lokalisation der Hautinzision unter Röntgenbildverstärker. Fehlstellung mit hohem IMA IV/V [P1509]

Operationsschritte

1. Operationsschritt

Unter radiologischer Kontrolle im d. p. Strahlengang Festlegung der gewünschten Osteotomiehöhe. Stichinzision von distal-medial der Osteotomie zwischen Metatarsale IV und V (➤ Abb. 6.20).

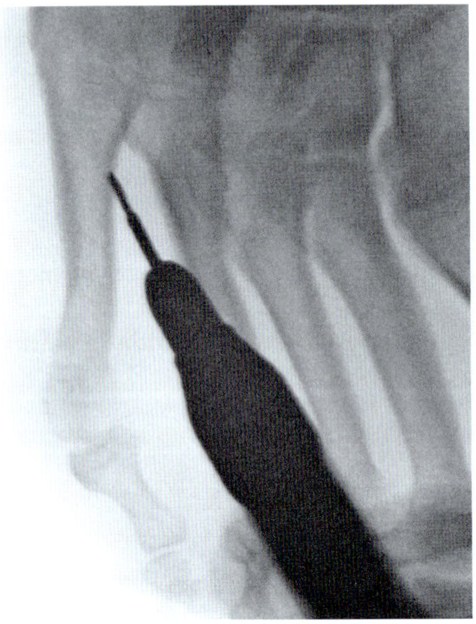

Abb. 6.21 Abschieben der Weichteile mit einem Elevatorium. Einführen der Shannon-Fräse [P1509]

2. Operationsschritt

Sondieren des diaphysären Anteils mit dem Elevatorium. Abschieben der Weichteile medial, plantar und dorsal. Einführen der Fräse (➤ Abb. 6.21).

3. Operationsschritt

Radiologische Verifikation der Osteotomiehöhe (➤ Abb. 6.22).

4. Operationsschritt

Anbohren und Eingehen mit der Fräse in 45-Grad-Neigung zur Schaftachse unter radiologischer Kontrolle bis Erreichen der Gegenkortikalis. Diese bleibt erhalten. Zunächst Osteotomie dorsal. Dazu leichte Elevation der Fräse und Durchbrechen der Gegenkortikalis sowie Vervollständigung der dorsalen Osteotomie.

Aufsuchen des Eintrittspunkts. Nun plantare Osteotomie. Absenken der Fräse und dabei Durchbrechen der Gegenkortikalis. Vervollständigung der plantaren Osteotomie.

Durch dieses Vorgehen bleibt eine schmale laterale Knochenbrücke erhalten. Die Osteotomie kann nun manuell zugeklappt, also „geschlossen" werden. Die schmale laterale Kortikalisbrücke verhindert eine Translation der Osteotomie und erlaubt die vollständige Schließung.

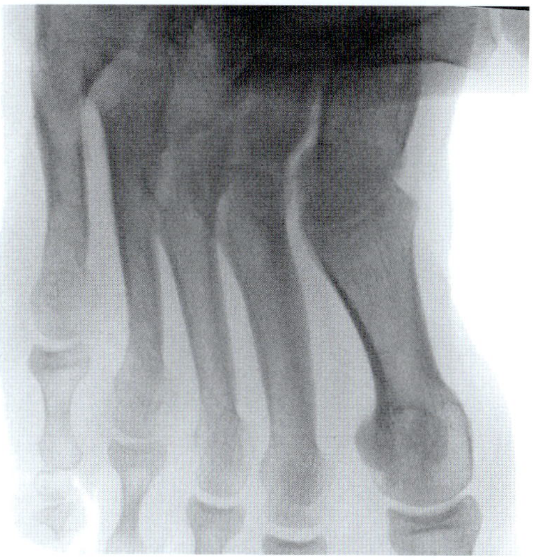

Abb. 6.22 Subtotale Osteotomie, Infraktion der lateralen Kortikalis durch manuelle Korrektur des Metatarsale-V [P1509]

Tipps und Tricks

Die laterale Kortikalis sollte plantar und dorsal osteotomiert werden, sodass nur eine schmale laterale Kortikalisbrücke verbleibt. Dies gewährleistet die vollständige Schließung der Osteotomie und verhindert eine laterale Translation des Metatarsale. Ist die Schließung zunächst nicht möglich, kann die Osteotomie unter radiologischer Kontrolle schrittweise vervollständigt werden.

Genügt die Breite der Fräse als Osteotomie nicht, kann diese mittels Wedge-Fräse vergrößert, damit das Korrekturpotenzial erhöht werden.

Der Zugang sollte möglichst knochennah, also leicht dorsal des Metatarsale gewählt werden, nicht durch den intermetatarsalen Weichteilmantel.

Die Fräse ist ständig mit steriler Flüssigkeit zu kühlen. Wird auf eine Blutleere verzichtet, hat das über die Stichinzision austretende Blut eine kühlende Wirkung.

Oberflächliche Thermo-Hautnekrose exzidieren und die Wunde anschließend primär verschließen.

Intraoperativer Verband

Anlage eines nach medial komprimierenden Steri-Strip®-Verbands. Dieser sollte möglichst distal, z. B. auf Höhe des Metatarsale-Kopfs angebracht werden. Darüber Anlage eines nach medial redressierenden Verbands.

6

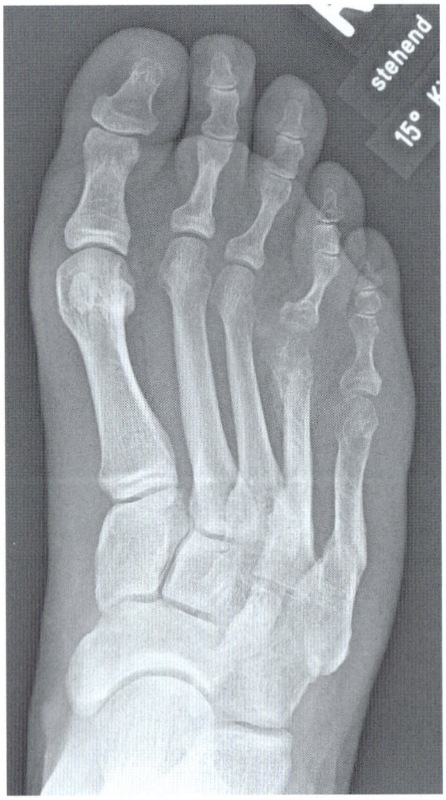

Abb. 6.24 Röntgenbild 6 Monate nach Korrektur. Knöcherne Konsolidierung bei adäquater Korrektur des IMA IV/V [P1509]

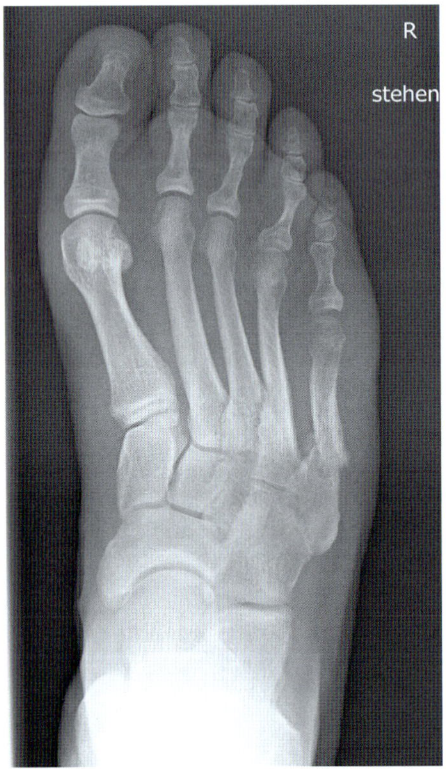

Abb. 6.23 Röntgenbild 6 Wochen nach Korrektur. Gute Stellungskorrektur, aber noch keine knöcherne Konsolidierung [P1509]

Nachbehandlung

Die Nachbehandlung ist abhängig von der Osteotomiehöhe. Weiter proximal gelegene Osteotomien neigen zur Pseudarthrose.

Bei Osteotomie der distalen Hälfte des Metatarsale kann eine Belastung im Verbandschuh mit steifer Sohle erfolgen. Osteotomien, die weiter proximal durchgeführt werden, sollten mit einer Teilbelastung von 20 kg im Verbandschuh mobilisiert werden.

Röntgenkontrollen 6 Wochen (➤ Abb. 6.23) und 6 Monate (➤ Abb. 6.24) nach der Korrektur.

Komplikationen

Schwellneigung

Eine prolongierte Schwellneigung des Vorfußes ist nach minimalinvasiver Operation regelhaft zu beobachten. Der Patient ist im Vorfeld der minimalinvasiven Operation möglichst über prolongierte postoperative Schwellungszustände zu informieren.

Hitzenekrose

Durch die rotierende Fräse kann es zu Hitzeentwicklung und thermischen Gewebeschäden kommen. Im Bereich des Knochens kann dies zu einer unzureichenden oder verzögerten knöchernen Konsolidierung führen. Hitzenekrosen können vermieden werden durch

- Operation ohne Blutleere
- Spülen der Fräse beim Fräsvorgang
- Fräsen mit niedriger Umdrehungszahl (< 6.000 U/min)

Ist direkt am Ende der Operation eine Hitzenekrose der Haut auffällig, ist eine Exzision des nekrotischen Areals zu empfehlen.

Pseudarthrose

Pseudarthrosen sind wie bei allen Osteotomie möglich (➤ Abb. 6.25). Es ist anzunehmen, dass proximale Osteotomien häufiger dazu neigen als distale (Martijn et al. 2018). Bemerkenswert ist das lange Intervall, bis eine knöcherne Konsolidierung im Röntgenbild erkennbar ist.

Auf eine vollständige Schließung der Osteotomie ist zu achten. Lässt sich diese intraoperativ nicht ohne größeren Widerstand erzielen, sollte die laterale Gegenkortikalis unter radiologischer Kontrolle so lange bearbeitet werden, bis dieses möglich ist.

Eine operative Revision sollte bei Beschwerden und nach frühestens nach 12 Monaten erwogen werden.

Hypertropher Kallus

Es kann zur Ausbildung eines hypertrophen Kallus im Bereich der Osteotomie kommen. Das Auftreten scheint bei gleichzeitiger beidseitiger Operation erhöht zu sein (Laffenêtre et al. 2015). Mit einer Remodellierung ist im Laufe der ersten 18 Monate zu rechnen. Bei persistierendem Kallus können Beschwerden vorliegen und eine operative Reduktion erforderlich sein.

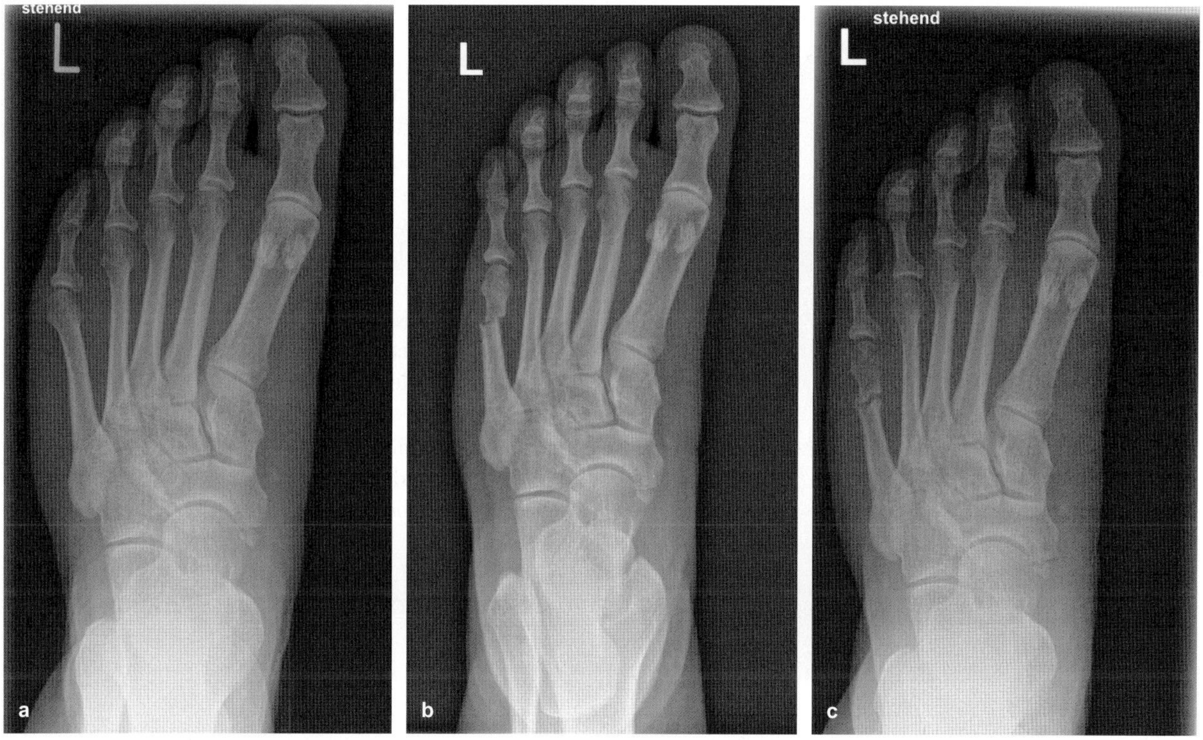

Abb. 6.25 Röntgenverlauf nach Korrekturosteotomie mit Ausbildung einer Hypertrophen Pseudarthrose [P1509]
a) Präoperatives Röntgenbild
b) Closing-Wedge-Osteotomie 6 Wochen postoperativ
c) Hypertrophe Pseudarthrose 7 Monate postoperativ

6.2 Digitus quintus varus et superductus

6.2.1 Einleitung

Die Deformität beschreibt eine nach medial gerichtete Achsabweichung der V. Zehe mit Überlagerung der V. über die IV. Zehe (➤ Abb. 6.26). Häufig liegt eine Instabilität des V. Zehengrundgelenks mit begleitender knöcherner Fehlanlage der Phalangen vor. Es handelt sich um eine angeborene Erkrankung mit familiärer Häufung und teilweise beidseitiger Ausprägung.

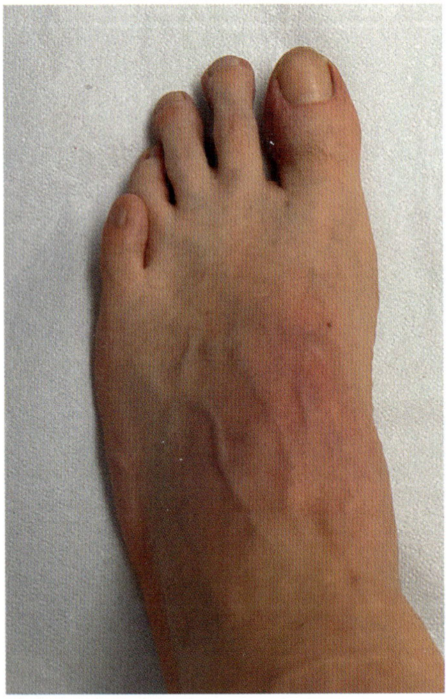

Abb. 6.26 Digitus quintus varus et superductus. Hypoplastisch ausgebildete 5. Zehe mit Extensionsfehlstellung im Grundgelenk [P1509]

Klinisches Bild

Die oben beschrieben Fehlstellung geht häufig mit einer zusätzlichen Rotation der Zehe einher. Betroffene beklagen einen Schuhkonflikt durch die überreitende V. Zehe. Bei Vorliegen einer Luxation im Zehengrundgelenk kann auch eine begleitende Metatarsalgie mit vermehrter Beschwielung bestehen.

Diagnostische Vorgehen

Klinische Untersuchung mit Inspektion, Palpation und Funktionstestung. Klinische Untersuchung der Gelenkreihen mit Schubladentest und Push-Up-Test. Bestimmung flexibler oder kontrakter Verhältnisse im Zehenmittelgelenk.

6.2.2 Tenotomie und Umstellungsosteotomie

Operationsprinzip

Das Operationsprinzip richtet sich nach der Ausprägung der Deformität. Getreu dem Motto „so wenig wie möglich, so viel wie nötig“ ist ein sequenzielles Vorgehen indiziert. Regelhaft müssen eine perkutane Tenotomie der Strecksehne, eine dorsale Kapsulotomie des Zehengrundgelenks und eine plantarflektierende (Closing-Wedge-)Osteotomie des Grundglieds durchgeführt werden (De Prado, Golano und Ripoll 2009). Liegt eine kontrakte Fehlstellung des Zehenmittelgelenks vor, sollte dieses mit einer minimalinvasiven Arthrodese behandelt werden. Lässt sich durch diese Maßnahmen eine bestehende (Sub-) Luxation im Zehengrundgelenk nicht ausreichend adressieren, kann eine DMMO angeschlossen werden.

Grundsätzlich entsprechen die beschriebenen Strategien und Operationsverfahren den entsprechenden Eingriffen an den übrigen Kleinzehen.

Patientenaufklärung

- Unzureichende Knochenheilung (Pseudarthrose)
- Malalignment der Zehe mit Unter- oder Überkorrektur
- Persistierende Metatarsalgie
- Verletzung von Nerven mit persistierenden Empfindungsstörungen in den Kleinzehen
- Allgemeine Operationsrisiken (z. B. Wundinfektion, Thrombose, Embolie)

Anästhesie und Lagerung des Patienten

- Rückenlage. Der Fuß sollte über den Operationstisch überhängen.
- Operation in Regionalanästhesie (Fußblock) oder Allgemeinanästhesie.
- Auf eine Blutleere sollte verzichtet werden.

Instrumentarium

- Röntgenbildverstärker
- Beaver® Blade
- Rotierende Fräse (Shannon Burr 2 mm Durchmesser)

6

Perkutane Tenotomie der Sehne des M. extensor digitorum longus und dorsale Kapsulotomie des Zehengrundgelenks (Operationsschritte)

1. Operationsschritt

Durch manuelle Plantarflexion der Zehe lässt sich der Verlauf der Sehne des M. extensor digitorum longus (EDL) sicher darstellen. Aufsuchen der Gelenkebene von dorsal durch Flexion und Extension im Gelenk. Stichinzision über der palpablen Sehne auf Höhe des Gelenks und vollständige Tenotomie.

2. Operationsschritt

Ertasten des Gelenkspalts (nun gut möglich), dann Einführen des Beaver® Blade in den Gelenkspalt, ggf. unter radiologischer Kontrolle. Vervollständigung der Kapsulotomie nach medial und lateral (➤ Abb. 6.27).

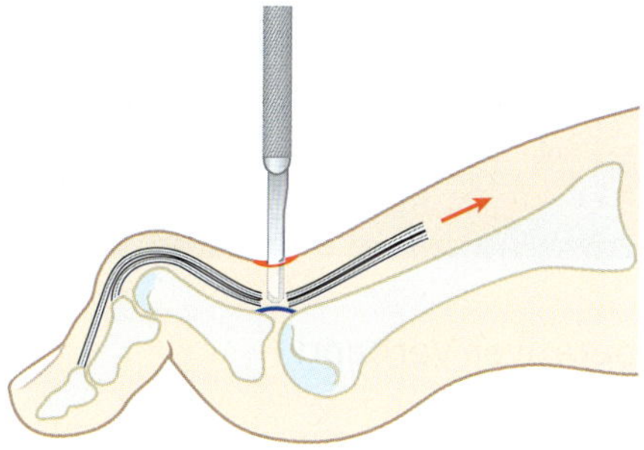

Abb. 6.27 Dorsale Kapsulotomie und Tenotomie (nach Prado et al. 2009) [L126]

3. Operationsschritt

Durchführen der Grundgliedosteotomie. Dazu Identifikation des proximalen Grundglieds unter radiologischer Kontrolle im d. p. Strahlengang. Stichinzision von lateral oder plantar.

4. Operationsschritt

Sondieren des Grundglieds mit einem Elevatorium. Abschieben der Weichteil vom Knochen. Einführen und Aufsetzen der Fräse.

5. Operationsschritt

Mit der Fräse in den Knochen bis durch die mediale Kortikalis eingehen. Vervollständigung der Osteotomie. Nach dorsal unvollständige Osteotomie unter Erhalt der dorsalen Gegenkortikalis (➤ Abb. 6.28).

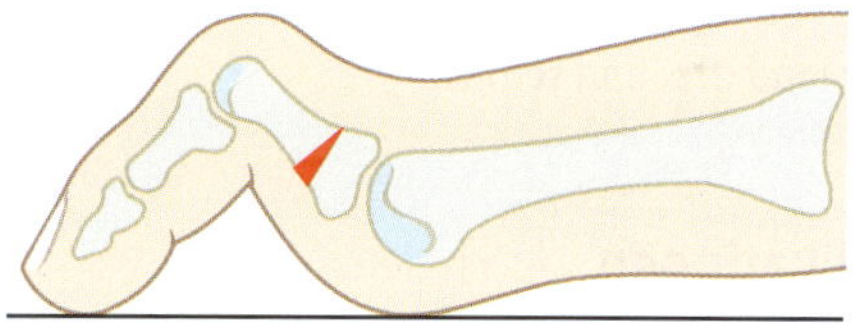

Abb. 6.28 Plantarbasige subtotale Closing-Wedge-Osteotomie des proximalen Grundglieds der V. Zehe [P1509, L126]

6. Operationsschritt

Zuklappen der Osteotomie. Bei Bedarf Ergänzung um eine DMMO MFK5, wie oben beschrieben.

Tipps und Tricks

Sequenzielles Vorgehen mit Re-Evaluation des Korrekturergebnisses nach jedem Einzelschritt und potenzielle Ergänzung um weitere Verfahren.

Die Stichinzision von dorsal hat streng median über dem Gelenk zu erfolgen, um eine Schädigung des dorsalen lateralen und medialen Nerv-Gefäßbündels zu vermeiden. Die Vervollständigung der dorsalen Kapsulotomie nach medial und lateral erfolgt dosiert mit der Klinge innerhalb des Gelenks zur Vermeidung von Nerv-Gefäß-Schädigungen (Arbab et al. 2009).

Bei der Closing-Wedge Osteotomie des Grundglieds sollte eine schmale dorsale Kortikalisbrücke erhalten bleiben. Dies gewährleistet die vollständige Schließung der Osteotomie und verhindert eine dorsale Translation des distalen Grundglieds. Ist zunächst keine Schließung möglich, kann die Osteotomie unter radiologischer Kontrolle schrittweise vervollständigt werden.

Genügt die Breite der Fräse als Osteotomie nicht, kann die Osteotomie bei einliegender Fräse geschlossen werden und die Fräsbreite vergrößert und damit das Korrekturpotential erhöht werden.

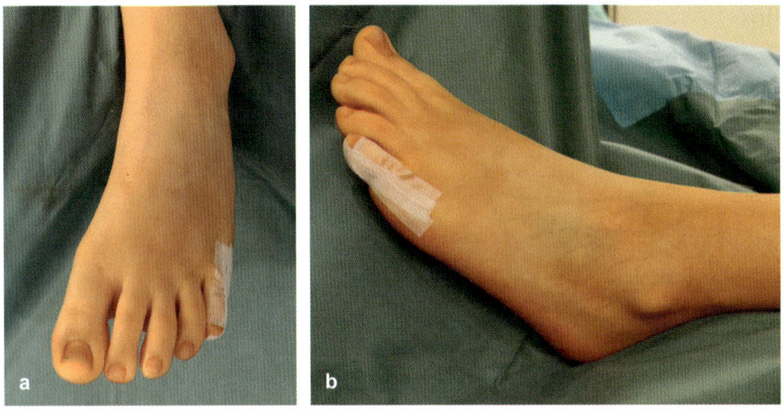

Abb. 6.29 Redression der V. Zehe durch Steri-Strips® [P1509]

Intraoperativer Verband

Anlage eines nach plantar-lateral redressierenden Steri-Strip®-Verbands der 5. Zehe (➤ Abb. 6.29). Die Zehe sollte dabei in allen Ebenen begradigt werden und die plantare Flexion im Zehengrundgelenk erfolgen. Eine leichte Überkorrektur der Plantarflexion und Lateraldeviation ist anzustreben, um die verkürzten Weichteile zu konditionieren.

Nachbehandlung

Belastung: schmerzadaptierte Vollbelastung im Verbandschuh mit steifer Sohle

Verbandstechnik: Belassen des Steri-Strip®-Verbands für 6 Wochen

Röntgenkontrolle 6 Wochen und 6 Monate postoperativ Fuß im Stand d. p. und seitlich

Komplikationen

Schwellneigung des Fußes

Eine prolongierte Schwellneigung des Vorfußes ist nach minimalinvasiver Operation regelhaft zu beobachten. Der Patient ist im Vorfeld der Operation möglichst über prolongierte postoperative Schwellungszustände zu informieren.

Hitzenekrose

Durch die rotierende Fräse kann es zur Hitzeentwicklung und thermischen Gewebeschäden kommen. Im Bereich des Knochens kann dies zu einer unzureichenden oder verzögerten knöchernen Konsolidierung führen. Hitzenekrosen können vermieden werden durch

- Operation ohne Blutleere
- Spülen der Fräse beim Fräsvorgang
- Fräsen mit niedriger Umdrehungszahl (< 6.000 U/min)

Ist direkt am Ende der Operation eine Hitzenekrose der Haut auffällig, ist eine Exzision des nekrotischen Areals zu empfehlen.

Pseudarthrose

Pseudarthrosen sind wie bei allen minimalinvasiven Osteotomien möglich. Bemerkenswert ist das lange Intervall, bis eine knöcherne Konsolidierung im Röntgenbild erkennbar ist.

Hypertropher Kallus

Dieser kann zu einem erneuten Schuhkonflikt führen. Ein Remodelling mit Verkleinerung sollte im Verlauf der erst 18 m abgewartet werden. Bei persistierenden Beschwerden ist eine operative Revision zu erwägen.

LITERATUR

Arbab D, et al. Degenerative Erkrankungen des Vorfußes – Kleinzehenfehlstellungen. Orthopädie und Unfallchirurgie up2date 2016; 11(05): 351-373.

Benavente Valdivia JC, Thull DM. Minimally invasive distal chevron osteotomy for symptomatic bunionette: clinical and radiologic results of a 31-case retrospective study. Foot Ankle Orthop 2022; 7(2): 24730114221099022.

Coughlin MJ. Etiology and treatment of the bunionette deformity. Instr Course Lect 1990; 39: 37-48.

De Prado M, Golano P, Ripoll PL. Minimally invasive foot surgery. 1st ed. About Your health Publishers, 2009.

Haque S, et al. Outcome of minimally invasive distal metatarsal metaphyseal osteotomy (DMMO) for lesser toe metatarsalgia. Foot Ankle Int 2016; 37(1): 58-63.

Johansen JK, Jordan M, Thomas M. Clinical and radiological outcomes after Weil osteotomy compared to distal metatarsal metaphyseal osteotomy in the treatment of metatarsalgia – A prospective study. Foot Ankle Surg 2019; 25(4): 488-494.

Laffenêtre O, et al. Percutaneous bunionette correction: results of a 49-case retrospective study at a mean 34 months' follow-up. Orthop Traumatol Surg Res 2015; 101(2): 179-184.

Magnan B, et al. Percutaneous distal osteotomy of lesser metatarsals (DMMO) for treatment of metatarsalgia with metatarsophalangeal instability. Foot Ankle Surg 2018; 24(5): 400-405.

Martijn HA, et al. Fifth metatarsal osteotomies for treatment of bunionette deformity: a meta-analysis of angle correction and clinical condition. J Foot Ankle Surg 2018; 57(1): 140-148.

KAPITEL

7 Minimalinvasive Chirurgie des Rückfußes

7.1 Plantarfasziitis und Fersensporn

Jörn Dohle

7.1.1 Einleitung

Ätiologie und Pathogenese

Das Krankheitsbild wird durch den überlastungsbedingten Reizzustand der proximalen Plantaraponeurose bestimmt (➤ Abb. 7.1, ➤ Abb. 7.2). Im Verlauf der Erkrankung kann es zur Entwicklung eines Traktionsosteophyten des plantaren Kalkaneus direkt kranial der Plantaraponeurose kommen. In extremen Fällen kann der Osteophyt durch mechanische Reizung die Plantarfasziitis unterhalten (Ahmad, Karim und Daniel 2016, Wearing et al. 2006).

Nach Abklingen der Plantarfasziitis persistiert der Fersensporn, kann dann aber asymptomatisch sein. Untersuchungen von Röntgenbildern haben gezeigt, dass etwa 13 % der untersuchten Individuen einen Fersensporn haben, von diesen aber

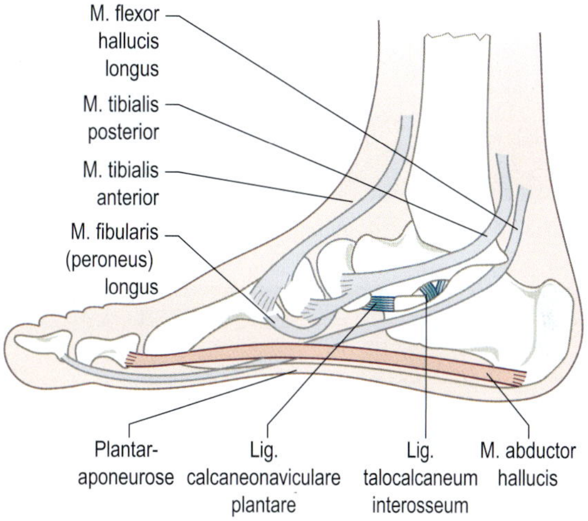

Abb. 7.2 Anatomie der Fersenregion. Plantarfaszie und Sehnen [G439-001]

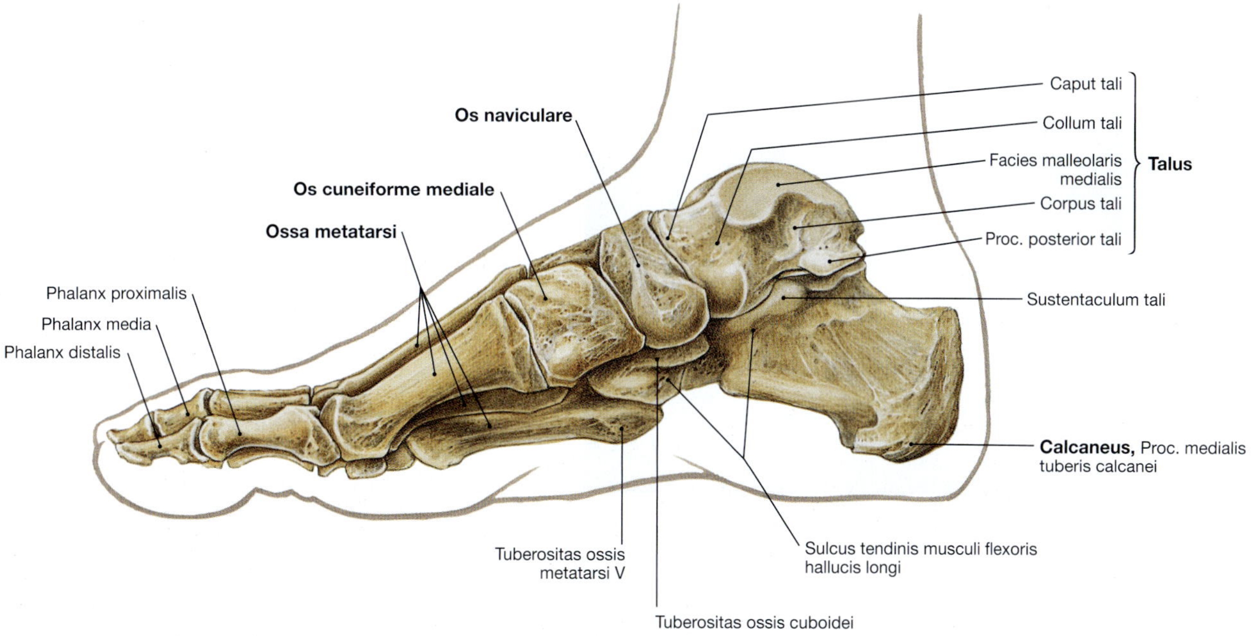

Abb. 7.1 Fußskelett, Ossa pedis, rechts. Ansicht von medial [S700]

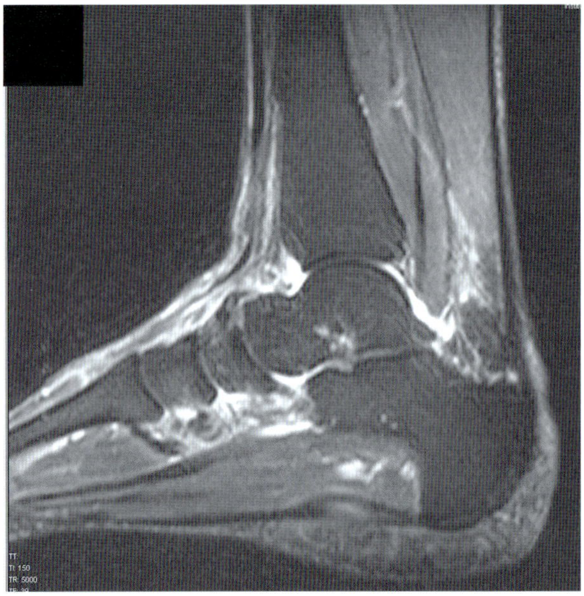

Abb. 7.3 MRT mit Plantarfasziitis [P1509]

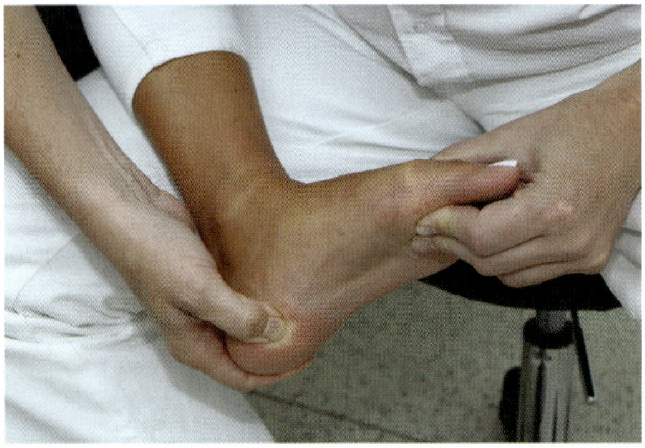

Abb. 7.4 Klinische Untersuchung bei Fersensporn [P1509]

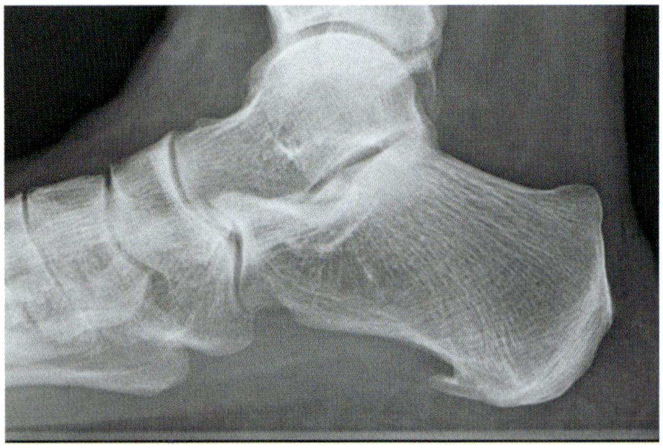

Abb. 7.5 Röntgenbild des Fußes mit Fersensporn [P1509]

nur etwa 5 % in ihrer Vorgeschichte Beschwerden im Sinne eines plantaren Fersenschmerzes gehabten hatten (Buchbinder 2004, Shmokler et al. 1988, Tanz 1963).

Klinisches Bild

Im Ursprungsbereich der Plantarfaszie medial am Tuber calcanei bestehen belastungsabhängige Schmerzen. Typisch ist ein Anlaufschmerz, d. h. Schmerzen bei den ersten Schritten, die im Laufe der Belastung abnehmen. Mit der Dauer der Belastung kommt es dann häufig zu vermehrten Beschwerden im Sinne eines Ermüdungsschmerzes (Trojian und Tucker 2019).

Die Symptomatik wird durch den Reizzustand der Plantarfaszie bestimmt, nur in seltenen Fällen durch einen eventuell vorhandenen Fersensporn. So liegt nicht selten eine Plantarfasziitis ohne Fersensporn vor. Umgekehrt haben zahlreiche asymptomatische Patienten einen im Röntgenbild erkennbaren Fersensporn.

MERKE
Ein Fersensporn ist primär ein Röntgenphänomen mit fraglicher klinischer Relevanz.

Grundsätzlich lässt sich eine Plantarfasziitis im MRT als spindelförmige Verdickung der Plantarfaszie detektieren, die typischerweise 1–1,5 cm distal des Ursprungs am Tuber calcanei lokalisiert ist (➤ Abb. 7.3).

Diagnostische Verfahren

Bei der klinischen Untersuchung lässt sich meistens ein deutlicher Druckschmerz am medialen plantaren Tuber calcanei auslösen (➤ Abb. 7.4). In Kombination mit der typischen Symptomatik kann die Diagnose bereits mit hinreichender Sicherheit gestellt werden, sodass in der Regel keine MRT erforderlich ist.

Eine Röntgenaufnahme von Fuß oder Ferse (➤ Abb. 7.5) beantwortet die Frage, ob zusätzlich ein plantarer Fersensporn vorliegt.

Konservative Therapie

Wie zahlreiche Studien belegen, hat das Krankheitsbild der Plantarfasziitis eine hohe „Spontanheilungsrate", wobei der Krankheitsverlauf durchaus 6–9 Monate betragen kann.

Die konservative Behandlung besteht aus Dehnübungen der Achillessehne, die vorzugsweise exzentrisch durchgeführt werden sollten, und einer Weichbettung der Ferse im Schuh. Bei anhaltenden Beschwerden hat sich eine extrakorporale Stoßwellentherapie (ESWT) etabliert (Ogden 2004, Rompe et al. 1996, Zhiyun, Tao and Zengwu 2013).

Daher muss die operative Behandlung der Plantarfasziitis als Behandlungsoption betrachtet werden, die erst nach einem mehrmonatigen Krankheitsverlauf, nach Ausschöpfen der konservativen Behandlungsoptionen in Betracht gezogen werden sollte. Zeitspannen von über einem Jahr von Beginn der Beschwerden bis zur Entscheidung zur Operation sind eher die Regel als die Ausnahme.

MERKE

Die weitaus überwiegende Zahl der Patienten mit Plantarfasziitis kann erfolgreich konservativ behandelt werden, sodass die Operation nur selten und nach frustraner konservative Therapie zur Anwendung kommt.

7.1.2 Minimalinvasives Operationsverfahren

Operatives Vorgehen

Operationsprinzip

Operatives Release der Plantarfaszie ansatznah in Kombination mit Resektion des knöchernen Fersensporns.

Patientenaufklärung

- Persistierende postoperative Schmerzen
- (Ermüdungs-) Fraktur des Kalkaneus
- Entwicklung eines Pes planovalgus
- Wundheilungsstörung und Wundinfektion
- Thrombose und Embolie

Anästhesie und Lagerung des Patienten

- Fußblock
- Rückenlagerung mit Außenrotation des betroffenen Beins (➤ Abb. 7.6)
- Keine Blutleere erforderlich

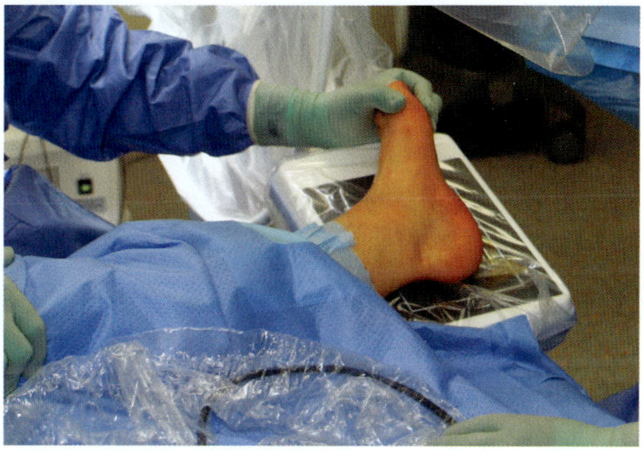

Abb. 7.6 Lagerung des Patienten [1509]

7

Operationsschritte

1. Operationsschritt

Lokalisation der Stichinzision mittels Röntgenbildverstärker und Anzeichnen (➤ Abb. 7.7)

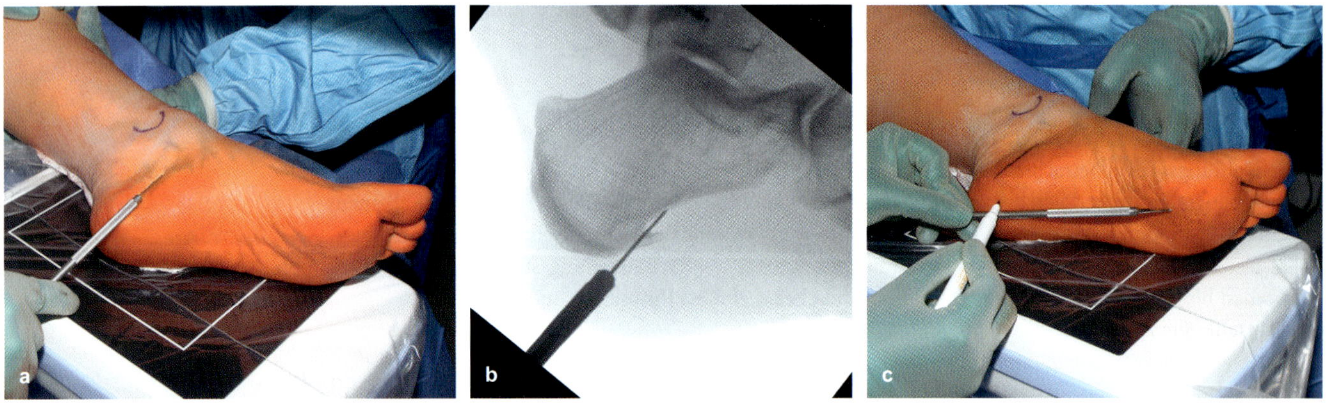

Abb. 7.7 Lokalisation des Stichinzision [P1509]

2. Operationsschritt

Stichinzision mit dem Beaver® Blade (➤ Abb. 7.8)

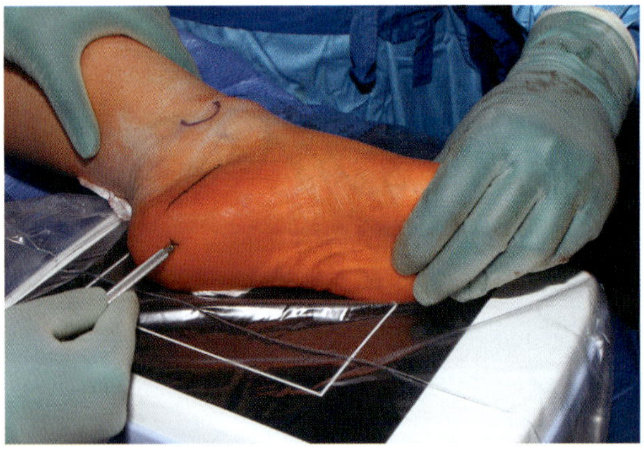

Abb. 7.8 Stichinzision mit dem Beaver® Blade [P1509]

3. Operationsschritt

Perkutanes Release der Plantarfaszie (➤ Abb. 7.9)

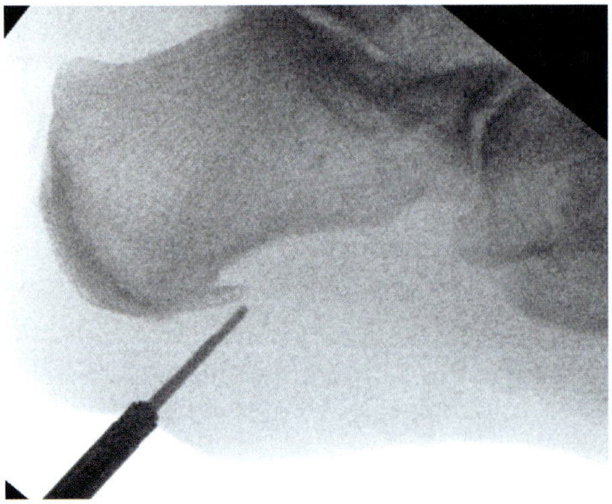

Abb. 7.9 Perkutanes Release der Plantarfaszie [P1509]

4. Operationsschritt

Einführen der Shannon-Fräse (➤ Abb. 7.10)

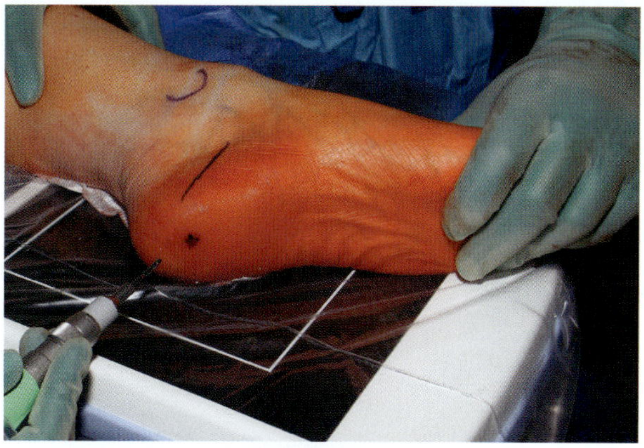

Abb. 7.10 Einführen der Shannon-Fräse [P1509]

5. Operationsschritt

Abtragen des Fersensporns (➤ Abb. 7.11, ➤ Abb. 7.12)

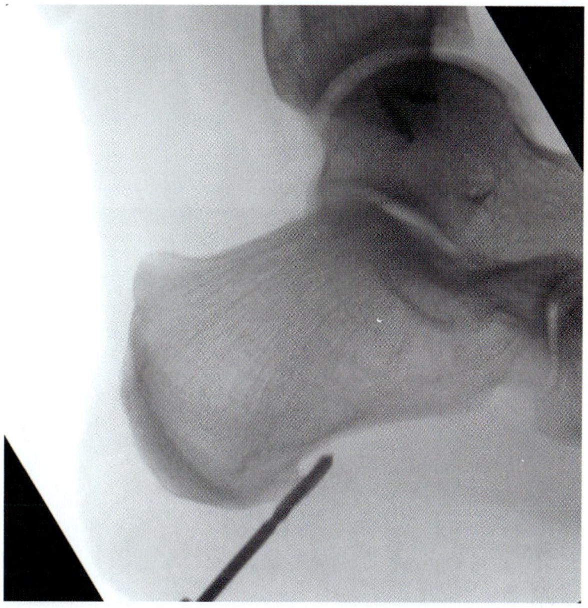

Abb. 7.11 Abtragung des Fersensporns [P1509]

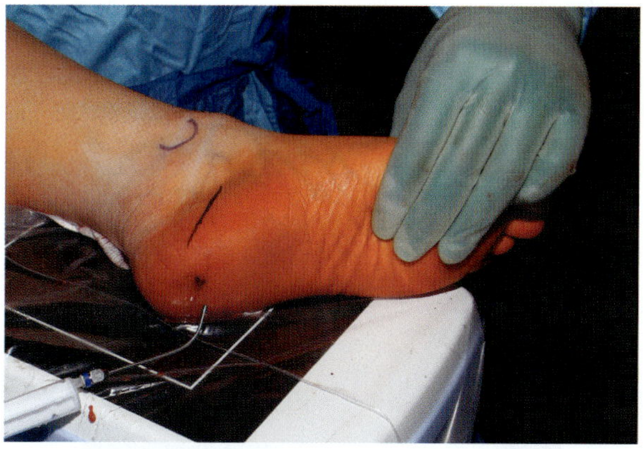

Abb. 7.12 Ausspülen des Fräsmehls [P1509]

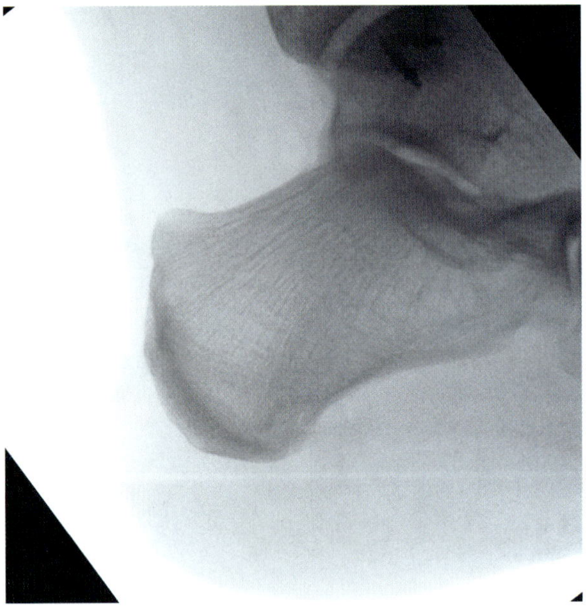

Abb. 7.13 Röntgenkontrolle [P1509]

6. Operationsschritt

Röntgenkontrolle (➤ Abb. 7.13)

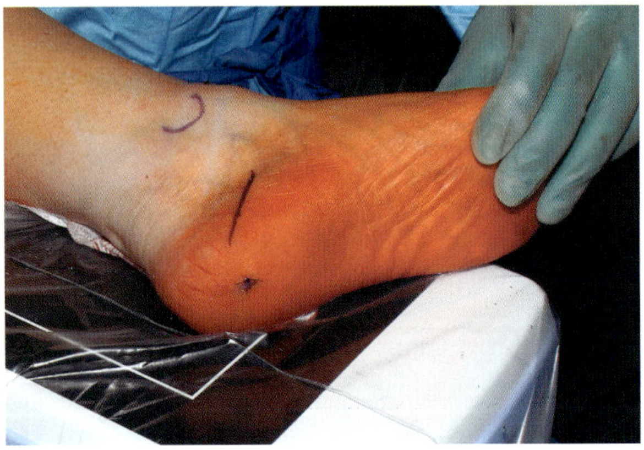

Abb. 7.14 Wundverschluss [P1509]

7. Operationsschritt

Wundverschluss (➤ Abb. 7.14)

Tipps und Tricks

Bei Resektion des Fersensporns sollte die Fräse parallel zur Unterfläche des Kalkaneus positioniert werden (➤ Abb. 7.15) und **nicht** rechtwinklig (➤ Abb. 7.16).

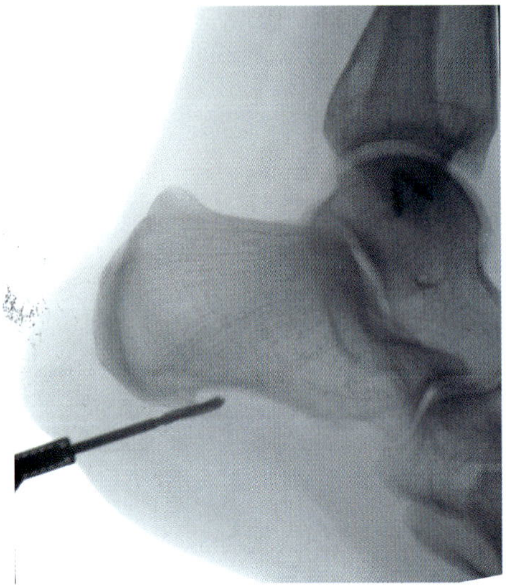

Abb. 7.15 Korrekte Position der Shannon-Fräse [P1509]

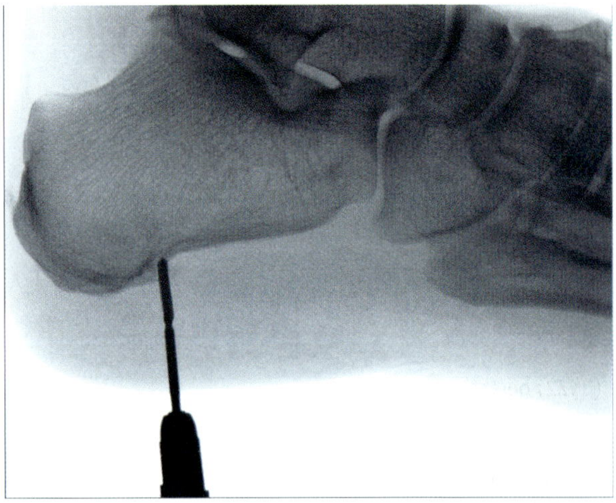

Abb. 7.16 Falsche Position der Shannon-Fräse [P1509]

Nachbehandlung

- Schmerzadaptierte Fußbelastung
- Entfernen des Hautfadens 14 Tage postoperativ
- Nach De Prado (2020) wird die Plantarfaszie auf voller Breite perkutan mit dem Beaver® Blade durchtrennt. Postoperativ ist eine sofortige schmerzadaptierte Vollbelastung des Fußes in einem Turnschuh (Athletic Shoe®) möglich.

Komplikationen

- Verletzung der plantaren Kortikalis des Kalkaneus (Sollbruchstelle für die Entwicklung einer Kalkaneusfraktur): Vermeidung durch tangentiale Resektion des Fersensporns
- Ermüdungsbruch des Kalkaneus: Vermeidung durch Belassen eines intakten lateralen Anteils der Plantarfaszie (fraglich erforderlich)

Ergebnisse laut Literatur

Die operative Behandlung der chronischen Plantarfasziitis hat in den letzten Jahren eine kontinuierliche Evolution erfahren. Nach der klassisch offenen Entlastung der Plantaraponeurose durch Einkerbung (McBryde 1984) habe sich endoskopische Verfahren (Bazaz und Ferkel 2007, Saxena 2004) und nunmehr minimalinvasive Verfahren etabliert (Benton-Weil et al. 1998, Borrelli 2011, Lane und London 2004, Maes et al. 2022, Pilzer und Berlin 1983, Shmokler et al. 1988).

Wesentliche Vorteile der minimalinvasiven Verfahren sind:

- Die Operation ist in Lokalanästhesie möglich.
- Der Fuß kann nach der Operation direkt belastet werden.
- Es ist eine komplette Entlastung der Plantaraponeurose durch Durchtrennung der Faszie auf voller Breite möglich
- Es besteht ein allenfalls minimales Risiko der Absenkung der medialen Fußwölbung.

Die oben dargestellte Operationstechnik entspricht im Wesentlichen den Empfehlungen von de Prado et al. (2020).

In einer Nachuntersuchung von 60 Patienten (62 Füße) bei denen eine minimalinvasive Entlastung der Plantarfaszie, ggf. mit Resektion eines plantaren Fersensporns, durchgeführt worden war, konnte bei einem mittleren Nachuntersuchungszeitraum von 57 Monaten in seitlichen Röntgenbildern des Fußes im Stand keine Verminderung der medialen Wölbung gemessen am Kalkaneus Bodenwinkel festgestellt werden (De Prado et al. 2020).

Diese Ergebnisse wurden in ähnlicher Form von Maes et al. (2022) bestätigt.

LITERATUR

Ahmad J, Karim A, Daniel JD. Relationship and classification of plantar heel spurs in patients with plantar fasciitis. Foot Ankle Int 2016; 37: 994–1000.

Bazaz R, Ferkel RD. Results of endoscopic plantar fascia release. Foot Ankle Int 2007; 28(5): 549–556.

Benton-Weil W, et al. Percutaneous plantar fasciotomy: a minimally invasive procedure for recalcitrant plantar fasciitis. J Foot Ankle Surg 1998; 37(4): 269–272.

Borrelli A. Percutaneous plantar fasciotomy for the surgical treatment of refractive plantar fasciitis. Tech Foot Ankle Surg 2011; 10: 49–55.

Buchbinder R. Clinical practice. Plantar fasciitis. N Engl J Med 2004; 350(21): 2159–2166.

De Prado M, et al. Does the minimally invasive complete plantar fasciotomy result in deformity of the Plantar arch? A prospective study. Foot Ankle Surg 2020; 26(3): 347–353.

Lane GD, London B. Heel spur syndrome: a retrospective report on the percutaneous plantar transverse incisional approach. J Foot Ankle Surg 2004; 43(6): 389–394.

Maes R, et al. Percutaneous plantar fasciotomy: radiological evolution of medial longitudinal arch and clinical results after one year. Int Orthop 2022; 46(4): 861–866.

McBryde AM Jr. Plantar fasciitis. Instr Course Lect 1984; 33: 278–282.

Ogden JA. Extracorporeal shock wave therapy for plantar fasciitis: randomised controlled multicentre trial. Br J Sports Med 2004; 38(4): 382.

Ogden JA, et al. Electrohydraulic high-energy shock-wave treatment for chronic plantar fasciitis. J Bone Joint Surg Am 2004; 86(10): 2216–2228.

Pilzer HP, Berlin MJ. Percutaneous plantar fasciotomy—a new approach. Current Podiatry 1983; 32: 36.

Rompe JD, et al. Effectiveness of low-energy extracorporal shock waves for chronic plantar fasciitis. Foot Ankle Surg 1996; 2: 215–221.

Saxena A. Uniportal endoscopic plantar fasciotomy: a prospective study on athletic patients. Foot Ankle Int 2004; 25(12): 882–889.

Shmokler RL, et al. A new use of instrumentation in fluoroscopy-controlled heel spur surgery. J Am Podiatr Med Assoc 1988; 78(4): 194–197.

Tanz SS. Heel pain. Clin Orthop Relat Res 1963; 28: 169–178.

Trojian T, Tucker AK. Plantar Fasciitis. Am Fam Physician 2019; 99(12): 744–750.

Wearing SC, et al. The pathomechanics of plantar fasciitis. Sports Med 2006; 36(7): 585–611.

Zhiyun L, Tao J, Zengwu S. Meta-analysis of high-energy extracorporeal shock wave therapy in recalcitrant plantar fasciitis. Swiss Med Wkly 2013; 143: w13825.

7.2 Haglund-Exostose

Klaus Edgar Roth, Kajetan Klos

Kernaussagen

- Die Entscheidung zur minimalinvasiven Resektion oder Zadek-Osteotomie erfolgt vor allem in Abhängigkeit vom kalkanearen Pitch und der Fersenbeinlänge.
- Die minimalinvasive Resektion des störenden Processus posterosuperior calcanei wird über eine rotierende Fräse oder einen Acromionizer realisiert.
- Die minimalinvasive Resektion erfolgt über eine Stichinzision bzw. eine 5 mm messende Inzision auf der medialen und/oder lateralen Seite neben der Achillessehne auf Höhe des Oberrandes des Kalkaneus.
- Die Visualisierung der Resektion per Bildwandler und/oder Endoskopie ist unumgänglich.

7

- Die Resektion des Knochens erfolgt in einem 45°-Winkel vom Ansatz der Achillessehne nach kranial ventral.
- Zum Schutz des Sehnenansatzes während des Fräsvorgangs kann die Achillessehne temporär mit einem Faden armiert und durch Zug an dem Faden vom Kalkaneus distanziert werden.
- Bei der Zadek-Osteotomie ist ein Hinge-Bruch zu vermeiden.
- Mit einer Schwellung der operierten Region ist bis 3 Monate postoperativ zu rechnen.

7.2.1 Einleitung

Die Haglund-Exostose ist eine abnorme knöcherne Vergrößerung am posterosuperioren Aspekts des Calcaneus. Diese Pathologie wurde erstmals 1927 von Patrick Haglund beschrieben. Klassischerweise wird der retrokalkaneare Schmerz der mit dieser posterosuperioren kalkanearen Prominenz verbunden ist, als Haglund-Syndrom bezeichnet.

Konservative Therapie

Sie wird als Erstbehandlung empfohlen und umfasst die Verwendung von nichtsteroidalen Antiphlogistika, Injektionen, Schuhmodifikationen (Vermeiden von engen Schuhen oder solchen mit starrer Fersenkappe und Verwenden von Polsterungen), Fersenkeilen, Bandagen, Physiotherapie (extrinsische Stärkung von M. gastrocnemius und M. soleus) und Aktivitätsmodifikationen.

MERKE

Eine extrinsische Kräftigung oder Dehnung, wie sie bei der Achillodynie typischer weise erfolgt, sollte bei der Haglund-Ferse nur bis zur Neutralstellung des OSG erfolgen. Andernfalls drückt die Haglund-Exostose weiter in die distale Achillessehne, was wiederum zu einer Reizung des Bereichs führt.

Chirurgische Therapie

Chirurgische Eingriffe werden typischerweise empfohlen, nachdem eine konservative Behandlung über mindestens 6 Monate fehlgeschlagen ist. Es gibt keinen Konsens über den Goldstandard der chirurgischen Behandlung des Haglund-Syndroms, und es wurden offene sowie endoskopische und zunehmend auch perkutane Techniken beschrieben, wobei in der Literatur unterschiedliche Ergebnisse berichtet werden.

Die **chirurgischen Techniken** umfassen typischerweise die retrokalkaneare Bursektomie, die Exzision der Haglund-Deformität mit oder ohne Achillessehnenablösung und die Zadek-Osteotomie. Typische Komplikationen der offenen chirurgischen Verfahren sind Wundheilungsstörungen und Infektionen, Nervenschädigungen, hypertrophe Narben, das Wiederauftreten von Schmerzen aufgrund unzureichender Resektion, Bewegungseinschränkungen und Achillessehnenrupturen. **Endoskopische und perkutane Techniken** bieten hier potenziell Vorteile einschließlich kleinerer Wunden mit besserer Narbenheilung, einer geringeren Zugangsmorbidität, einer kürzeren Heilungszeit und dementsprechend schnellerer Wiederaufnahme des Sports. Diese Art der Chirurgie ist jedoch technisch anspruchsvoll und erfordert neben einem Spezialinstrumentarium von den Chirurgen eine ausgezeichnete Vertrautheit mit anatomischen Zusammenhängen.

Neuere Arbeiten haben gezeigt, dass die Wahl zwischen einer Abtragung des lateralen posterosuperioren Anteils des Tuber calcanei bzw. einer Zadek-Osteotomie in Abhängigkeit vom kalkanearen Pitch (Synonym: kalkanearer Auftrittswinkel oder kalkanearer Neigungswinkel) und der Fersenbeinlänge erfolgen sollte (Lu et al. 2007, Tourne et al. 2018).

Ätiologie und Pathogenese

Ein wiederholtes Impingement des Schleimbeutels zwischen der Achillessehne und der Fersenprominenz kann zu einer retrokalkanearen Bursitis führen, die eine wesentliche Ursache für den dorsalen Fersenschmerz darstellt. Dieser chronische Reizzustand zwischen dorsalem Kalkaneus und Achillessehne führt wiederum zu einer knöchernen Hypertrophie. Aus diesem mechanischen Konflikt mit der Achillessehne kommt es zu degenerativen Begleitveränderungen der Sehne, die wiederum zu einer Insertionstendinopathie führen. Zu den relevanten anatomischen Strukturen, die bei der Pathogenese der Insertionstendinopathie alleine oder in Kombination als schmerzgenerierend gelten, gehören demzufolge die Achillessehne, das Fersenbein, die Bursa retrocalcanea und die oberflächliche Bursa (Schepsis, Jones und Haas, 2002).

Die Entstehung der Insertionsschmerzen ist multifaktoriell (Myerson und McGarvey 1999). Gerade aber Patienten mit einer Cavovarus-Konstellation neigen durch die Steilstellung des Kalkaneus zum Impingement des Fersenbeins mit der Achillessehne.

Klinisches Bild

Patienten, die an einem Haglund-Syndrom leiden, beschreiben typischerweise belastungsabhängige Schmerzen, die sich auf die dorsale Ferse lokalisieren, sowie einen Schuhkonflikt. Der Reizzustand kann zu Synovitis und Bursitis und damit zur Schwellung mit oder ohne lokale Rötung führen. Zudem kommt es meist am lateralen Anteil der Ferse zur Schwielenbildung.

Diagnostische Vorgehen

Klinische Untersuchung

Schmerzen können durch Palpation lateral und medial der Achillessehne auf Höhe des posterosuperioren Calcaneus und bei Dorsalflexion des OSG hervorgerufen werden (➤ Abb. 7.17). Klinisch lässt sich ein Druckschmerz im Kager-Dreieck auslösen (➤ Abb. 7.18).

Bei der Untersuchung findet sich am hinteren Teil der Ferse ein deutlicher Vorsprung (➤ Abb. 7.19). Die darüberliegende Haut ist glatt, ggf. deutlich dünner als beim Gesunden.

Die Vorspannung der Achillessehne sollte im Matles-Test beurteilt werden. Die Kraft der Wade kann durch den Einbeinballenspitzenstand beurteilt werden. OSG-Instabilitäten sind nicht selten Begleitverletzungen und sollten dementsprechend gezielt untersucht werden. Daneben sollte eine generelle sorgfältige Untersuchung der Beinachse und des Fußes erfolgen.

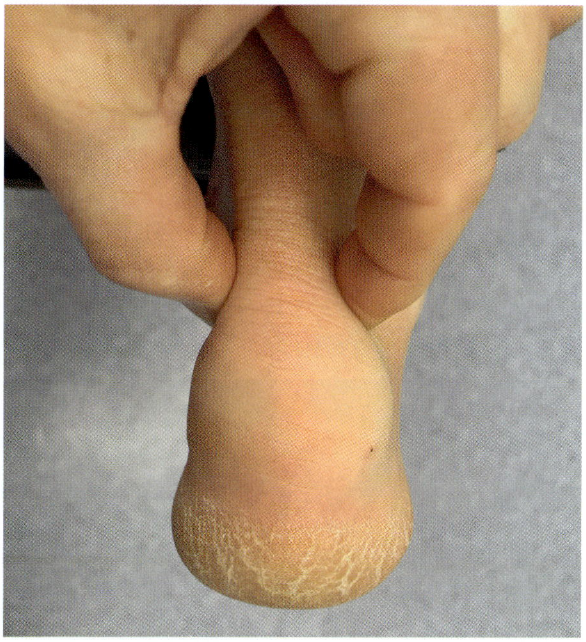

Abb. 7.17 Druckschmerz im Zangengriff in Höhe der Prominenz. Mit Daumen und Zeigefinger wird Kompression auf den Haglund-Höcker ausgeübt. Schmerzen weisen auf die retroachilläre Bursitis hin. [P1512]

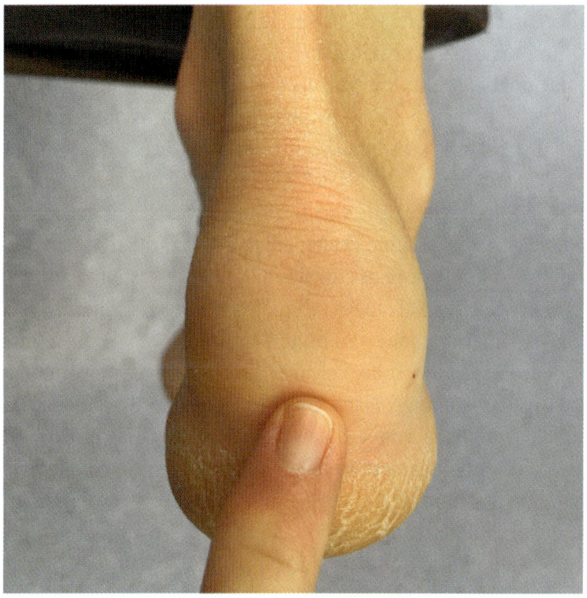

Abb. 7.18 Klinische Untersuchung – Druckschmerz im Insertionsbereich kann auf die Notwendigkeit der Resektion der hier häufig auftretenden Traktionsosteophyten hinweisen. [P1512]

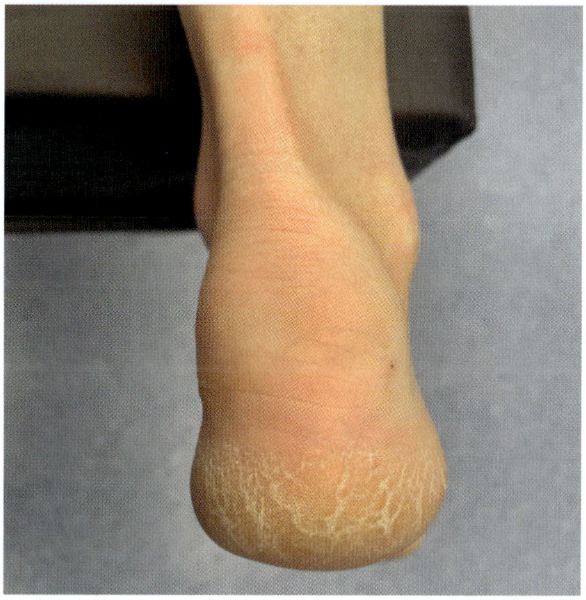

Abb. 7.19 Klinische Untersuchung der Ferse: prominenter dorsaler Höcker. [P1512]

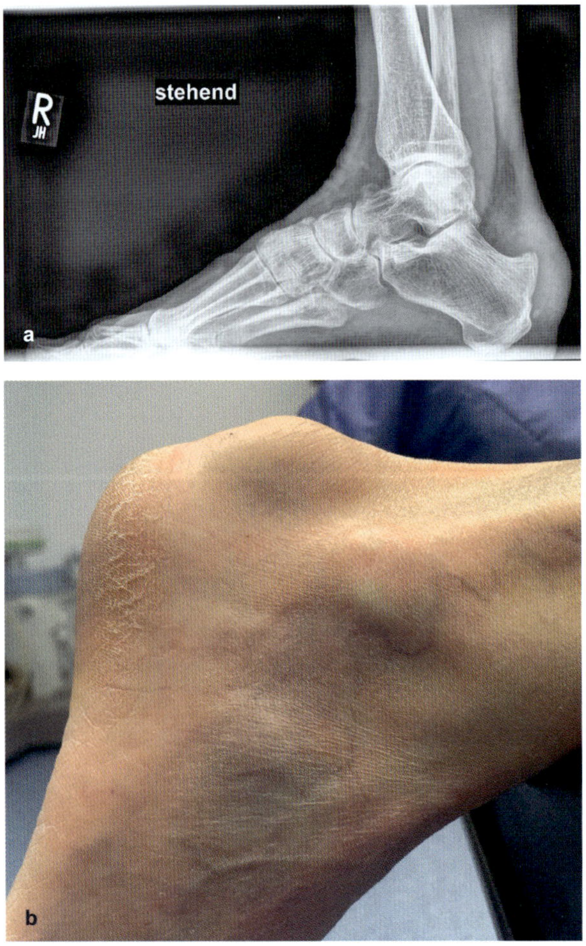

Abb. 7.20 Haglund-Deformität [P1512]
a) Röntgenbild seitlich
b) Korrespondierendes klinisches Bild

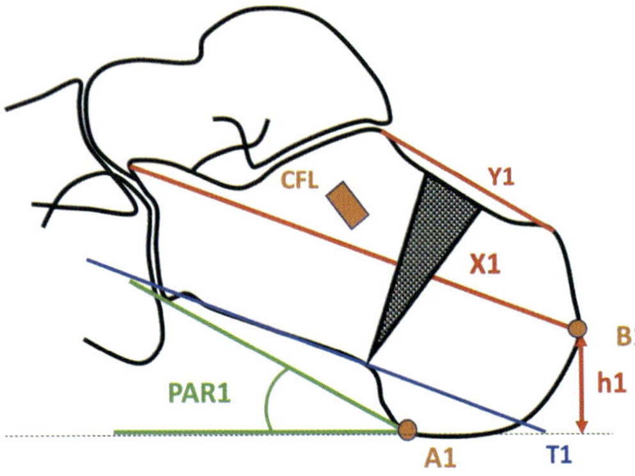

Abb. 7.21 Berechnung des kalkanearen Pitches (PAR: pitch angle of Ruch; grüner Winkel) und der X/Y Ratio. Dabei stellt X die komplette Länge des Calcaneus dar und Y die Länge des Tuber calcanei. A1: Bodenkontaktpunkt. B1= der am weitesten dorsale Punkt des physiologischen Calcaneus (dorsaler Fersensporn ausgeschlossen). h = Höhe. CFL = Ansatz Lig. calcaneo-fibulare [F1196-001]

Bildgebung

Routinemäßig genutzt wird die **Röntgenuntersuchung** des Fußes in seitlicher Ebene im Stand (➤ Abb. 7.20). Die Fersenbeinaufnahme axial ist meist wenig hilfreich, aber rundet die Röntgendiagnostik ab. Eine Aufnahme des OSG ap im Stand hilft bei der Beurteilung von Begleitpathologien.

Die **Ultraschalluntersuchung** kann verwendet werden, um eine retrokalkaneare Bursitis, eine Achillessehnendegeneration und Verkalkungen zu beurteilen.

Das **MRT** dient zur Beurteilung der Achillessehne und zeigt ggf. eine Bursitis und Reaktionen am Fersenbein im Bereich des Sehnenansatzes/der Haglund-Exostose. Bei den oft beschriebenen Partialrupturen und Degenerationen der Achillessehne am Ansatz ist zu bedenken, dass die Sehne hier auch meist deutlich hypertrophiert ist. Daher fallen Partialrupturen und Degenerationen der Achillessehne in diesem Bereich funktionell nicht ins Gewicht und heilen durch eine Reduktion des Drucks durch die Haglund-Exostose und Beendigung der Bursitis aus.

Kalkanearer Pitch-Winkel und X/Y-Ratio

Der **kalkaneare Pitch-Winkel** wird bestimmt durch eine Linie, die horizontal zum Boden verläuft und eine Tangente zum unteren Rand des proximalen Kalkaneus, die vom Bodenkontaktpunkt ausgeht. Die Normalwerte liegen zwischen 15° und 18°, wobei Werte > 30° als pathologisch gelten. Werte zwischen 18° und 30° sind schwer zu klassifizieren (Lu et al. 2007, Tourné et al. 2022).

Die **X/Y-Ratio** wurde von Tourné et al. (2022) beschrieben. Dabei ist X die gesamte Fersenlänge vom ventralen proximalsten Punkt des Processus anterius bis zum hintersten Punkt des physiologischen Kalkaneus (ohne Verkalkungen). Y ist die Länge des Tuber calcanei vom hintersten Punkt der Gelenkfläche bis zum Gipfel des Tuber calcanei. Das Verhältnis bewertet die relative Fersenlänge. Nach Tourné kann jeder Kalkaneus mit einem Verhältnis von < 2,5 als „lang" angesehen werden und ist für das Impingement mit dem hinteren Weichgewebe sowie für eine übermäßige Fersen-Sehnenspannung verantwortlich (Tourné et al. 2018).

Besteht ein zu hoher kalkanearer Pitch (Synonym: kalkanearer Auftrittswinkel oder kalkanearer Neigungswinkel) oder eine X/Y-Ratio < 2,5, ist eine Zadek-Osteotomie zu bedenken (➤ Abb. 7.21).

Zur Entscheidung über das operative Vorgehen nutzen die Autoren den Algorithmus nach Tourné et al. (2022) (➤ Abb. 7.22). Dazu wird an seitlichen Röntgenaufnahmen unter Belastung der kalkaneare Pitch-Winkel nach Ruch und die X-Y-Ratio nach Tourné gemessen (Lu et al. 2007, Tourné et al. 2022).

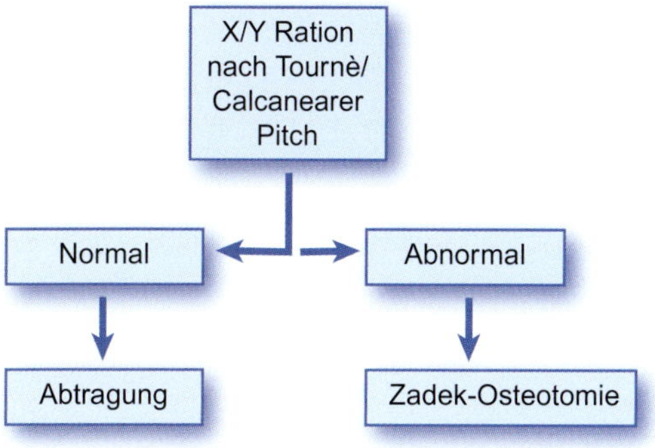

Abb. 7.22 Diagnostischer Algorithmus zum Entscheid über eine reine Abtragung der Haglund-Ferse oder eine Zadek-Osteotomie [P1512, L126]

Differenzialdiagnosen

Rein degenerative Umformung der Achillessehne, Bursitis prä- und retroachillär, Rheumaknoten, rheumatische Enthesiopathie/Spondyloarthritis.

7.2.2 Minimalinvasive Resektion der Haglund-Exostose

Klaus Edgar Roth

Operationsprinzip

Die Resektion der störenden Kalkaneusanteile erfolgt in diesem Fall mit dem Ziel, die schmerzhafte Impingementsituation zwischen Kalkaneus und Achillessehne zu beseitigen. Voraussetzung hierfür ist also eine ausreichende Integrität der Achillessehne. Die MIS-Kalkaneoplastik gewährleistet eine hervorragende optische Darstellung des Operationsgebiets. Die Resektion des dorsalen Kalkaneus erfolgt in einem Winkel von ca. 45° beginnend von der Insertionsstelle der Achillessehne dorsokaudal nach kranioventral hin geneigt.

Patientenaufklärung

- Unzureichende Knochenresektion
- Hautnekrose durch Überhitzung der Fräse
- Rezidiv-Beschwerden
- Verletzung von Nerven mit persistierenden Empfindungsstörungen
- Allgemeine Operationsrisiken (z. B. Wundinfektion, Thrombose, Embolie)

Anästhesie und Lagerung des Patienten

- Bauchlage. Der Fuß sollte über den Operationstisch hinaus hängen.
- Operation in Regionalanästhesie (Fußblock) oder Allgemeinanästhesie.
- Optional: Oberschenkelblutleere.

Instrumentarium

- Röntgenbildverstärker
- Beaver® Blade
- Rotierende Fräse (Wedge Burr conical 4,1 × 13 mm)
- Optional: Endoskop 4,8 mm, Bone Resektor 4 oder 5 mm

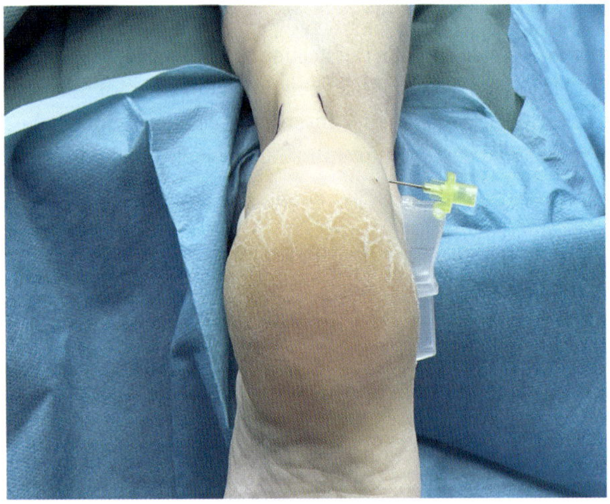

Abb. 7.23 Lagerung streng ausgerichtet [P1512]

Operationsschritte

1. Operationsschritt

Um eine asymmetrische Resektion zu vermeiden, sollte unbedingt darauf geachtet werden, den Fuß des Patienten im 90°-Winkel zur Patientenlängsachse auszurichten (➤ Abb. 7.23).

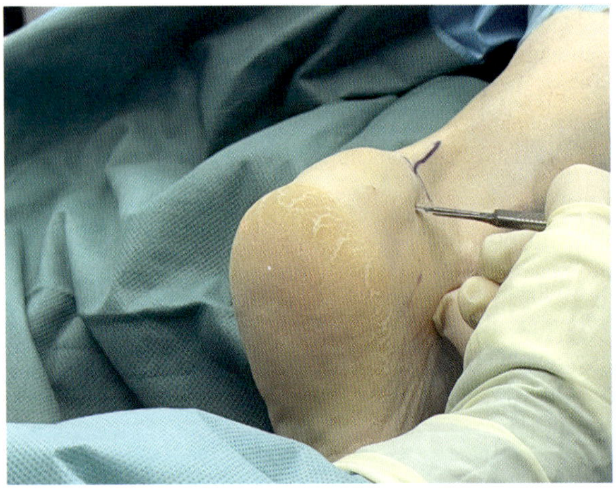

Abb. 7.24 Stichinzision lateral [P1512]

2. Operationsschritt

Einbringen einer Nadel von medial oder lateral (➤ Abb. 7.24) zur Darstellung der Hautinzision zentral über dem zu resezierenden Areal und Sicherung der Position per BV-Bild. Die Inzision befindet sich etwas kaudaler als dies bei der Endoskopie des hinteren Kompartiments von OSG oder USG üblich ist.

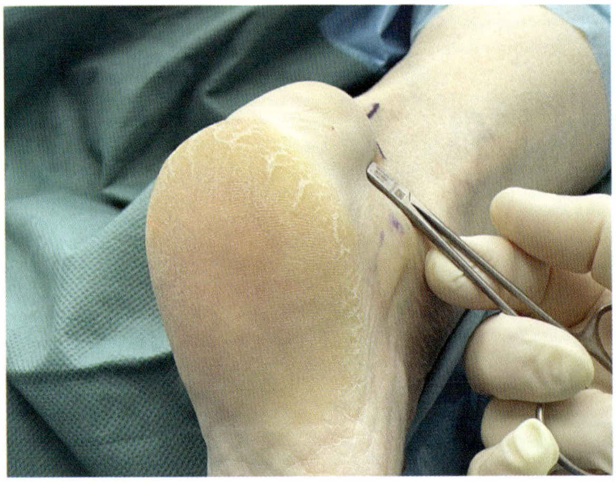

Abb. 7.25 Einführen des gebogenen Klemmchens [P1512]

3. Operationsschritt

Abschieben der Weichteile Lösen weichteiliger Verwachsungen mit einem gebogenen Klemmchen (➤ Abb. 7.25), um den Arbeitsraum zu erweitern.

7

4. Operationsschritt

Einführen der Fräse. Mit dem Zeige- oder Mittelfinger der kontralateralen Hand wird die Position der Fräse vor Beginn des Fräsvorganges eingeschätzt. Es sollte auf die mittige Position der konischen Fräse zwischen Eintrittspunkt lateral und der Haut medial geachtet werden (➤ Abb. 7.26). Einmalige Positionsbestimmung der Fräsenlage im seitlichen BV-Strahlengang.

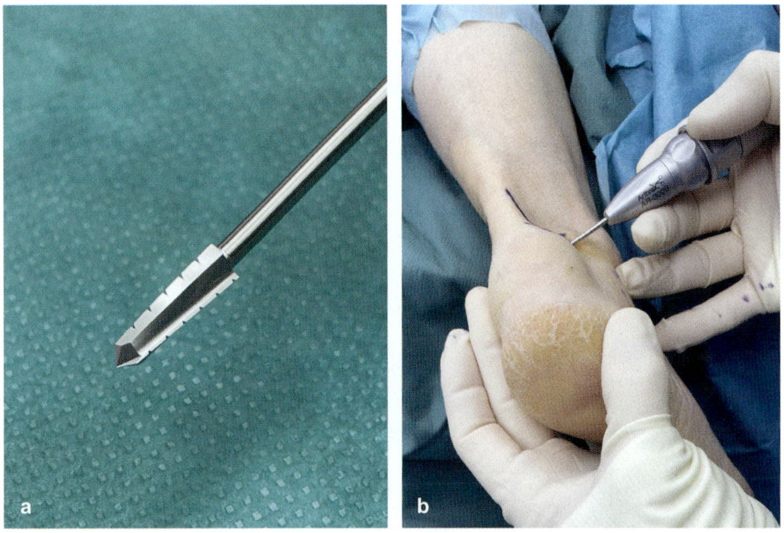

Abb. 7.26 Fräse (a), Einbringen der Fräse (b) [P1512]

5. Operationsschritt

Beginn des Fräsvorgangs (➤ Abb. 7.27).

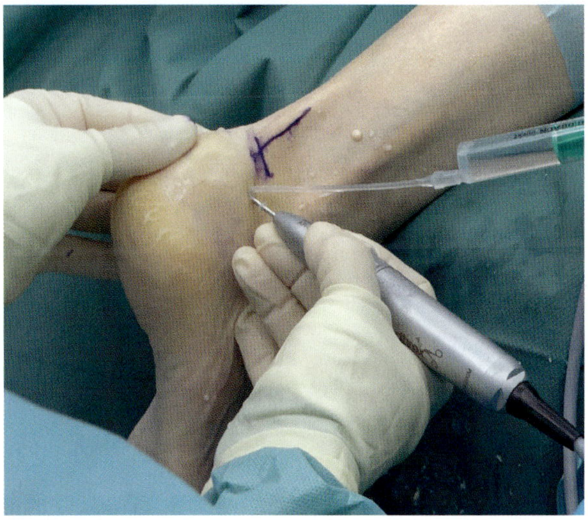

Abb. 7.27 Beginn des Fräsvorgangs [P1512]

6. Operationsschritt

In einer Scheibenwischerbewegung wird ohne größeren Druck bei 4.000–6.000 Touren der Knochen abgetragen (➤ Abb. 7.28a). Dauerndes Spülen mit einer Knopfkanüle. Ausmelken des Knochenmehles (➤ Abb. 7.28b). Nach subjektiv ausreichender Resektion radiologische Kontrolle des Resektionsausmaßes.

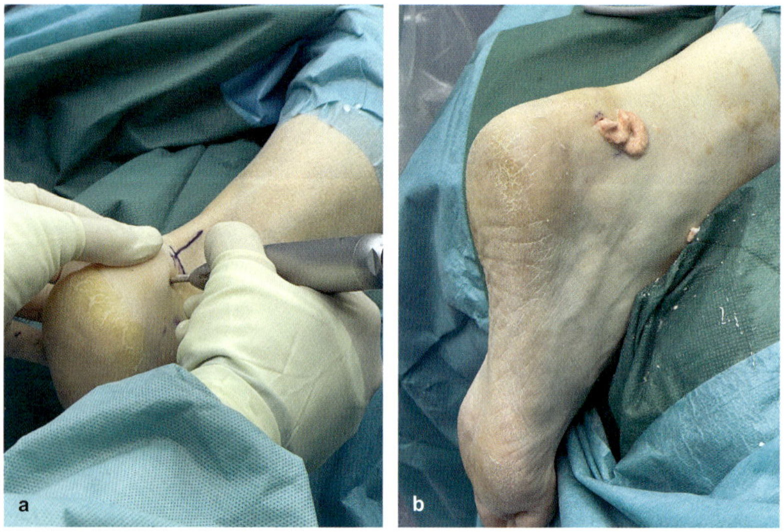

Abb. 7.28 [P1512]
a) Scheibenwischerartige Bewegung der Fräse. Osteotomie bei gleichzeitig angulierender Bewegung der Fräse unter ständigem Spülen
b) Von Zeit zu Zeit Ausmelken des Knochendebris

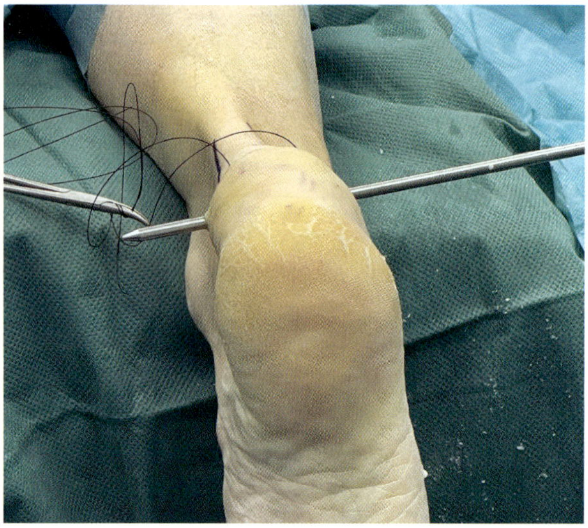

Abb. 7.29 Einführen eines Durchsteckstabes von lateral nach medial, hier wird eine zweite Inzision für den Eintritt des Shavers vorgenommen. Die Kamera wird in das laterale Portal eingeführt [P1512].

7. Operationsschritt

Das Endoskop wird über das eine Portal, der Knochenresektor über das andere Portal eingeführt (➤ Abb. 7.29), um die mediale und laterale Kalkaneuskante zu glätten und die insertionsnahen Bereiche unter Sicht zu entfernen. Zuletzt wird eine Drainage eingelegt, der Situs durch Hautnaht verschlossen und mit einer Schiene oder einem Walker in Spitzfußposition retiniert.

8. Operationsschritt

Unter visueller Kontrolle erfolgt die Entfernung von Knochendebris und Bursaresten (➤ Abb. 7.30).

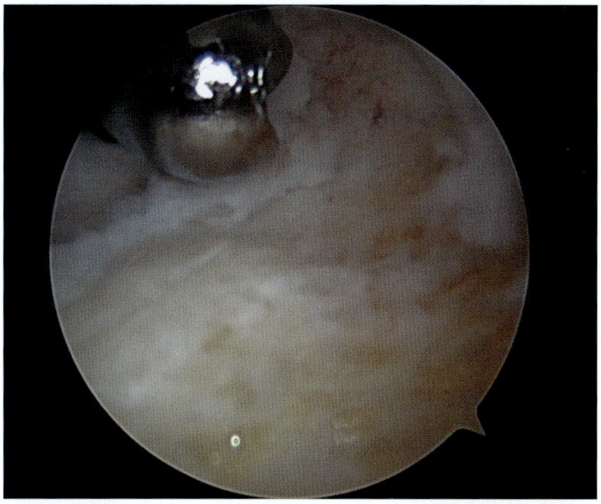

Abb. 7.30 Resektion von Weichteilen mit dem Shaver [P1512]

9. Operationsschritt

Die Fräse wird nun unter Sicht des Endoskops eingeführt und die insertionsnahen Knochenanteile entfernt (➤ Abb. 7.31). Hierzu ist es nützlich, gleichzeitig die Achillessehne über einen perkutan eingebrachten Faden und Zug hieran von dem Resektionsareal zu distanzieren

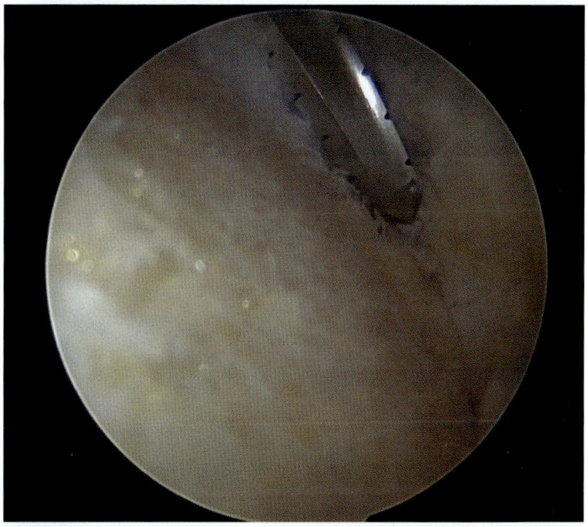

Abb. 7.31 Entfernen insertionsnaher Knochenanteile mit der Fräse [P1512]

10. Operationsschritt

Die Resektion erfolgt in einem nach ventral/kranial verlaufenden 45°-Winkel (➤ Abb. 7.32)

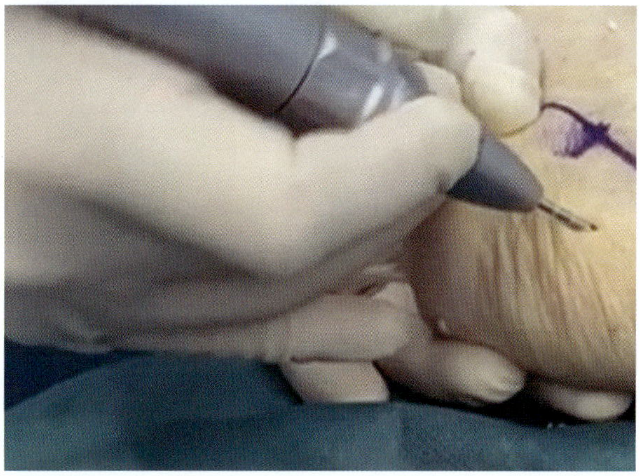

Abb. 7.32 Röntgenbild (Bildwandler) nach Osteotomie [P1512]

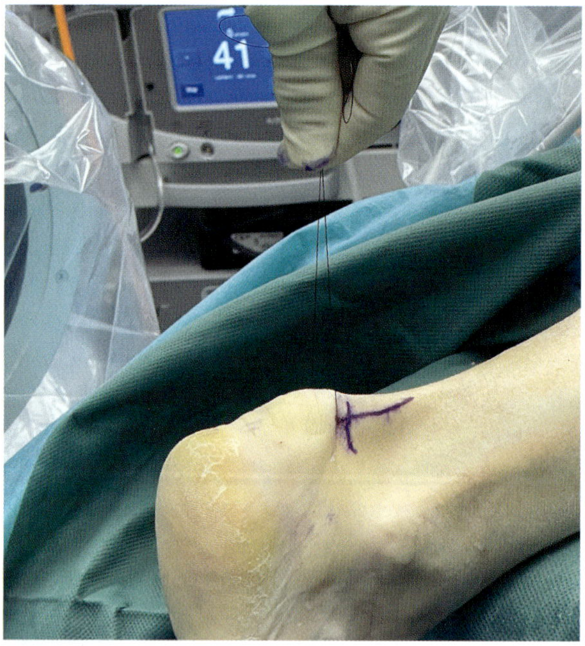

Abb. 7.33 Zum Schutz der knochennahen Bereiche der distalen Achillessehne wird ein kräftiger monofiler Faden von lateral nach medial durchgestochen und dieser während der Resektion vom Tuber weggezogen [P1512].

Tipps und Tricks

Die Fräse muss tief genug eingeführt werden, damit die gesamte Breite des Kalkaneus reseziert werden kann. Bei Resektion des sehnennahen Anteils wird diese im weiten Umfang mit einer Nadel umstochen und an dem anhängenden monofilen Faden von der Insertionsstelle distanziert (➤ Abb. 7.33), um die anterioren Sehnenanteile zu schonen.

Wechseln des Portals medial und lateral, um keine asymmetrische Osteotomie zu generieren.

Schrittweise Kontrolle der Vollständigkeit der Osteotomie mit dem Röntgenbildverstärker.

MERKE

Fräse mit niedriger Drehzahl und hohem Drehmoment benutzen (< 6000 U/min). Eine hohe Drehzahl kann zu Thermonekrosen der Haut und des Knochens führen, zusätzlich erhöht sie die Pseudarthrosengefahr und Gefahr von Wundheilungsstörungen.

Fräse mit steriler Flüssigkeit kühlen.
Oberflächliche Thermo-Hautnekrose exzidieren und die Wunde anschließend primär verschließen

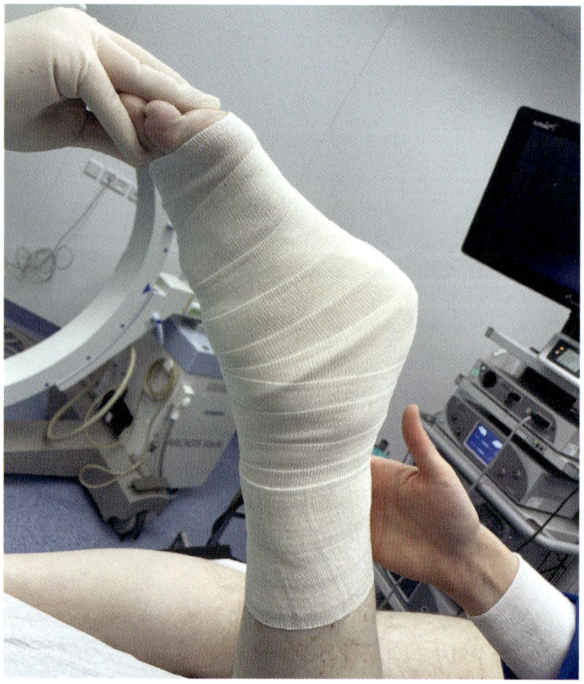

Abb. 7.34 Anlegen des Kompressionsverbands [P1512]

Intraoperativer Verband

Anlage eines üblichen Kompressionsverbands (➤ Abb. 7.34).

7

Nachbehandlung

Belastung

Sofortige schmerzadaptierte Belastung im Spitzfuß im Walker (➤ Abb. 7.35), bei primärer Anlage einer Schiene wechseln auf einen Walker nach Abschwellung.

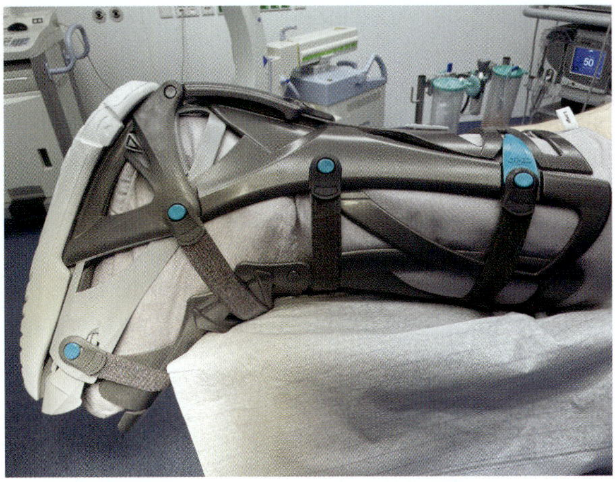

Abb. 7.35 Mobilisation im Walker mit 10 Grad Spitzfußposition [P1512]

Röntgenkontrolle

Eine Röntgenkontrolle ist nicht obligat erforderlich (➤ Abb. 7.36).

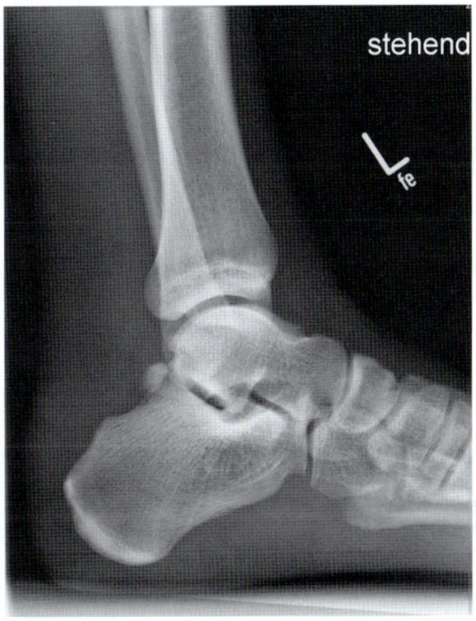

Abb. 7.36 Röntgenbild 2 Tage postoperativ. Kleinere Knochenreste im Resektionsbereich sind nicht unüblich. [P1512]

Komplikationen

Schwellneigung des Fußes

Generell gilt, dass chirurgische Eingriffe im Fußbereich von signifikanten Schwellungszuständen gefolgt werden. Dies trifft auch für die partielle Resektion des Kalkaneus zu, in deren Folge Spongiosa freigelegt und lokale Nachblutungen induziert werden. Schwellungszustände führen wiederum zu postoperativen Schmerzen und Beschwerden. Teilbelastung für einen Zeitraum von 14 Tagen nach dem Eingriff kann helfen, diesbezügliche Symptome zu unterdrücken.

Hitzenekrose

Die rotierende Fräse kann im Eintrittsbereich Hitzeschäden der Haut auslösen. Umsichtiges Bewegen des Handstücks (scheibenwischerartig) vermeidet Nekrosen. Translatierende Bewegungen führen hingegen zu Stress auf die Haut. Regelmäßiges Spülen, Operation ohne Blutleere und Fräsen mit niedriger Umdrehung sind geeignete Mittel, um Hitzenekrosen zu vermeiden.

Ist direkt am Ende der Operation eine Hitzenekrose der Haut auffällig, ist eine Exzision des nekrotischen Areals zu empfehlen.

7

Schädigung der Achillessehne

Die Resektion des Haglund-Bereichs umfasst die Region unmittelbar kranial des Insertionspunkts der Achillessehne. Eine unkontrollierte, lediglich röntgenkontrollierte Entfernung birgt das Risiko der Schädigung der ventralen Sehnenanteile. Daher sollte die Sehne entweder unter Zuhilfenahme einer temporären transachillären Naht oder durch endoskopische visuelle Kontrolle geschont werden. Studien zu der Frage, wie häufig der ventrale Sehnenanteil durch die offene oder minimalinvasive Methode verletzt wird, fehlen.

Kalkaneusfraktur

Die aggressive Resektion des posterosuperioren Kalkaneus beim Haglund-Syndrom ist ein Risikofaktor für das Auftreten schleichender Kalkaneusfrakturen und protrahierter Schmerzen (Lohrer und Arentz 2003). Im Gegensatz zu den herkömmlichen Operationstechniken wurden Stressfrakturen in Zusammenhang mit den minimalinvasiven Technik bislang nicht berichtet.

Resektionsausmaß

Das Ausmaß der erreichten knöchernen Dekompression wird unabhängig von der eingesetzten chirurgischen Technik als einer der wesentlichen Erfolgsparameter gesehen. Nesse und Finsen (1994) konstatieren, dass die knöcherne Unterresektion ein signifikanter Grund für postoperativ verbleibende Schmerzen sind. Daher wird von den Autoren eine aggressive Resektion empfohlen. Sella et al. (1998) und auch Schepsis, Jones und Haas (2002) betonten ebenso die Wichtigkeit der Dekompression der Achillessehne und bestätigten, dass eine „inadäquate“ Resektion das Operationsergebnis konterkarieren kann. Dennoch besteht bis heute eine Kontroverse über den geeigneten Resektionsumfang. Die Empfehlungen hierzu sind nicht evidenzbasiert und variieren stark. Sie reichen von einer „Schrägosteotomie bis zur Sehneninsertion” (Maquirriain 2007) bis zu Resektionsvolumina von 1 × 2 × 2 cm (Hanft et al. 1996) oder 3 × 3 × 0,6 cm (Sammarco und Taylor 1998).

Somit ist also weiterhin ungeklärt, ab welchem Resektionsausmaß aus der Unter- eine Überresektion wird. Die Überresektion wird für Schädigungen an der Achillessehneninsertion, Kalkaneusfrakturen (Perlman 1992), Steifigkeit und Schmerzen (Nesse und Finsen 1994) verantwortlich gemacht. Die Unterresektion hingegen gilt ebenfalls als Risikofaktor für Schmerzpersistenz.

Daher haben wir uns auf eine Resektionsebene verständigt, die vom Insertionspunkt der Achillessehne in einem Winkel von etwa 45° nach proximal ventral verläuft.

7.2.3 Zadek-Osteotomie

Kajetan Klos

Zadek beschrieb 1939 erstmals die dorsal schließende Keilosteotomie des Kalkaneus zur Behandlung der präachillären Bursitis. In seiner wegweisenden Arbeit beschrieb er sein Verfahren, mit dem er diese Osteotomie bei jungen weiblichen Patienten mit durchweg guten Ergebnissen durchführte. Die Osteosynthese erfolgte damals mit einer Catgut-Naht, die Nachbehandlung mit einem Spitzfuß-Gips für 5 Wochen. Die Belastung wurde nach einigen Wochen im Gips gestattet.

Später beschrieben Keck und Kelly die Entfernung eines Knochenfragments aus dem Kalkaneus mittels dorsaler Keilosteotomie bei der Haglund-Deformität (Keck und Kelly 1965). Der Effekt der Zadek-Osteotomie besteht zum Einen in der Änderung des Hebelarms des Calcaneus und zum Anderen in einer Reduktion des Drucks der Haglund-Ferse auf die Achillessehne (➤ Abb. 7.37).

Auch wenn diese Operation im deutschsprachigen Raum wenig populär ist, sind die klinischen Ergebnisse dennoch und insbesondere bei Sportlern gut (Georgiannos et al. 2017). Die Langzeitergebnisse scheinen denen der reinen Abtragung der Haglund-Ferse sogar überlegen zu sein (Ge et al. 2020). Somit beantworten Maynou et al. bereits 1998 die ihnen selbst gestellte Frage, ob eine Kalkaneus-Osteotomie bei einer Haglund-Ferse gerechtfertigt ist, mit einem klaren Ja (Maynou et al. 1998).

Da die laterale und mediale Kalkaneus-Verschiebeosteotomie mittlerweile routinemäßig mit großem Erfolg perkutan durchgeführt wird (Waizy, Jowett und Andric 2018), ist es nur naheliegend, auch die Zadek-Osteotomie perkutan durch-

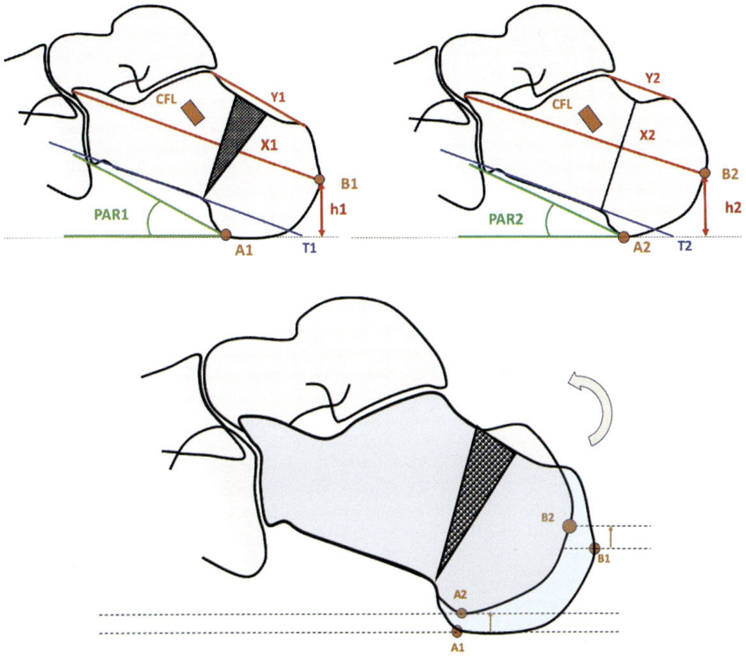

Abb. 7.37 Darstellung des Effekts der Zadek-Osteotomie auf die Geometrie und Biomechanik des Calcaneus entsprechend der X/Y-Ratio nach Tourne et al. (X stellt dabei die gesamte Fersenlänge, vom ventralen proximalsten Punkt des Processus anterius bis zum hintersten Punkt des physiologischen Calcaneus (ohne Verkalkungen) dar. Y ist die Länge des Tuber calcanei vom hintersten Punkt der Gelenkfläche bis zum Gipfel des Tuber calcanei. Das Verhältnis bewertet die relative Fersenlänge; X1/Y1 vor und X2/Y2 nach Osteotomie). Hier wird durch die Osteotomie eine Verkürzung erreicht. Der kalkaneare Pitch wird ebenfalls verändert (Grüner Winkel, PAR 1 und 2). Durch eine Erhöhung der Höhe h zeigt sich eine relative Verkürzung und damit die Entlastung der Achillessehne. Siehe dazu auch Abb. 7.21. [F1196-001]

zuführen (Syed und Perera 2016). In einer ersten klinischen Studie kamen Nordio et al. (2020) bei der Nachuntersuchung von 26 Patienten zu überzeugenden Ergebnissen. Die perkutane Zadek-Osteotomie zeigte in dieser Arbeit eine signifikante Verbesserung des Foot Function Index (von 65 ± 9 auf 8 ± 12) und des VAS-Scores (von 9 ± 1 auf 1 ± 2). Dabei wurden zwei postoperative Komplikationen (8 %) beobachtet: eine Pseudarthrose und ein Implantatkonflikt. Die Gesamtzufriedenheitsrate nach der Operation betrug 92 % (Nordio et al. 2020).

Anatomie

Nach Talusan et al. (2015) befindet sich eine „sichere Zone" im Bereich von etwa 1 cm vor einer Linie, die von der hinteren oberen Spitze des Tuber calcanei bis zum Ursprung der Plantarfaszie gezogen wird. Hier sollten keine Verletzungen benachbarter Strukturen zu erwarten sein. Dementsprechend sollte die Osteotomie auch innerhalb dieses Bereichs erfolgen (➤ Abb. 7.38).

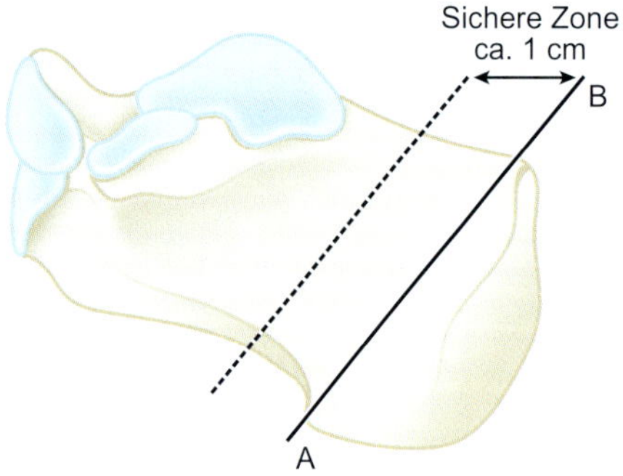

Abb. 7.38 Sichere Zone (modifiziert nach Talusan et al. 2015). Es befindet sich eine „sichere Zone" im Bereich der Fläche ca. 1 cm vor einer Linie, die von der hinteren oberen Spitze des Tuber calcanei (B) bis zum Ursprung der Plantarfaszie (A) verläuft [L126].

Operationsprinzip

Die Zadek-Osteotomie entspricht einer dorsal schließenden Keilresektion am Tuber calcanei. Durch diese Osteotomie wird die Fersenprominenz nach vorne gebracht und so der Druck auf die Achillessehne reduziert. Wenn das Scharnier (Hinge) der Osteotomie anterior des Ansatzes der Plantarfaszie positioniert ist, wird der Tuber calcanei durch die Keilentnahme kranialisiert und die Vertikalisierung des Kalkaneus bzw. der kalkaneare Pitch reduziert. Zudem wird die Gesamtlänge des Kalkaneus reduziert. Durch beide Faktoren wird der Hebelarm für die Achillessehne reduziert. Damit reduzieren sich sowohl die mechanische Reizung der Sehne durch den Vorsprung des Kalkaneus, als auch die erhöhte mechanische Belastung am Ansatz der Achillessehne und die Verkürzung des Gastrocnemius-soleus-Komplexes. Dies könnte zumindest in der Theorie einen starken Mehrwert gegenüber dem Effekt der reinen Abtragung der Haglund-Ferse darstellen (Tourné et al. 2022).

Patientenaufklärung

- Unzureichende Knochenresektion
- Dislokation des Tuber calcanei
- Ggf. offenes Vorgehen bei Dislokation des Tuber calcanei
- Pseudarthrosen
- Störende Implantate
- Implantatfehllage
- Hautnekrose durch Überhitzung der Fräse
- Rezidiv-Beschwerden
- Verletzung von Nerven mit persistierenden Empfindungsstörungen
- Allgemeine Operationsrisiken (z. B. Wundinfektion, Thrombose, Embolie)

Anästhesie und Lagerung des Patienten

- Seitlage. Fuß auf einem Kissen oder ggf. auf dem Bildwandlertopf bei um 180° gedrehtem Bildwandler (Cave: deutlich erhöhte Strahlenbelastung möglich) oder auch Bauchlage
- Operation in Regionalanästhesie oder Allgemeinanästhesie

Instrumentarium

- Röntgenbildverstärker
- Beaver® Blade
- Rotierende Fräse (Burr Straight 3,1 × 20 mm; ggf. Wedge Burr conical 4,1 × 13 mm, ggf. Burr Straight 2 × 13 mm)
- Kanülierte Schrauben
- Steriler Stift

Operationsschritte

1. Operationsschritt

Lagerung des Patienten in Seitenlage (➤ Abb. 7.39). Der Fuß wird auf einem Kissen oder dem Bildwandlertopf gelagert. Ggf. wird eine Bauchtuchrolle oder Kompressen unter die Ferse gelegt um den Kalkaneus rechtwinklig zum Strahlengang zu positionieren und damit die Osteotomieebene klar zu definieren.

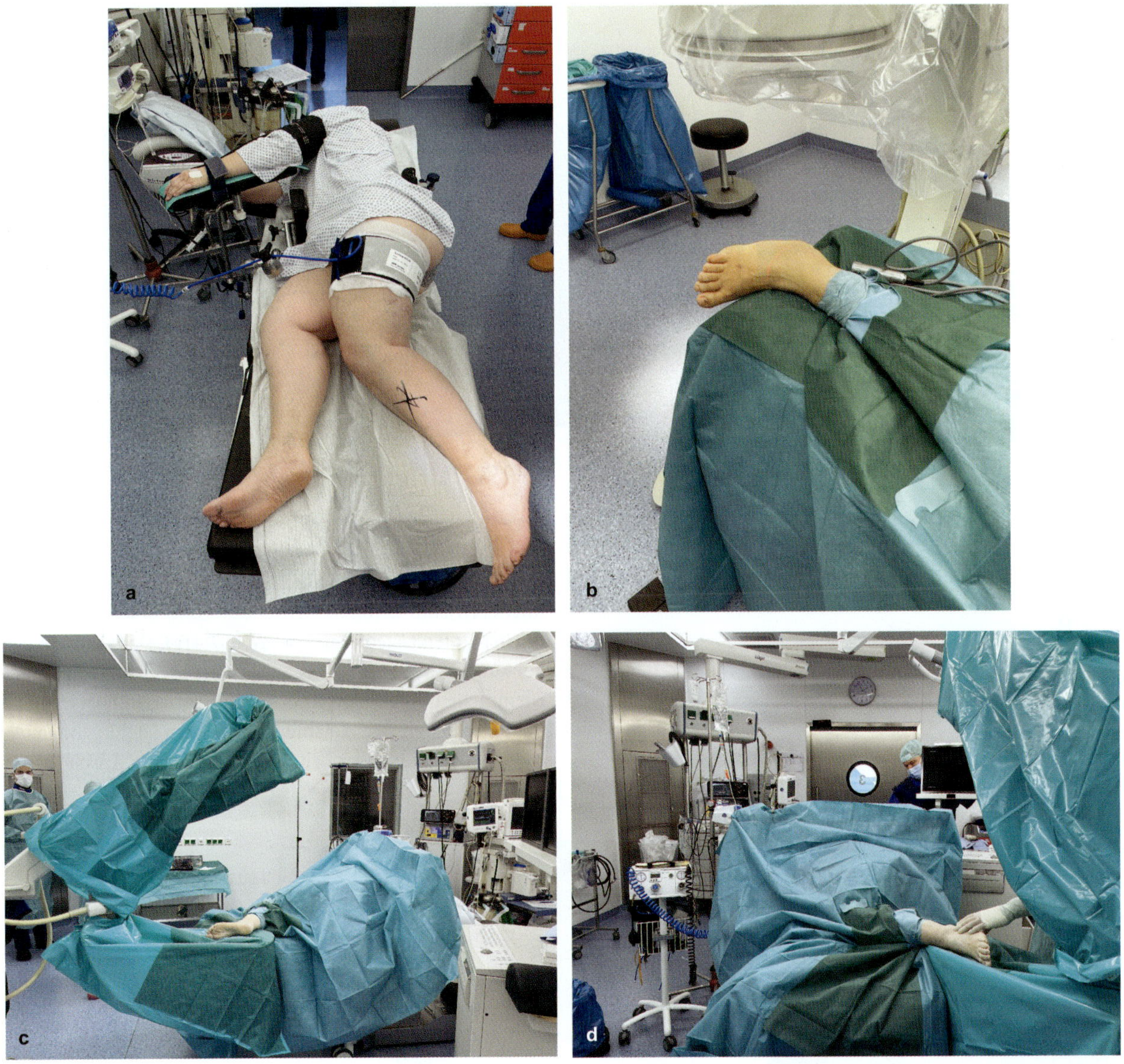

Abb. 7.39 Lagerung des Patienten in Seitenlage, entweder mit unterlegtem Kissen (a, b) oder mit Lagerung des Fußes auf dem Bildwandlertopf (c, d) [P1510]

2. Operationsschritt

Unter Röntgenkontrolle wurde mittels aufgelegter Kirschner-Drähte die Osteotomie auf der Haut aufgezeichnet (➤ Abb. 7.40). Beachte: In diesem Fall wird nur die Ferse auf dem Kissen aufgelegt, um die Vorfußabduktion zu eliminieren und das Fersenbein im 90°-Winkel zum Strahlengang zu positionieren.

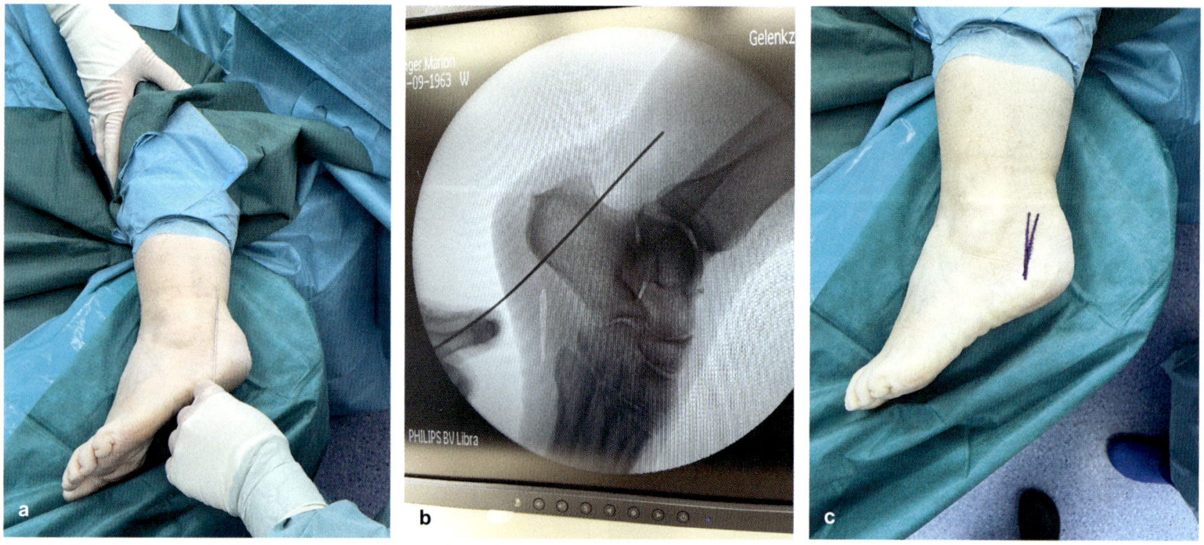

Abb. 7.40 Auflegen eines Kirschner-Drahts auf die Haut und Planung der Osteotomie, des Zugangs und ggf. der Schraubenplatzierung [P1510]

3. Operationsschritt

Es erfolgt die Hautinzision über < 1 cm im Übergang vom mittleren zum distalen Drittel der Tuberhöhe im Bereich der geplanten Osteotomie (➤ Abb. 7.41a). Danach wird das Subkutangewebe zum Schutz des Nervus suralis mit einem Klemmchen bis auf den Knochen aufgespreizt. Danach folgt das Abschieben der Weichteile mit einem leicht gebogenen Klemmchen oder Raspatorium (➤ Abb. 7.41b). Anschließend Einführen der Fräse.

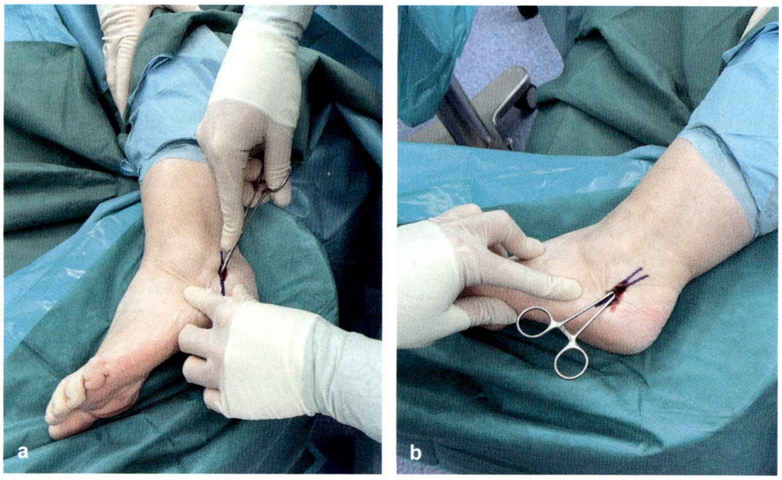

Abb. 7.41 3. OP-Schritt [P1510]
a) Hautinzision < 1 cm im Übergang vom mittleren zum distalen Drittel der Tuberhöhe im Bereich der geplanten Osteotomie und dann aufspreizen mit einem Klemmchen bis auf den Knochen zum Schutz des Nervus suralis
b) Abschieben der Weichteile mit einem leicht gebogenen Klemmchen oder Raspatorium

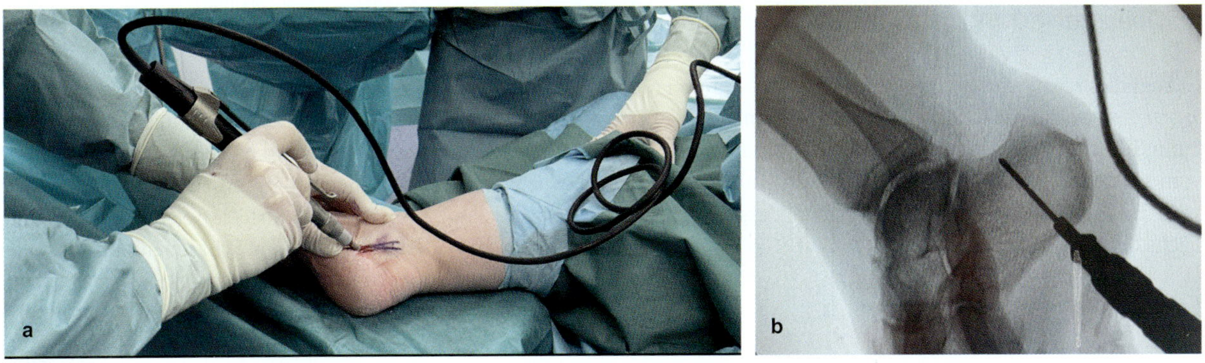

Abb. 7.42 Osteotomie durch eine Rotationsbewegung ohne größeren Druck unter ständiger Röntgenkontrolle. Dabei ist darauf zu achten, dass die Fußposition nicht verändert wird, damit die Zeichnung auf der Haut der Ausgangssituation entspricht. Das Fersenbein ist weiterhin streng im 90°-Winkel zu röntgen, dazu muss ggf. die Ferse unterlegt werden, oder der Vorfuß wird frei hängend ausgelagert [P1510].

4. Operationsschritt

In einer Rotationsbewegung wird nun ohne größeren Druck das Fersenbein innerhalb des auf der Haut aufgezeichneten und vorher geplanten Winkels mit der 3,1 × 20 mm Fräse osteotomiert. Dabei wird der plantare Hinge belassen. Ausgehend von dieser Osteotomie wird nun der erwünschte Keil ausgefräst. Bei größeren Keilen kann auch eine anteriore und posteriore Osteotomie erfolgen und der so entstandene Keil mit einem 4,1 × 13 mm konischen wird Wedge Burr ausgefräst. Danach wird der Hinge mit einer 2 × 13 mm Fräse distal geschwächt. Dies geschieht unter permanenter Röntgenkontrolle (➤ Abb. 7.42).

5. Operationsschritt

Während der Osteotomie ist auf ein dauerhaftes Spülen mit einer Knopfkanüle oder dem Spülsystem zu achten. Das Knochenmehl wird ausgedrückt und ausgespült. Die abschließende Keilosteotomie wird durch forcierte Dorsalextension im Rückfuß geschlossen (➤ Abb. 7.43).

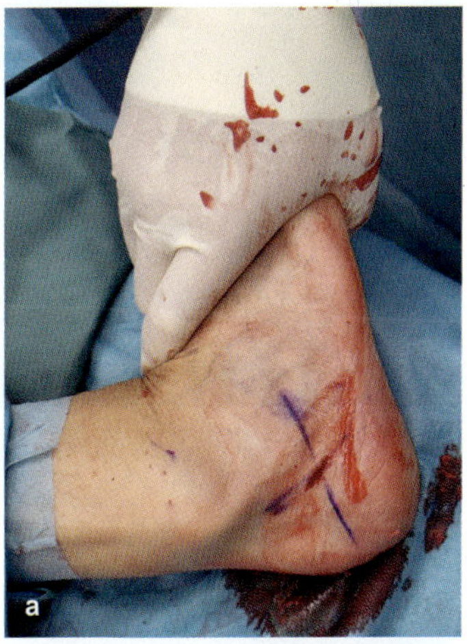

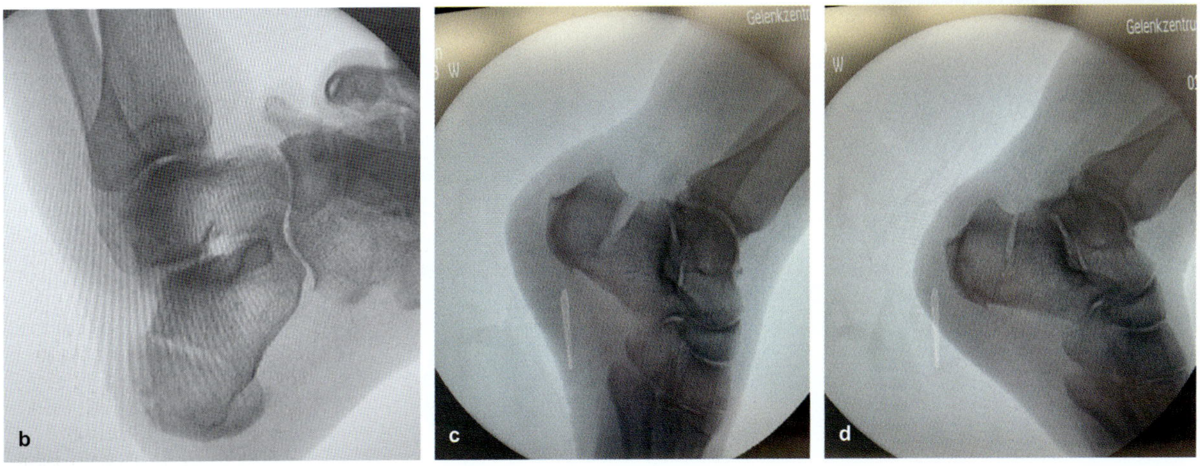

Abb. 7.43 Schließen der Osteotomie durch Dorsalextension [P1510]

6. Operationsschritt

Gelingt dies nicht, wird der Hinge mit einer 2 × 13 mm Fräse weiter geschwächt. Gehalten wird die Reposition durch einen 2 mm Kirschner-Draht und/oder eine Repositionszange, die vom tiefsten Punkt des Gisan-Winkels zum Tuber platziert wird. Hierbei ist akribisch darauf zu achten, dass die Gelenkfläche des USG nicht verletzt wird.

7. Operationsschritt

Die Schraubenosteosynthese erfolgt über eine dorsale Stichinzision mit einer 5–8 mm kanülierten Kompressionsschraube, möglichst bikortikal vom Tuber in den plantaren Aspekt des Fersenbeins. Nun kann ggf. noch die Haglund-Exostose selbst, wie oben beschrieben, perkutan reseziert werden. Nach erneuter Spülung und Hautnaht erfolgt die Anlage einer Schiene oder eines Walkers in Spitzfußposition.

8. Operationsschritt

Ist zudem eine perkutane Abtragung des dorsalen Fersensporns geplant, kann diese zu Beginn der Operation oder nach der Zadek-Osteotomie erfolgen. Wird diese zuerst durchgeführt, ist später bei der Schraubenplatzierung zu bedenken, dass der Schraubenkopf im Bereich des abgetragenen Exophyten ggf. nicht genug Widerlager findet. Die Schraubenposition sollte dann weiter kranial von der abgetragenen Exostose geplant werden (➤ Abb. 7.44).

MERKE

Es ist entscheidend, den Kalkaneus rechtwinklig zum Strahlengang zu positionieren, um damit die Osteotomieebene klar zu definieren und eine Fehlfräsung zu vermeiden. Ggf. müssen dazu eine Bauchtuchrolle oder Kompressen unter die Ferse gelegt werden.

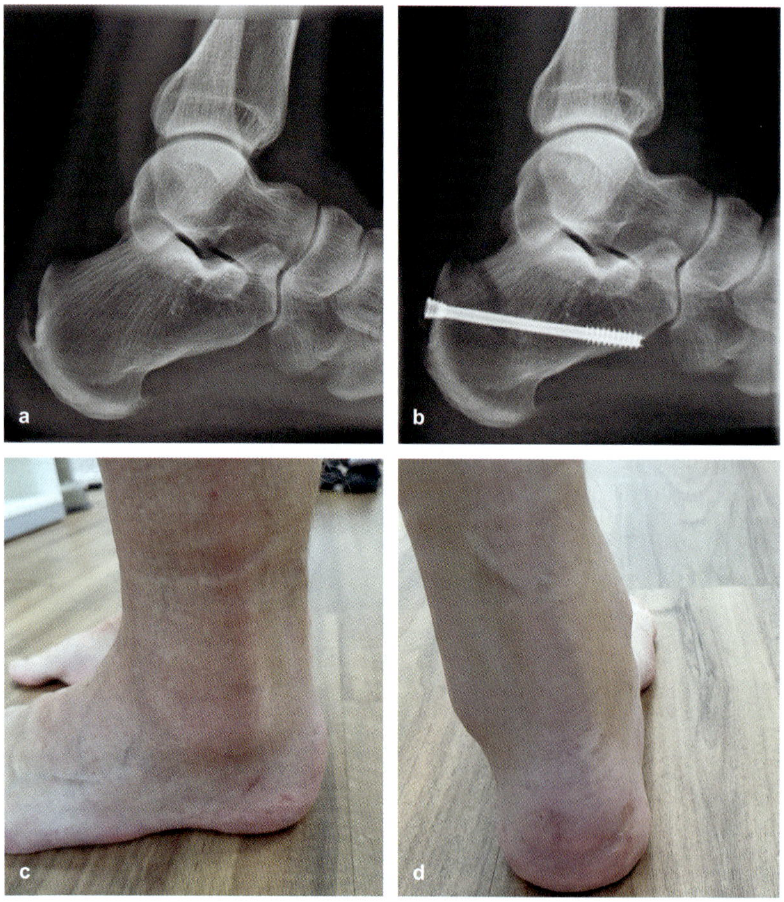

Abb. 7.44 8. Operationsschritt [P1510]
a, b) Die Schraubenlage wurde für eine optimale Stabilität und weitere Kompression bikortikal und abseits der Resektionsfläche des dorsalen Sporns gewählt.
c, d) Klinischer Befund 3 Monate nach Zadek-Osteotomie und perkutaner Abtragung des dorsalen Fersensporns.

Tipps und Tricks

Gelingt es nicht, die Keilosteotomie durch forcierte Dorsalextension zu schließen, muss der distale Anteil weiter geschwächt werden. Dazu sollte eine dünnere Fräse verwendet werden.

Auch eine Repositionszange, vom tiefsten Punkt des Gisan-Winkels zum dorsalen Tuber platziert, kann beim Schluss der Osteotomie helfen (➤ Abb. 7.45). Dabei muss eine USG-Verletzung vermieden werden.

Zur Sicherheit können 2 Drähte von plantar eingebracht werden, welche die Begrenzungen der Osteotomie vorgeben (➤ Abb. 7.46).

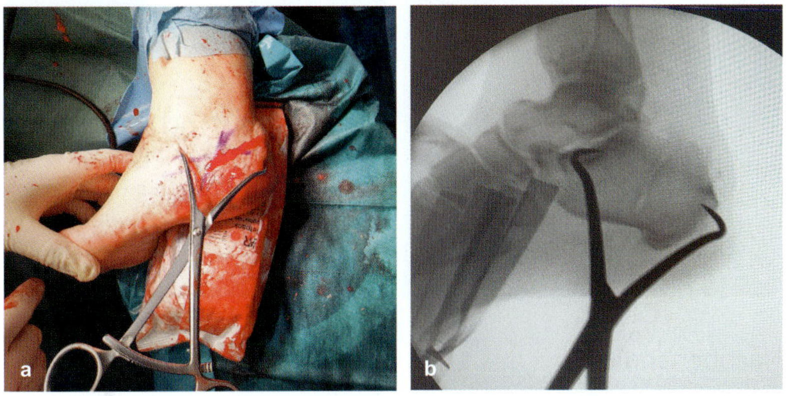

Abb. 7.45 Schließen und Sichern der Reposition mit Repositionszange [P1510]

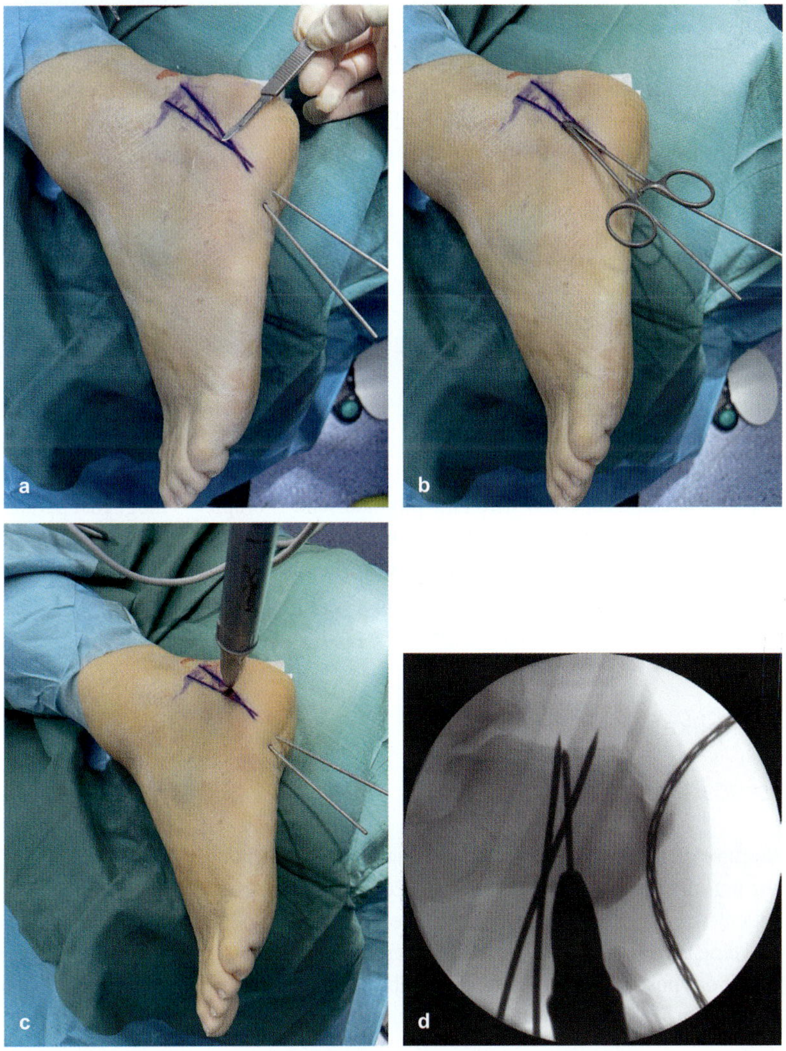

Abb. 7.46 Planung und Durchführung der Osteotomie und Sicherung mit 2 perkutan eingebrachten Drähten [P1510]

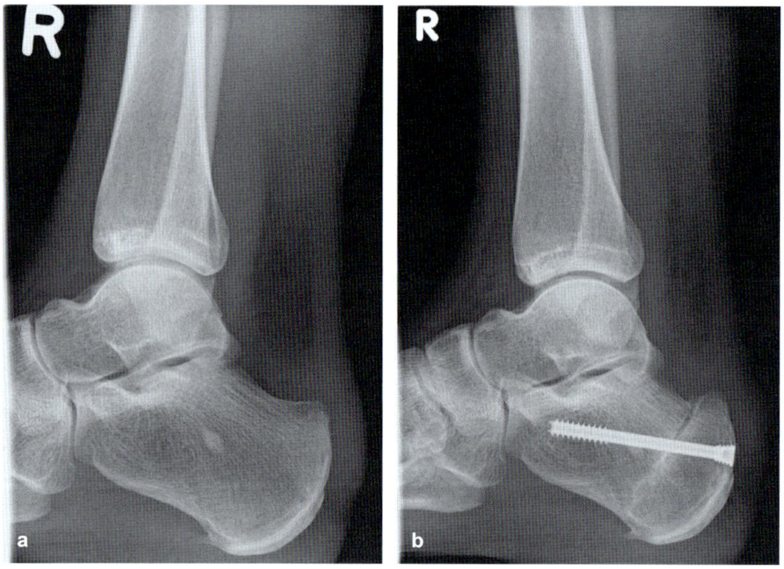

Abb. 7.47 Regelrechter radiologischer Verlauf nach 6 Wochen [P1510]

Nachbehandlung

Belastung

Vier Wochen Entlastung mit 20° Spitzfuß im Walker oder einer Schiene. Dann schmerzadaptierte Aufbelastung mit Steigerung um 20 kg Teilbelastung für 4 Wochen. Reduktion der Spitzfußstellung nach 4 Wochen auf 10° Spitzfuß und dann nach 2 Wochen auf Neutralposition. Bei primärer Anlage einer Schiene wechseln auf einen Walker nach sicherer Wundheilung.

Röntgenkontrolle

Eine Röntgenkontrolle wird nach 6 und 12 Wochen empfohlen (➤ Abb. 7.47).

Physiotherapie

Zehn Wochen postoperativ wird eine physikalische Therapie mit Dehnung, extrinsischer Kräftigung und Propriozeption eingeleitet. Vorher wird eine Gangschule verordnet, wenn der Patient bei der Entlastung bzw. Aufbelastung zu unsicher ist. Eine manuelle Lymphdrainage erscheint meist nicht nötig.

Komplikationen

Pseudarthrose

Nordio et al. haben 2020 in der bisher einzigen Veröffentlichung zur perkutanen Zadek-Osteotomie bei 26 eingeschlossenen Patienten als Komplikationen lediglich eine Schraubenirritation und eine Pseudarthrose beschrieben. Allerdings war in dieser Arbeit das postoperative Regime mit Vollbelastung im Walker nach 2 Wochen deutlich aggressiver als wir es empfehlen.

Hitzenekrose

Die rotierende Fräse kann im Eintrittsbereich Hitzeschäden der Haut auslösen. Umsichtiges Bewegen des Handstücks (scheibenwischerartig) vermeidet Nekrosen. Translatierende Bewegungen führen hingegen zu Stress auf die Haut. Regelmäßiges Spülen, Operation ohne Blutleere und Fräsen mit niedriger Umdrehung sind geeignete Mittel, um Hitzenekrosen zu vermeiden.

Ist direkt am Ende der Operation eine Hitzenekrose der Haut auffällig, ist eine Exzision des nekrotischen Areals zu empfehlen.

Schädigung der Achillessehne oder des unteren Sprunggelenks

Eine unkontrollierte und nicht ausreichend röntgenkontrollierte Führung der Fräse birgt das Risiko einer Schädigung der Achillessehne bzw. des USG. Daher sollte der Kalkaneus möglichst parallel zum Strahlengang gelagert, die Osteotomie geplant und auf der Haut aufgezeichnet und während der Osteotomie mehrfach geröntgt werden.

Schädigung des N. suralis

Um eine Schädigung des N. suralis zu vermeiden, kann der Hautschnitt etwas größer gewählt werden. Dann werden die Weichteile mit einem Klemmchen mobilisiert und beim Einbringen der Fräse zur Seite gehalten.

Hinge-Bruch und Dislokation des Tuber calcanei

Kommt es zu einem Hinge-Bruch und einer Dislokation des Tubers, ist dieser zu reponieren und mit einer ausreichend stabilen Osteosynthese zu versorgen. Hier muss dann ggf. ein offenes Verfahren erwogen werden.

7

LITERATUR

Ge Z, et al. Comparison of dorsal closing wedge calcaneal osteotomy versus posterosuperior prominence resection for the treatment of Haglund syndrome. J Orthop Surg Res 2020; 15(1): 168.

Georgiannos D, et al. Treatment of insertional achilles pathology with dorsal wedge calcaneal osteotomy in athletes. Foot Ankle Int 2017; 38(4): 381–387.

Hanft J, et al. Grand rounds: Haglund's deformity and retrocalcaneal, intratendinous spurring. J Foot Ankle Surg 1996; 35(4): 362–368.

Keck SW, Kelly PJ. Bursitis of the posterior part of the heel; evaluation of surgical treatment of eighteen patients. J Bone Joint Surg Am 1965; 47:267–273.

Lohrer H, Arentz S. Impingement lesion of the distal anterior Achilles tendon in sub-Achilles bursitis and Haglund-pseudoexostosis-a therapeutic challenge. Sportverletzung Sportschaden 2003; 17(4): 181–188.

Lu CC, et al. Angle analysis of Haglund syndrome and its relationship with osseous variations and Achilles tendon calcification. Foot Ankle Int 2007; 28(2): 181–185.

Maquirriain J. Endoscopic Achilles tenodesis: a surgical alternative for chronic insertional tendinopathy. Knee Surg Sports Traumatol Arthrosc 2007; 15(7): 940–943.

Maynou C, et al. [Is calcaneal osteotomy justified in Haglund's disease?]. Rev Chir Orthop Reparatrice Appar Mot 1998; 84(8): 734–738.

Myerson M, McGarvey W. Disorders of the Achilles tendon insertion and Achilles tendinitis. Instructional course lectures. 1999; 48: 211–218.

Nesse E, Finsen V. Poor results after resection for Haglund's heel: analysis of 35 heels in 23 patients after 3 years. Acta Orthop Scand 1994; 65(1): 107–109.

Nordio A, et al. Percutaneous Zadek osteotomy for the treatment of insertional Achilles tendinopathy. Foot Ankle Surg 2020; 26(7): 818–821.

Perlman M. Enlargement of the entire posterior aspect of the calcaneus: treatment with the Keck and Kelly calcaneal osteotomy. J Foot Surg 1992; 31(5): 424–433.

Sammarco GJ, Taylor AL. Operative management of Haglund's deformity in the nonathlete: a retrospective study. Foot Ankle Int 1998; 19(11): 724–729.

Schepsis AA, Jones H, Haas AL. Achilles tendon disorders in athletes. The American journal of sports medicine. 2002; 30(2): 287–305.

Sella EJ, Caminear DS, McLarney EA. Haglund's syndrome. J Foot Ankle Surg 1998; 37(2): 110–114.

Syed TA, Perera A. A proposed staging classification for minimally invasive management of Haglund's syndrome with percutaneous and endoscopic surgery. Foot Ankle Clin 2016; 21(3): 641–664.

Talusan PG, et al. Safe zone for neural structures in medial displacement calcaneal osteotomy: a cadaveric and radiographic investigation. Foot Ankle Int 2015; 36(12): 1493–1498.

Tourné Y, et al. Contribution of a new radiologic calcaneal measurement to the treatment decision tree in Haglund syndrome. Orthop Traumatol Surg Res 2018; 104(8): 1215–9.

Tourné Y, et al. The Zadek calcaneal osteotomy in Haglund's syndrome of the heel: Clinical results and a radiographic analysis to explain its efficacy. Foot Ankle Surg 2022; 28(1): 79–87.

Waizy H, Jowett C, Andric V. Minimally invasive versus open calcaneal osteotomies - Comparing the intraoperative parameters. Foot (Edinb) 2018; 37: 113–118.

Zadek I. An operation for the cure of Achillobursitis. Am J Surg 1939; 43(2): 542–546.

7.3 Adult Acquired Flatfoot Deformity (AAFD) der Erworbene Plattfuß des Erwachsenen

Natalia Gutteck

7.3.1 Einleitung

Ätiologie

Die erworbene Pes-planovalgus-Deformität (der erworbene Plattfuß des Erwachsenen) ist mit einer Prävalenz von 15–19 % die häufigste Fehlstellung (Dunn et al. 2004, Lui 2015). Die progrediente Erkrankung ist auf die Schädigung des Spring-Ligament-Komplexes mit konsekutiver Insuffizienz der Tibialis-posterior-Sehne zurückzuführen. In späteren Stadien ist mit zum Teil schweren arthrotischen Veränderungen des USG-Komplexes und des OSG zu rechnen. Die selteneren Deformitäten, die mit einer Rückfuß-Varus-Fehlstellung einhergehen, sind häufig auf eine neurologische Störung zurückzuführen, kommen aber auch idiopathisch vor.

In den Frühstadien und bei flexibler Deformität können die Deformitäten häufig gelenkerhaltend durch weichteilige und knöcherne Rekonstruktionen korrigiert werden.

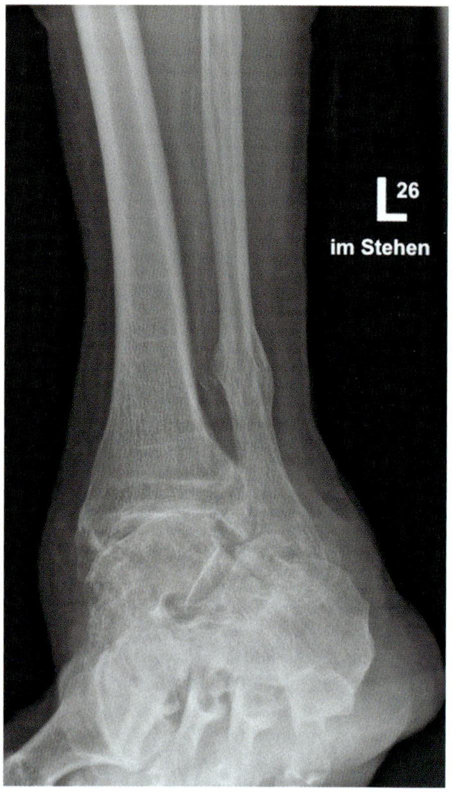

Abb. 7.48 Die a.p. Röntgenaufnahme im Stehen zeigt eine schwere Pes-planovalgus-Deformität mit OSG-Valgus-Arthrose, fibulokalkanearem Impingement und stattgehabter distaler Fibula-Stressfraktur [P1513]

Klinisches Bild

Bei der häufigeren Pes-planovalgus-Deformität klagen die Patienten zunächst über eine Schwellung im Bereich des Innenknöchels. Es kommt zur zunehmenden Valgisierung des Rückfußes, die mit einer Abflachung des Längsgewölbes und später mit einer progredienten Vorfußabduktion einhergeht. Bei zunehmender Destabilisierung des USG-Komplexes kann es zu einem Impingement der distalen Fibula mit dem lateralen Fersenbein kommen. Gelegentlich sind distale Fibula-Stressfrakturen röntgenologische Zufallsbefunde feststellen (➤ Abb. 7.48).

Diagnostische Verfahren

Die klinische Untersuchung beinhaltet die Beurteilung der Beinachse, der Rückfußachse, des Längsgewölbes und des Vorfußalignements im Stand. Von großer Bedeutung ist dabei die Einschätzung der Flexibilität der vorhandenen Deformität. Hierzu stehen unterschiedliche klinische Tests zur Verfügung.

Die röntgenologische Primärdiagnostik beinhaltet belastete d. p. und seitliche Aufnahmen des Fußes. Zur Beurteilung der Rückfußachse ist die „long hindfoot view" Aufnahme geeignet. Zur Einschätzung von weiter proximal gelegenen Deformitäten eignet sich die OSG-Aufnahme mit langem Unterschenkel bzw. die Ganzbeinaufnahme bei kniegelenksnahen Deformitäten.

Bei speziellen Fragestellungen, wie die Einschätzung des Springligaments bzw. der Tibialis-posterior-Sehne bei Pes planovalgus sind ergänzend MRT-Aufnahmen erforderlich.

7.3.2 Perkutane minimalinvasive Kalkaneusosteotomie

Mit dem Ziel, die Gasamtmorbidität der rekonstruktiven Eingriffe am Rückfuß zu reduzieren, wurden zunehmend perkutane minimalinvasive Verfahren etabliert. Bekanntermaßen sind die konventionellen offenen Zugänge über eine laterale oder schräge Inzision am Kalkaneus mit einer erhöhten Rate an Wundheilungsproblemen und neurovaskulären Verletzungen assoziiert. In der Literatur werden Komplikationsraten von 5–28 % angegeben (Abbrasian et al. 2013, Eastwood 1992, Kendal et al. 2015, Veljkovic et al. 2019).

Anatomie

Der mediale Tuber calcanei bildet den Boden des Tarsaltunnels. Die hohe Variabilität der Aufzweigung des Nervus tibialis birgt die Gefahr einer direkten mechanischen Verletzung von N. plantaris medialis und lateralis bei der medialseitigen Vervollständigung der Osteotomie bzw. einer Irritation bei der Verschiebung des osteotomierten Tuber calcanei.

Auch der der lateral verlaufende Nervus suralis und seine Äste weisen eine hohe Lagevariabilität auf. Hier besteht das Risiko einer Verletzung durch den Zugang selbst, weniger durch die eingesetzte Fräse. Talusan et al. (2015) postulierten eine Safe Zone 11,2 ± 2,7 mm anterior der Verbindungslinie zwischen dem Ansatz der Plantaraponeurose und dem posterosuperioren Aspekt des Kalkaneus (➤ Abb. 7.49). Die Autoren schränken gleichzeitig ein, dass der mediale kalkaneare Ast und der laterale plantare Ast des N. tibialis posterior unabhängig von der Lage der Osteotomie gefährdet bleiben (Talusan et al. 2015). Die Existenz einer „Safe Zone" bleibt in der Literatur umstritten.

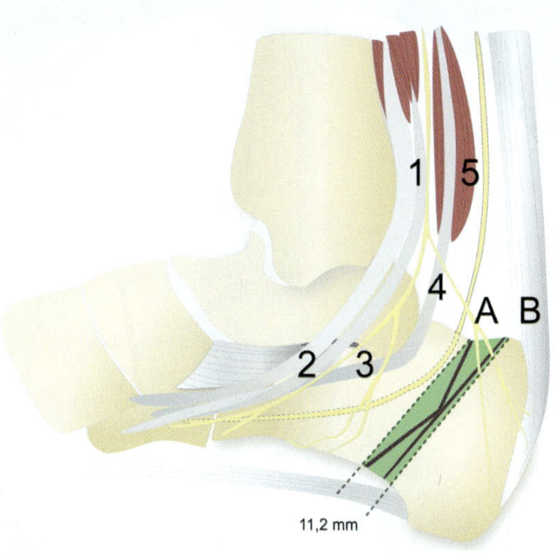

Abb. 7.49 Schematische Darstellung des Verlaufs der medialen und lateralen Nerven in Verhältnis zur Osteotomie und „Safe Zone" (1 = N. tibialis posterior, 2 = N. plantaris medialis, 3 = N. plantaris lateralis, 4 = Rr. calcanei n. tibialis, 5 = N. suralis. A = V-förmige Osteotomie, B= gerade Osteotomie). [H534-001]

Operatives Vorgehen

Die medialisierende Kalkaneusosteotomie ist insbesondere bei der Korrektur einer Pes-planovalgus-Deformität ein häufig angewandtes extraartikuläres Verfahren, mit dem durch Reorientierung des Ansatzes der Achillessehne eine physiologische Gelenkbelastung gelingt. Dabei wird die Rezentrierung des Achillessehnenansatzes entlang der mechanischen Beinachse angestrebt. Sie erlaubt eine Translation des osteotomierten Tuber calcanei sowie eine zusätzliche Rotation zur Verstärkung des Korrektureffekts. Durch eine abfallende oder aufsteigende Orientierung der Osteotomie-Ebene gelingt zudem eine gewisse Verlängerung bzw. auch eine Verkürzung des Fersenbeins. Grundsätzlich lässt sich auch der Kalkaneus-Inklinationswinkel auf ähnliche Art und Weise verändern.

Patientenaufklärung

- Allgemeine Operationsrisiken
- Risiko für Wundheilungsstörungen, oberflächliche und tiefe Infektionen, Pseudarthrosen
- Intraoperative Verletzung der anatomischen Leitstrukturen, der Äste von N. suralis und N. tibialis
- Risiko einer Über- oder Unterkorrektur
- Risiko von Materialkonflikt

Anästhesie und Lagerung des Patienten

- Allgemeinanästhesie, rückenmarksnahe und Regionalanästhesie
- Lagerung auf einem röntgendurchlässigen Operationstisch mit absenkbaren Beinteilen
- Abhängig von den vorgesehen zusätzlichen Eingriffen Rückenlage mit erhöhtem Gesäß oder Seitenlage
- Schwenkbarer Bildwandler mit der Möglichkeit seitlicher und axialer Aufnahmen
- Blutleere am Ober- bzw. Unterschenkel nach Ermessen des Operateurs

Instrumentarium und Implantate

- Fräs-System mit der Möglichkeit der bewährten Einstellung von 3.000 RPM und einem Drehmoment von etwa 18 N/cm
- Shannon-Fräsaufsatz 20 × 3 mm
- Fuß-Grundinstrumentarium mit einem schmalen Raspatorium und einem schmalen Meißel
- Akkubohrmaschine
- Kanülierte Großfragment-Kompressionsschrauben (6,5–7,5 mm)

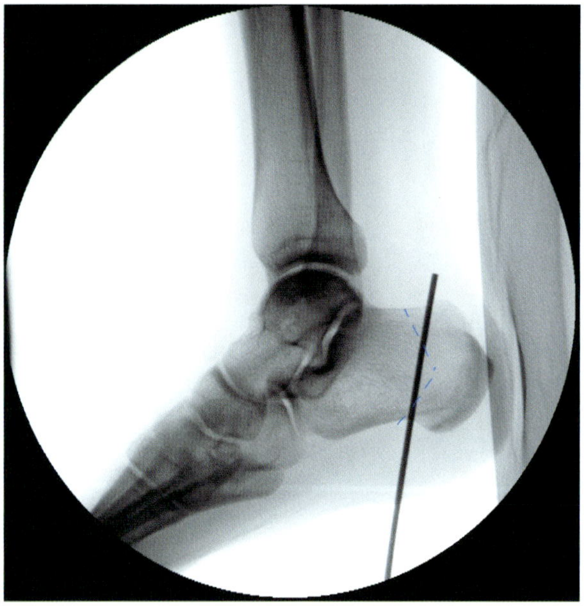

Abb. 7.50 Fluoroskopische Planung der schrägen Osteotomie. Die gestrichelte Linie zeigt den Verlauf einer V-förmigen Osteotomie. [P1513]

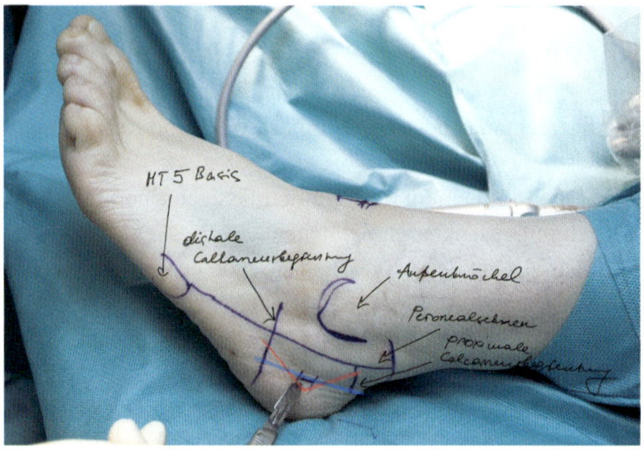

Abb. 7.51 Mittige Inzision über der geplanten schrägen Osteotomie (blaue Linie) mit einem Skalpell. Die rote Linie demonstriert die Planung der V-förmigen Osteotomie im Vergleich. [P1513]

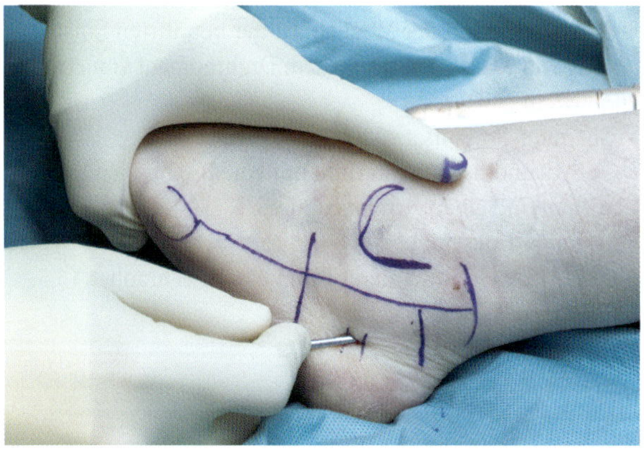

Abb. 7.52 Subperiostales Abschieben der Weichteile im Verlauf der geplanten Osteotomie mit einem Raspatorium [P1513]

Operationsschritte

1. Operationsschritt

Am Anfang der Lernkurve empfiehlt es sich, die geplante Osteotomieebene unter Bildwandlerkontrolle z. B. mit einem Kirschner-Draht auf der Haut zu markieren und den Osteotomieverlauf festzulegen (➤ Abb. 7.50).

2. Operationsschritt

Soll eine V-förmige Osteotomie durchgeführt werden, liegt deren Spitze zentral auf der Verbindungslinie zwischen dem Ansatz der Plantaraponeurose und dem posterosuperioren Aspekt des Kalkaneus. Das „V“ ist nach ventral geöffnet. Dabei soll beachtet werden, dass der plantare Schenkel der Osteotomie ventral der Insertion der Plantaraponeurose zu liegen kommt (Walther et al. 2016) (➤ Abb. 7.51). Auch ein spiegelverkehrter Verlauf der Osteotomie, also mit einem sich nach posterior öffnenden „V“, ist grundsätzlich möglich und in der Literatur beschrieben (Kendal et al. 2015).

3. Operationsschritt

Bei der gerade und schräg verlaufenden Osteotomie liegt die Osteotomieebene leicht ventral der Verbindungslinie zwischen dem Ansatz der Plantaraponeurose und dem posterosuperioren Aspektes des Kalkaneus. Bei beiden Osteotomieformen erfolgt anschließend eine Stichinzision am lateralen Tuber calcanei entweder über der Spitze des „V“ bei der V-förmigen Osteotomie bzw. mittig im Verlauf der geplanten schrägen Osteotomie. Zum Schutz der lateral verlaufenden Nervenfasern vor allem des N. suralis werden die Weichteile mit einem Raspatorium subperiostal im Verlauf der geplanten Osteotomie abgeschoben (➤ Abb. 7.52).

7

4. Operationsschritt

Die Osteotomie wird üblicherweise schrittweise durchgeführt. Zunächst wird die Fräse über die Stichinzision in den Knochen eingebracht. Dabei muss darauf geachtet werden, dass die Fräse vollständig intraossär liegt, um mögliche weichteilige Strukturen, vor allem Nerven und Gefäße, nicht zu verletzen (➤ Abb. 7.53).

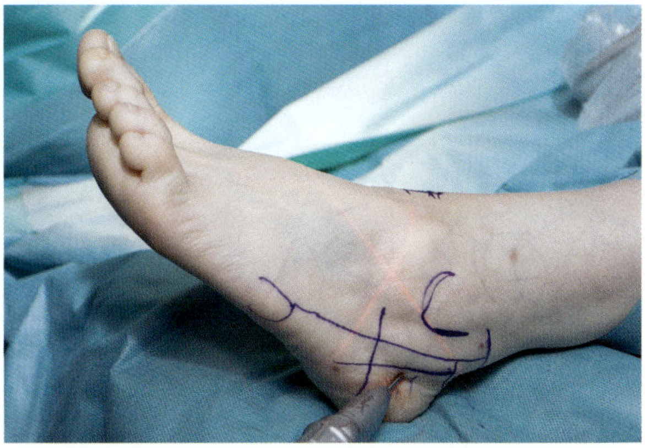

Abb. 7.53 Einbringen der Fräse mit einem 20 × 3 mm Fräsaufsatz über die Stichinzision in den Kalkaneus [P1513]

5. Operationsschritt

Zu Beginn der Lernkurve empfiehlt es sich, die korrekte Lage der Fräse in der angestrebten Osteotomieebene mit dem Fluoroskop zu kontrollieren (➤ Abb. 7.54a). Beim Vorantreiben der Fräse in den Kalkaneus spürt man die mediale Kortikalis als Widerstand. Um die Osteotomieebene festzulegen, kann die mediale Kortikalis bereits an dieser Stelle perforiert werden.

Als Nächstes erfolgt die Osteotomie der einzelnen Quadranten, wobei es sich bewährt hat, die lateral liegenden Quadranten als erstes zu osteotomieren (Gutteck und Schilde 2022) (➤ Abb. 7.54b). Durch die bereits durchgeführte laterale Osteotomie erfolgt unter einer entsprechenden knöchernen Führung die Osteotomie der medialen Quadranten. Die Reihenfolge ist grundsätzlich individuell zu wählen. In der Hand der Autoren hat sich die Abfolge in der Abbildung bewährt.

Der Drehpunkt der Osteotomie bleibt in der Ebene des Hautschnitts und die Fräse wird mit einer bogenförmigen Bewegung aus dem Handgelenk geführt. Es ist von Vorteil, die Ferse mit der nicht dominanten Hand zu umfassen, um damit die Führung der Fräse zu kontrollieren. Dabei darf die haltende Hand im Verlauf der Osteotomie keinen Druck von medial auszuüben, da dies möglicherweise eine Nervenverletzung begünstigen würde.

Besonders bei den ersten Osteotomien neigt man dazu, an dem Fräsaufsatz zu hebeln, um den Fräsvorgang zu beschleunigen. Hierbei kann es zum Bruch der Fräsaufsatzes kommen, dessen Bergung unter Umständen Probleme bereiten kann und ein Umschwenken auf eine offene Technik erforderlich machen kann. Bei kleineren Fragmenten muss ein Verbleib bei intraossärer Lage abgewogen werden.

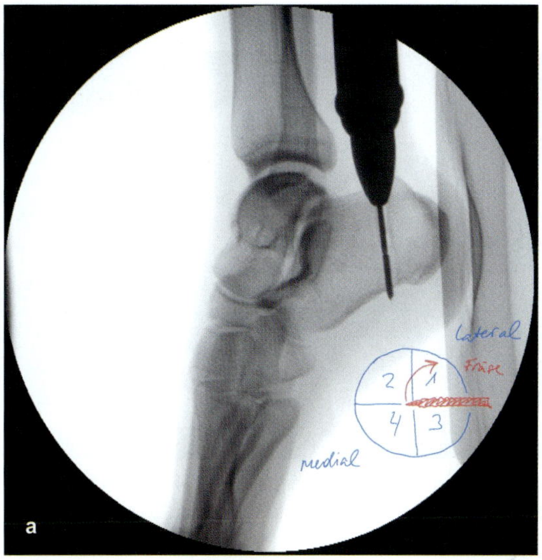

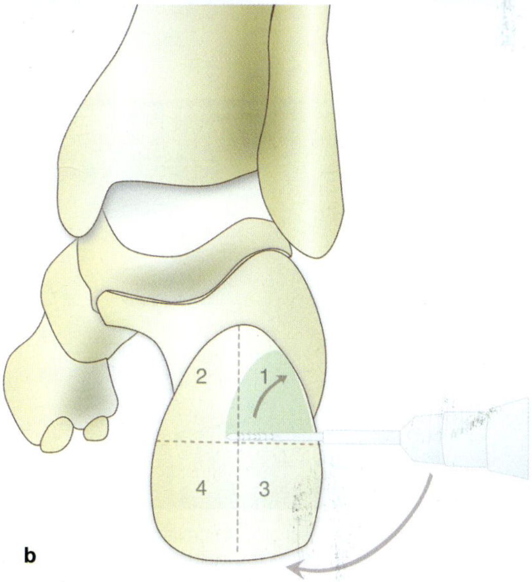

Abb. 7.54 a) Fluoroskopische Kontrolle der korrekten Lage der Fräse in der geplanten Osteotomieebene [P1513]
b) Schematische Darstellung der Osteotomie-Abfolge im Calcaneus [H534-001]

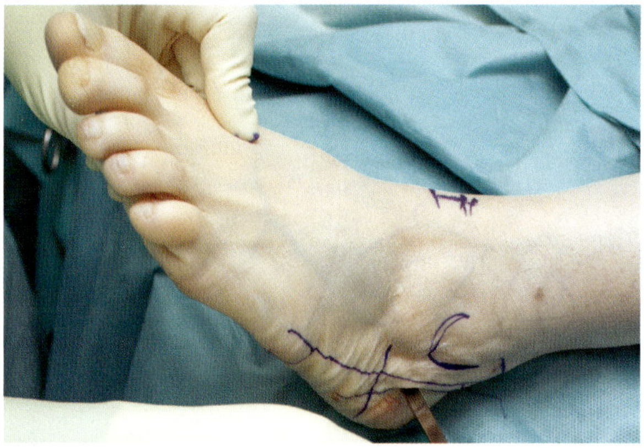

Abb. 7.55 Mobilisation des osteotomierten Tuber calnanei mit einem schmalen Meißel und Reposition in die erforderliche Stellung unter Verschieben und Rotieren des osteotomierten Tuber calcanei [P1513]

6. Operationsschritt

Nach der vollständig durchgeführten Osteotomie kann der Tuber calcani mit einem schmalen Meißel (ca. 8 mm) oder Elevatorium mobilisiert und in die gewünschte Position gebracht werden (➤ Abb. 7.55). Eine Verschiebung um die Hälfte des Durchmessers ist grundsätzlich möglich und in der Literatur beschrieben. Zur Verstärkung des Korrektureffekts kann zusätzlich eine Rotation eingestellt werden. Erfahrungsgemäß stellt sich eine zusätzliche Rotation in den meisten Fällen nach der entsprechenden Mobilisation des Tuber calcani spontan als Nebeneffekt ein.

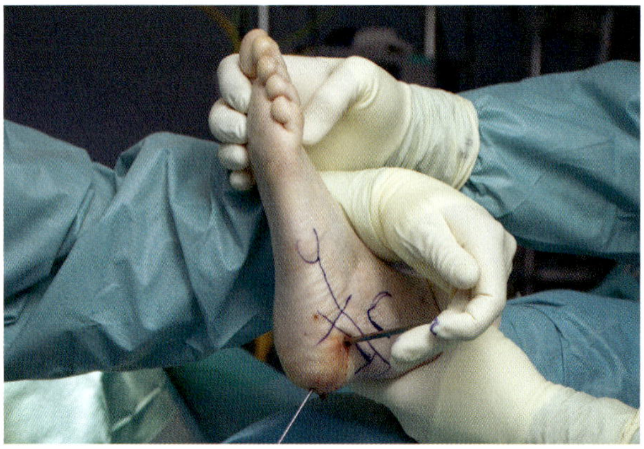

Abb. 7.56 Transfixation des eingestellten Tuber calcanei mit einem Kirschner-Draht für die spätere Verschraubung [P1513]

7. Operationsschritt

Ist die gewünschte Korrekturstellung erreicht, wird der osteotomierte Tuber calcani mit einem Kirschner-Draht für die spätere Verschraubung fixiert (➤ Abb. 7.56). Unter Berücksichtigung der Knochenfestigkeit des Kalkaneus ist die ideale Schraubenpositionierung mit der Schraubenspitze im Bereich der subtalaren Gelenkfläche zu wählen.

Berücksichtigt man den Eintrittspunkt der späteren Schraubenlage in der seitlichen und axialen Sicht jeweils mittig, so ist die ideale Schraubenlage schnell gefunden. Dabei sollte der Eintrittspunkt außerhalb der Auftrittsfläche der Ferse liegen, um mögliche spätere Narbenprobleme oder Materialkonflikte zu vermeiden (➤ Abb. 7.57, ➤ Abb. 7.58, ➤ Abb. 7.59). Vor dem Hautverschluss sollte der Zugangsbereich mehrfach ausgespült werden, um das subkutan aufgekommene Knochenmehl zu entfernen.

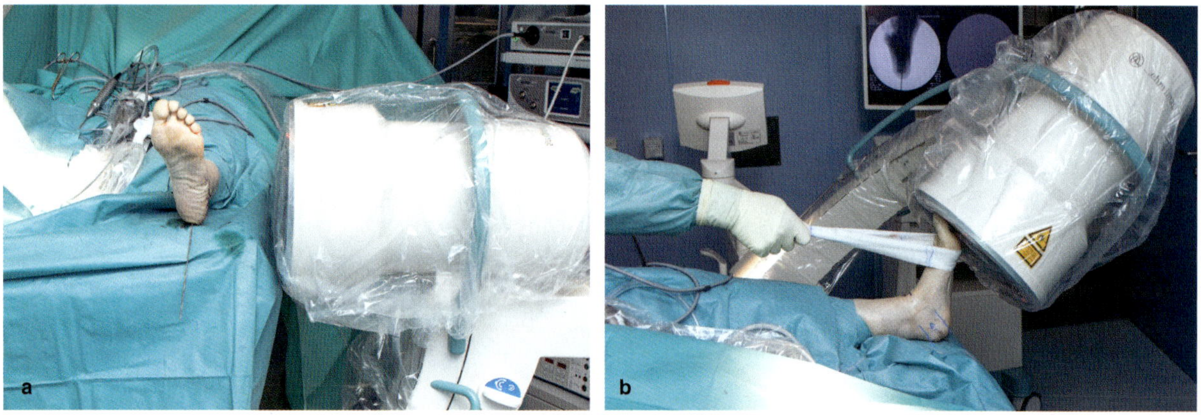

Abb. 7.57 Bildwandler-Einstellung zur Kontrolle der erzielten Korrekturstellung und der Drahtlage in der seitlichen (a) und axialen Projektion (b). Bei einem mittigen Eintrittspunkt des Drahtes in der seitlichen und axialen Projektion und unter Berücksichtigung der Inklination des Kalkaneus gelingt es, eine ideale Drahtlage für die spätere Verschraubung zu erzielen. [P1513]

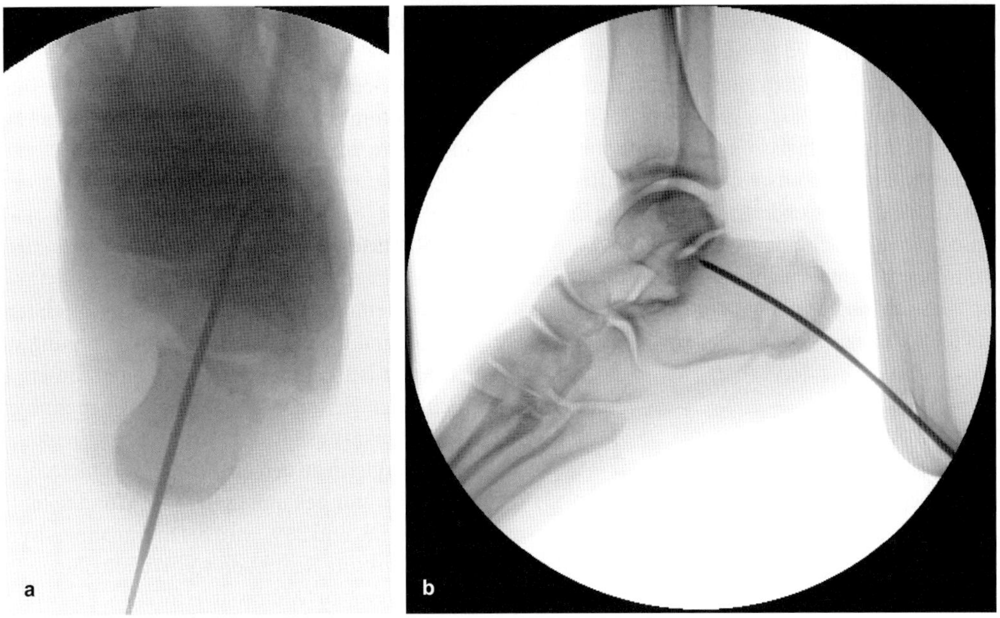

Abb. 7.58 Bildwandler-Kontrolle der erzielten Korrekturstellung und der Drahtlage in der axialen (a) und seitlichen Projektion (b) [P1513]

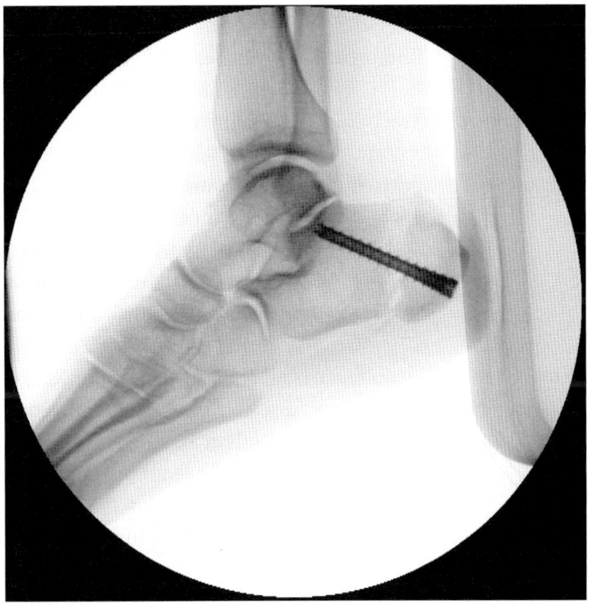

Abb. 7.59 Bildwandler-Kontrolle nach kanülierter Verschraubung mit einer kopflosen Schraube [P1513]

In der Literatur gibt es keine Einigkeit bezüglich der Verwendung von 1 oder 2 Schrauben (Sahra Narvard et al. 2019). Vergleichende Studien weisen hier keine signifikanten Unterschiede nach. Die Ergebnisse lassen vermuten, dass für die postoperativ erforderliche Teilbelastung bzw. Entlastung, die meistens nach komplexen rekonstruktiven Eingriffen notwendig ist, die Anzahl der verwendeten Schrauben im Bereich der Kalkaneusosteotomie nachrangig ist.

Am Ende des Eingriffs empfiehlt es sich, zur postoperativen Schmerzprophylaxe abhängig vom gewählten Anästhesieverfahren einen Fußblock anzulegen.

Nachbehandlung

- Thromboembolieprophylaxe.
- Bei einer exakten intraoperativen Bildwandler-Dokumentation des Korrekturergebnisses und der Implantatlage im seitlichen und axialen Strahlengang kann auf das postoperative Röntgen verzichtet werden.
- Hochlagern des Fußes über dem Herzniveau zur Prophylaxe einer postoperativen Schwellung.
- Mobilisation im langen Walker mit neutraler Stellung des Fußes im OSG mit Bodenkontakt ab dem 1. postoperativen Tag.
- Frühzeitige manuelle Lymphdrainage und ggf. Kompressionsbehandlung.
- Klinische und radiologische Verlaufskontrolle etwa 6 Wochen postoperativ.
- Bei regelrechtem Verlauf Wechsel auf stabiles Sportschuhwerk und Belastungsaufbau.

Komplikationen

Grundsätzlich sind die bekannten Komplikationen der offenen Osteotomie-Techniken möglich. Im Folgenden wird auf die Besonderheiten der minimalinvasiven Technik eingegangen.

Wundheilungsstörung

Gelegentlich kann eine prolongierte Sekretion und eine lokale inflammatorische Reaktion beobachtet werden. Eine konservative Behandlung ist meist ausreichend. Die Wunde sollte vor dem Hautverschluss sorgfältig ausgespült werden, um den angefallenen Debris zu entfernen.

Pseudarthrose

Pseudarthrosen sind nach Kalkaneusosteotomien im Allgemeinen selten. Gelegentlich ist bis etwa 6 Monate postoperativ radiologisch ein prolongiert abgrenzbarer Osteotomiespalt zu beobachten.

Nervenverletzungen

Die medialen Nervenstrukturen sind bei der Durchführung der Osteotomie gefährdet. Auf die intraossäre Lage des Fräsaufsatzes ist zu achten.

Ergebnisse in der Literatur

Die problematische Weichteildeckung des lateralen Tuber calcanei und die ungünstige Gefäßversorgung stellen jeden Behandler bei Wundheilungsstörung in diesem Bereich vor erheblichen Herausforderungen. Umso mehr bietet sich der laterale Kalkaneus für minimalinvasive Osteotomietechniken an. Im Vergleich zu den offenen Osteotomietechniken mit der in der Literatur bekannten Rate für Wundheilungsstörungen zwischen 5 % und 28 % wird bei minimalinvasiven Techniken eine signifikante Reduktion von Wundheilungsstörungen auf 0–3 % angegeben (Abbrasian et al. 2013, Eastwood 1992, Gutteck et al. 2019, Kendal et al. 2015, Kheir et al. 2015, Veljkovic et al. 2019, Waizy, Jowett und Andric 2018). Dabei handelt es sich in der Mehrzahl der Fälle um prolongierte Sekretionen, die auf den durch den Fräsvorgang entstandenen Debris zurückzuführen sind (Kendal et al. 2015, Waizy, Jowett und Andric 2018).

In der aktuellen Literatur wird die Rate von Nervenverletzungen mit 6–43,5 % bei offenen vs. 0–6 % bei minimalinvasiven Techniken beschrieben (Gonzalez-Martin et al. 2021, Gutteck et al. 2020, Gutteck und Schilde 2022, Kendal et al. 2015, Waizy, Jowett und Andric 2018). Die beschriebene „Safe Zone" scheint mehr für die lateralen Strukturen als für die medialen zu gelten und ist in der Literatur umstritten (Abbrasian et al. 2013, Gonzalez-Martin et al. 2021, Gutteck et al. 2019, 2020 und 2022, Kendal et al. 2015, Smyth et al. 2017, Talusan et al. 2015, Waizy, Jowett und Andric 2018, Wills et al. 2018). Es besteht Einigkeit darüber, dass das Risiko für Nervenverletzungen steigt, je weiter proximal die Osteotomie verläuft (Talusan et al. 2015, Wills et al. 2018).

Die Osteotomie kann als schräge Osteotomie oder V-förmige Osteotomie durchgeführt werden. In der Literatur finden sich Studien, die ähnliche Korrekturergebnisse bei beiden Osteotomien aufzeigen (Abbrasian et al. 2013, Gutteck et al. 2020, Kheir et al. 2015, Ling und Lui 2017, Waizy, Jowett und Andric 2018, Walther et al. 2016). In einer biomechanischen vergleichenden Arbeit bestanden Hinweise für eine tendenzielle Überlegenheit der V-förmigen Osteotomie, mutmaßlich durch die intrinsische formbedingte Stabilität im Vergleich zu der schrägen Osteotomie (Gutteck et al. 2020).

Waizy, Jowett und Andric (2018) berichteten von einer signifikanten Reduktion der Operationszeit bei der minimalinvasiven Kalkaneusosteotomie im Vergleich zu der offenen bei vergleichbarer Durchleuchtungszeit in beiden Gruppen.

Die Kalkaneusosteotomien zeigen per se unabhängig vom Zugang und der Durchführung als minimalinvasives oder offenes Verfahren eine hohe Fusionsrate. In der Literatur werden mit 0–3 % ähnliche Pseudarthrosenraten nach minimalinvasiver beziehungsweise offener Kalkaneusosteotomie angegeben (Gutteck et al. 2019, Kheir et al. 2015, Lui 2015, Waizy, Jowett und Andric 2018, Walther et al. 2016).

Weiterhin Uneinigkeit besteht bezüglich der Verwendung von 1 oder 2 Schrauben. Hier ergeben sich aus der Literatur keine Hinweise auf eine höhere Komplikationsrate, wie Pseudarthrosen oder eine sekundäre Dislokation bei Verwendung von 1 Schraube ebenso wie bei der schrägen oder V-förmigen Osteotomie (Gutteck et al. 2018, Lui 2015, Walther et al. 2016). Da sich in der Literatur bei der Verwendung von kopflosen Schrauben im Vergleich zu konventionellen Schrauben Hinweise auf geringere Komplikationsraten und das seltenere Auftreten von Materialkonflikten finden, favorisieren zahlreiche Autoren kopflose Schrauben (Gutteck et al. 2017, Tennant, Lui 2015, Walther et al. 2016, Veljkovic und Phisitkul 2013).

Zusammenfassung

Die Kalkaneusosteotomie ist unverzichtbarer Bestandteil des operativen Therapiekonzepts bei gelenkerhaltenden Korrekturen der Rückfußdeformitäten. Aufgrund der überzeugenden Ergebnisse und der signifikanten Senkung von Wundinfektionen und nervenassoziierten Komplikationen steigt die Popularität der perkutanen minimaleninvasiven Kalkaneusosteotomie zu Recht an.

Die perkutane minimalinvasive Technik reduziert die Komplikationsrate der meist komplexen Rückfußeingriffe. Damit lassen sich zudem kürzere Krankenhausaufenthalte und eine kürzere Rehabilitationsdauer annehmen.

Zusammenfassend belegen aktuelle Studien insgesamt ausgezeichnete und reproduzierbare Korrekturergebnisse, womit die perkutane minimalinvasive Kalkaneusosteotomie insbesondere bei komplexen Fuß-Rekonstruktionen zur Senkung der Komplikationsrate attraktiv erscheint.

LITERATUR

Abbrasian A, et al. Comparison of three different fixation methods of calcaneal osteotomies. Foot Ankle Int 2013; 24(3): 420–425.

Brilhault J. Calcaneal osteotomy for hindfoot deformity. Orthop Traumatol Surg Res 2022; 108(1S): 103121.

Didomenico LA, et al. Assessment of medial and lateral neurovascular structures after percutaneous posterior calcaneal displacement osteotomy: a cadaver study. J Foot Ankle Surg 2011; 50(6): 668–671.

Dunn JE, et al. Prevalence of foot and ankle conditions in a multiethnic community sample of older adults. Am J Epidemiol 2004; 159(5): 491–498.

Eastwood A. Lateral approaches in the heel. A comparison of two incisions for the fixation of calcaneal fractures. Foot 1992; 2(3): 143–147.

González-Martin D, et al. Neurological injuries after calcaneal osteotomies are underdiagnosed. J Clin Med 2021; 10(14): 3139.

Gutteck N, et al. Comparative results of percutaneous calcaneal osteotomy in correction of hindfoot deformities. Foot Ankle Int 2019; 40(3): 276–281.

Gutteck N, et al. Biomechanical results of percutaneous calcaneal osteotomy using two different osteotomy designs. Foot Ankle Surg 2020; 26(5): 551–555.

Gutteck N, Schilde S. Perkutane, minimalinvasive Kalkaneusosteotomie. J FuSpru 2022; 20(2): 110–117.

Kendal AR, et al. Complications of minimally invasive calcaneal osteotomy versus open osteotomy. Foot Ankle Int 2015; 36(6): 685–690.

Kheir E, et al. Medial displacement calcaneal osteotomy using minimally invasive technique. Foot Ankle Int 2015; 36(3): 248–252.

Ling SK-K, Lui TH. Posterior tibial tendon dysfunction. An overview. Open Orthop J 2017; 11: 714–723.

Lui TH. Percutaneous Posterior Calcaneal Osteotomy. J Foot Ankle Surg 2015; 54(6): 1188–1192.

SahraNavard B, et al. A comparison of union rates and complications between single screw and double screw fixation of sliding calcaneal osteotomy. Foot Ankle Surg 2019; 25(1): 84–89.

Smyth NA, et al. Adult-acquired flatfoot deformity. Eur J Orthop Surg Traumatol 2017; 27(4): 433–439.

Talusan PG, et al. Safe zone for neural structures in medial displacement calcaneal osteotomy: a cadaveric and radiographic investigation. Foot Ankle Int 2015; 36(12): 1493–1498.

Tennant J, Veljkovic A, Phisitkul P. Technique tip: percutaneous endoscopically-assisted calcaneal slide osteotomy. Iowa Orthop J 2013; 33: 191–195.

Veljkovic A, et al. Neurovascular and clinical outcomes of the percutaneous endoscopically assisted calcaneal osteotomy (PECO) technique to correct hindfoot malalignment. Foot Ankle Int 2019; 40(2): 178–184.

Veljkovic A, et al. An anatomic study of the percutaneous endoscopically assisted calcaneal osteotomy technique to correct hindfoot malalignment. Foot Ankle Int 2017; 38(2): 192–199.

Wacker JT, Hennessy MS, Saxby TS. Calcaneal osteotomy and transfer of the tendon of flexor digitorum longus for stage II dysfunction of tibialis posterior. Three- to five-year results. J Bone Joint Surg Br 2002; 84(1): 54–58.

Waizy H, Jowett C, Andric V. Minimally invasive versus open calcaneal osteotomies – Comparing the intraoperative parameters. Foot (Edinb) 2018; 37: 113–118.

Walther M, et al. Die perkutane Kalkaneusverschiebeosteotomie. Oper Orthop Traumatol 2016; 28(4): 309–320.

Wills B, et al. Calcaneal osteotomy safe zone to prevent neurological damage: fact or fiction. 2019; 12(1): 34–38.

Register